国家社会科学基金项目（14CRK008）研究成果

中国老年群体健康状况评价与干预机制研究

范西莹 著

U0208481

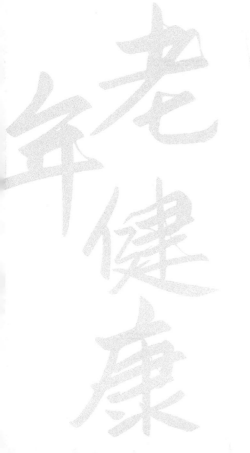

陕西师范大学出版总社

图书代号 SK23N1816

图书在版编目（CIP）数据

中国老年群体健康状况评价与干预机制研究／范西莹著. —
西安：陕西师范大学出版总社有限公司,2023.9
ISBN 978-7-5695-3869-4

Ⅰ.①中… Ⅱ.①范… Ⅲ.①老年人—健康状况—
研究—中国 Ⅳ.①R161.7

中国国家版本馆 CIP 数据核字（2023）第 176498 号

中国老年群体健康状况评价与干预机制研究
范西莹 著

责任编辑	钱 栩	
责任校对	张俊胜	
封面设计	金定华	
出版发行	陕西师范大学出版总社	
	（西安市长安南路 199 号 邮编 710062）	
网 址	http://www.snupg.com	
经 销	新华书店	
印 刷	西安报业传媒集团	
开 本	787 mm×1092 mm 1/16	
印 张	22.75	
字 数	445 千	
版 次	2023 年 9 月第 1 版	
印 次	2023 年 9 月第 1 次印刷	
书 号	ISBN 978-7-5695-3869-4	
定 价	89.00 元	

读者购书、书店添货或发现印刷装订问题,请与本社高等教育出版中心联系。
电话:(029)85303622(传真) 85307826

名词缩写对照表

图片索引

表 格 索 引

目　录

导　读

　　本书研究的课题是基于中国老年群体健康变化趋势所做的相关社会经济地位(SES)①变迁评价。为了全面展示老年期的整个生命历程,全书总体分四次进行数据研究和比较分析。

　　第一章至第四章的分析样本数据来自中国老年健康长寿跟踪调查,又名中国老年人健康长寿影响因素调查研究(CLHLS)。CLHLS是由北京大学老龄健康与发展研究中心组织开展的调研项目,自1989年开启第一次基线调查后,每隔两三年便进行基线样本的跟踪调查以及因死亡、失访等原因造成样本流失而进行的新增样本调查。本书以2018年为节点,研究分析2002—2018年六期的基线样本数据作为本书研究课题的总体样本数据。通过对这六期基线样本数据的分析,展示我国老年人健康水平随时间发展变化的趋势,同时将这一趋势研究置于性别、城乡、年龄阶段及职业等不同群组下加以讨论与研究。也就是说,对老年人健康水平的时间趋势研究,需要解决以下三个问题:一是历年老年人健康水平状况在不同群组之间的差异分布,这属于横截面的研究范畴,即探讨同一年份条件下,群组类别在健康水平状况上孰优孰劣的问题(健康不平等的问题);二是不同群组类别的老年人健康水平状况随时间推移的差异分布变化,这属于纵贯性的研究范畴,即探讨同一群组类别条件下,不同年份在健康水平状况上孰升孰降的问题;三是老年人健康水平状况在群组之间的差异随时间推移的差异分布变化,这属于对上述横截面、纵贯性研究相结合的范畴,即探讨同一群组在不同类别条件下,不同年份之间在健康水平状况差异度上孰大孰小的问题(健康不

---

　　① 全书中术语和机构名称等的英文缩写及其对应的英文全称,可参见本书名词缩写对照表加以对照。为叙述简便,文中视行文选择使用中文全称或英文缩写形式。

平等的发展趋势问题）。

第五章至第八章的分析样本数据来自中国健康与营养追踪调查（CHNS）。CHNS 是美国北卡罗来纳大学人口研究中心、美国国家营养与食物安全研究所和中国疾病与预防控制中心合作开展的调查项目。目前，该调查分别在 1989 年、1991 年、1993 年、1997 年、2000 年、2004 年、2006 年、2009 年、2011 年和 2015 年进行了 10 次。本书将这 10 期追踪数据作为截面数据使用，通过对截面数据的分析大体了解不同城乡、不同性别群体年龄与社会经济地位的关系及这种关系的变化情况，并在此基础上，对老年群体与社会经济地位的关系及其变化情况做进一步探讨。

第九章和第十章的分析样本数据也分别来自 CLHLS。虽然取材源头相同，但两次分析所采用的数据年份略有不同，提出的问题和得出的结论也是既有关联又有区别。前者研究个体在其成年期发生的社会经济地位事件（书中简写为成年期 SES 实践）对其早期家庭社会经济地位（书中简写为家庭 SES）的影响及继而对其老年期自评健康方面的调节作用，探索老年人的早期家庭 SES 对其老年期自评健康是否存在显著的正向效应。后者依据数据分析结果，建立结构方程模型，以探讨我国老年人社会经济地位影响其健康水平的路径与直接效应。

在"总结与探讨"部分，我们对四次基于不同样本数据所做的分析而提出的问题，结合分析过程及其小结做了进一步的探求，提出政策建议，以期将研究成果应用于实践，在展示我国老年人健康水平随时间发展变化趋势的同时，将这一趋势研究置于性别、城乡、年龄阶段及职业等不同群组下，在了解城乡和不同性别群体年龄与社会经济地位的关系及这种关系的变化情况的基础上，观察年龄与社会经济地位的关系，以此来对老年群体的社会经济地位予以评价，进一步对其干预机制加以研究。

由于书中结合大量图表辅助文字加以分析说明，特梳理出图片索引和表格索引于前，以方便读者对照检索。

第一章　老年健康研究数据与方法选择

第一节　数据来源

　　本章至第四章采用 CLHLS 基线样本数据作为数据来源。CLHLS 基线调查和跟踪调查从我国 31 个省、市、自治区中随机选择 23 个地区的县/县级市(区)作为调查地①,这 23 个地区 2018 年总人口为 12.26 亿,大约占内地人口的 88%。

　　截至目前,CLHLS 一共进行了 8 次大规模的老年人健康长寿调查,分别是在 1998 年、2000 年、2002 年、2005 年、2008—2009 年②、2011—2012 年③、2014 年及 2017—2018 年。2002 年以前,该项调查就将调查对象限制为 80 岁以上的高龄老年人,没有涵盖老年期整个生命历程;2002 年及以后的 6 次调查中,调查对象则不仅包括高龄老年人,同时也包括 65—79 岁的低龄老年群体。我们所采取的数据就是 2002 年及此后 6 期的调查及其跟踪结果,全面展示老年期的整个生命历程中,躯体健康、心理健康、社会适应健康、主观健康及综合健康等不同指标下反映出的性别差异、城乡差异、年龄差异、职业差异等,通过对不同组群老年人的健康水平做出对比研究,寻找带来这种差异的原因,寻求缩小其差距的办法。

---

　　① 这 23 个地区分别是辽宁省、吉林省、黑龙江省、河北省、北京市、天津市、山西省、陕西省、上海市、江苏省、浙江省、安徽省、福建省、江西省、山东省、河南省、湖北省、湖南省、广东省、广西省、四川省、重庆市、海南省。

　　② 在 2008—2009 年的调查中,有约 95.7% 的被访者在 2008 年接受了调查,另外 4.3% 的被访者来自选定的 7 个长寿县市并在 2009 年接受调查。

　　③ 在 2011—2012 年的调查中,有约 75% 的被访者在 2011 年接受了调查,另外 25% 的被访者来自 8 个长寿县市并在 2012 年接受调查。

第二节 样本量选取

由于 CLHLS 属于跟踪纵贯性调查,老年人从第一次接受调查到死亡,可能会多次接受调查,所以每一个能够存活至下一个回访期的老年人样本都存在重复调查的问题。但 CLHLS 每一期基线调查的样本量大、抽样方式随机,而且基于死亡、失访样本之上有合理新增样本,都表明它能够从总体上反映我国老年人的健康水平,具有一定的代表性。这满足了我们的研究需要——预期通过 6 期数据横截面的展示,了解我国老年人健康水平随时间发展变化的趋势。另外,本书界定老年人的年龄标准为 65 岁及以上,同时考虑到超高龄老年人样本质量的问题,所以删除 65 岁以下、104 岁以上的样本,并剔除研究变量中有缺失值①及某些不合理值的案例。这样一来,采纳的最终样本量为65193 个。其中:2002 年基线样本 15344 个,占比 23.5%;2005 年基线样本 14948 个,占比 23%;2008—2009 年基线样本 15871 个,占比 24.3%;2011—2012 年基线样本 7292 个,占比 11.2%;2014 年基线样本 4684 个,占比 7.2%;2017—2018 年基线样本 7054 个,占比 10.8%。具体的样本量汇总情况见下表。

表 1-1 CLHLS 样本量统计表

基线年份	频数	百分比(%)	累计百分比(%)
2002	15344	23.5	23.5
2005	14948	23.0	46.5
2008②	15871	24.3	70.8
2011	7292	11.2	82.0
2014	4684	7.2	89.2
2018	7052	10.8	100.0
Total	65191	100.0	

---

① 缺失值的一般处理方式为成列删除,但是对于超过 10% 的样本缺失的变量,则以众数替代,主要包括 2011 年、2014 年的疾病指标中的青光眼、前列腺肿瘤、胃溃疡、褥疮等四个指标,将其缺失值以众数替代。

② 样本统计中将 2009 年调查的样本算入 2008 年进行统计,2012 年调查的样本算入 2011 年进行统计,2017 年调查的样本算入 2018 年进行统计。

第三节　变量赋值

基于本书研究的问题及健康指标的建构需要,我们主要采用的控制变量包括性别、城乡、年龄及职业;至于研究变量即健康指标,则主要从四方面进行获取,包括躯体健康指标、心理健康指标、社会适应指标及主观健康指标。

另外需要说明的是,控制变量中的性别、城乡都是二分类变量。性别变量的赋值方式为女性赋值为0,男性赋值为1。城乡变量中,将城市与镇合并,统一称为城镇,赋值为1,农村赋值为0。年龄变量以5岁区间为一组,包括8个年龄分组,分别为65—69岁、70—74岁、75—79岁、80—84岁、85—89岁、90—94岁、95—99岁、100—104岁,其赋值区间为1—8。职业变量以老年人60岁之前所从事的主要职业作为依据,具体分为9种:专业技术人员、政府机构或管理人员、职工服务人员或工人、自雇用者、农林牧渔业人员、家务从事者、军人、未雇用者及其他,其赋值区间为1—9。

研究变量为老年人的各项健康指标,具体可细分为躯体健康指标、心理健康指标、社会适应指标及主观健康指标,最终将上述指标统一整合为一个反映老年人整体健康状况的综合健康指标。根据指标所反映的健康状况等同于健康累计劣势指标的思路,本书将所有正向的指标赋值为1,负向的指标赋值为0,构建出的是健康累计优势指标。具体方法是,将老年人分别在躯体、心理、社会适应及主观健康指标中回答为无障碍或者健康的题项赋值为1,其他赋值为0,最后分别对上述4个健康指标所包含的题项进行加总,除以其相对应的指标个数。综合健康指标是将上述所有指标中回答为无障碍或者健康的题项加总,除以总题项个数。累计健康优势指标的取值范围为[0,1],值越大表示老年人越健康,反之,表示老年人越不健康。

躯体健康指标之下又有具体指标,包括自理能力指标、功能受限指标、视听指标及疾病指标。自理能力指标主要从两个方面予以衡量,即日常生活自理能力(ADL)和器具性日常生活自理能力(IADL)。日常生活自理能力指标包括6项能力的测试,即洗澡、穿衣、上厕所、上下床、控制大小便及吃饭。器具性日常生活自理能力指标包括8项能力的测试,即拜访邻

居、逛超市、做饭、洗衣服、走 1000 米路、举起 5 十克的东西、连续深蹲 3
次、乘坐公共交通等。问卷中对上述每一个题项都提供了"完全不需要帮
助""需要部分帮助"及"完全需要帮助"3 种选择。本书中将上述指标统
一赋值成二分类变量,将选择"完全不需要帮助"的认定为健康或无障碍,
并赋值为 1;将选择"需要部分帮助"或"完全需要帮助"的认定为不健康
或有障碍,并赋值为 0。功能受限指标(LOA)主要测量老年人肢体灵活能
力,包括 7 项能力的测试,即用筷子吃饭、手触颈根、手触后腰、手臂上举、
从椅子上站立起来、从地板上捡起书、身体旋转 360 度等。对于上述指标
统一赋值成二分类变量,以下 4 种情况赋值为 1:(1)可以用筷子吃饭,
(2)左右手都能触及颈根、触及后腰、上举,(3)不用手从椅子上站立起来、
腿不弯曲从地板上捡起书,(4)能够在走少于等于 6 步的情况下身体旋转
360 度。其他情况赋值为 0。

视听指标包括对老年人视力和听力能力的测试。关于视力,问卷中通
过让老年人辨别卡片上的裂缝来测试,将能看见且能够辨认出裂缝的情况
赋值为 1,其他情况赋值为 0。关于听力,则根据访谈员的观察判断,将能够
听清楚访谈员的话且不需要助听器的情况赋值为 1,其他情况赋值为 0。

疾病指标主要包括老年人患重病次数及老年人患慢性病的种类和数
目。问卷中对老年人在近两年患重大疾病并且需要住院或长期卧病不起
的次数进行了统计,将在形成调查结果的近两年内没有患重大疾病的赋
值为 1,患过至少一次重大疾病的赋值为 0。对于慢性病种类和数目的统
计,主要通过常见的 15 种慢性病指标来衡量,包括高血压、糖尿病、心脏
病、脑血管病、支气管炎、肺结核、白内障、青光眼、癌症、前列腺疾病、胃溃
疡、帕金森、褥疮、关节炎及阿兹海默症。对每一个指标的赋值方式为:没
有患过这些疾病或不知道是否患病的赋值为 1,表示健康;患过的赋值为
0,表示不健康。

综上,躯体健康指标的三级指标一共有 39 个,其中自理能力指标 14 个,
功能受限指标 7 个,视听指标 2 个,疾病指标 16 个。

心理健康指标具体包括认知状况指标和抑郁状况指标。认知状况指
标是通过问卷中的简易精神状态测试量表(MMSE)获取,该量表主要从老
年人的认知力、记忆力、计算能力及语言能力等 4 个指标来测量。为了使

得历年的指标建构保持一致,我们选取了其中具有可比性的指标进行测量。

认知力指标包括 6 个题项测试,即对时间、月份、节日、季节、地名、食物种类的了解。记忆力指标也包括 6 个题项测试,如让受测人重复说出"桌子、苹果、衣服"及测试其是否能够回忆起"桌子、苹果、衣服"的名称和顺序。计算能力包括 5 个相关题项测试,即从 20 元从不断减去 3 元开始的连续运算,共计算 5 次。语言能力包括 6 个题项测试,即见物说出名字、读一段话、按要求做出 3 个动作等。我们将上述具体指标统一赋值为二分类变量,回答正确的赋值为 1,认定为认知无障碍;否则为 0,认定为认知存在障碍。对于认知力中食物种类的赋值,将说出≥7 种食物的赋值为 1,即正确;<7 种的赋值为 0,即错误。抑郁状况指标主要通过问卷中生活评价模块来获取,包括 7 个指标:是否积极看待事情、保持衣物整洁、感觉害怕或紧张、感觉孤单、自主做决定、无用感、持续快乐。我们将上述每个指标统一赋值为二分类变量,对正向指标如是否积极看待事情、保持衣物整洁、自主做决定、持续快乐选择"总是""经常"的赋值为 1,表示没有抑郁障碍;选择"有时""很少""从不"及不能回答的赋值为 0,表示有抑郁障碍。对负向指标如是否感觉害怕或不安、感觉孤单、无用感选择"很少""从不"的赋值为 1,表示没有抑郁障碍;选择"总是""经常""有时"及不能回答的赋值为 0,表示有抑郁障碍。

综上,心理健康指标的三级指标一共包括 30 个,其中认知状况指标 23 个,抑郁状况指标 7 个。

社会适应指标主要通过问卷中对老年人社会活动能力的测试来完成,同样为了保持历年数据在指标选取之间的一致性,我们选取了 9 个相关指标,包括做家务、参加户外活动①、做园艺、看报纸或读书、养宠物、打牌或麻将、看电视或听广播、参加社会活动及旅游次数等。问卷中给每一个指标提供了 5 个选项,分别是"几乎每天""至少一周一次""至少一个月一次""有时"及"从不"。回答"从不"的赋值为 0,表示老年人社会适应能力差;其他

---

① 2018 年问卷中,户外活动指标分为太极拳、广场舞、串门与朋友交往以及其他户外活动,故 2018 年的社会适应指标包括 12 个。

选项赋值为 1,表示老年人社会适应能力好。对于旅游次数的界定,最近两年没有出去旅游过即旅游次数为 0 的,赋值为 0;至少去过一次的赋值为 1。

综上,社会适应指标的二级指标有 9 个。

主观健康指标具体包括老年人自评健康指标、老年人生活满意度指标及访谈员自评健康指标。对于老年人自评健康指标和生活满意度指标,选择"很好""好"的统一赋值为 1,表示老年人主观健康好;选择"一般""差""很差"或者无法回答的赋值为 0,表示老年人主观健康差。对于访谈员自评健康指标,选"非常健康""相对健康"的赋值为 1,选择"轻微病态""严重病态"的赋值为 0。

综上,主观健康指标的二级指标有 3 个。

由上文可知,老年人综合健康指标的二级指标包括躯体健康指标、心理健康指标、社会适应指标及主观健康指标。而其三级指标构成则是上述指标相对应的二级或三级指标。所以综合健康指标一共包含 81 个三级指标。健康指标框架图具体见图 1-1,样本变量描述见表 1-2。

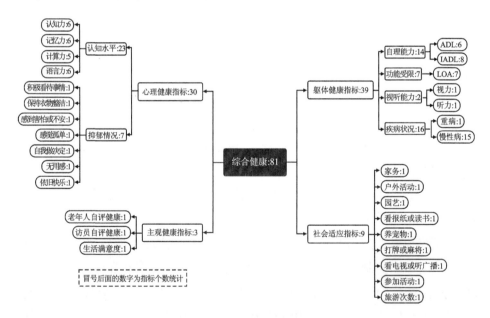

图 1-1 健康指标框架图

表 1 - 2　2002—2018 年基线数据变量分布情况描述

2002—2018 年基线数据		人数	占比 %	平均值	标准差
性别分类	女	35866	55.0%		
	男	29325	45.0%		
居住地分类	农村	35015	53.7%		
	城镇	30176	46.3%		
年龄 5 岁组	65 岁—69 岁	6096	9.4%		
	70 岁—74 岁	7367	11.3%		
	75 岁—79 岁	7330	11.2%		
	80 岁—84 岁	8170	12.5%		
	85 岁—89 岁	9490	14.6%		
	90 岁—94 岁	10546	16.2%		
	95 岁—99 岁	6262	9.6%		
	100 岁—104 岁	9930	15.2%		
职业分类	专业技术人员	3173	4.9%		
	政府和机构管理人员	2394	3.7%		
	职工、服务人员或工人	9276	14.2%		
	自雇用者	1209	1.9%		
	农林牧渔业人员	41101	63.0%		
	家庭主妇	6001	9.2%		
	军人	464	0.7%		
	未雇用者	423	.6%		
	其他	1150	1.8%		
基线年份	2002 年	15344	23.5%		
	2005 年	14948	23.0%		
	2008 年	15871	24.3%		
	2011 年	7292	11.2%		
	2014 年	4684	7.2%		
	2018 年	7052	10.8%		

续表

2002—2018 年基线数据	人数	占比 %	平均值	标准差
躯体健康指标			0.8086	0.1652
心理健康指标			0.7012	0.2875
社会适应指标			0.3119	0.2146
主观健康指标			0.6173	0.3396
综合健康指标			0.7078	0.1922

第四节　研究方法

概括前文所述,本章至第四章主要分析以下三个问题:

(1)探讨同一年份条件下,群组不同类别的健康水平孰优孰劣的问题(健康不平等的问题)。

(2)同一群组在不同年份其健康水平孰升孰降的问题。

(3)同一群组不同类别在不同年份,其健康水平差异孰高孰低的问题(健康不平等的发展趋势问题)。

因此,针对第一个问题,我们主要以构建老年人健康指标与控制变量列联表的形式来展示历年老年人健康水平在性别、城乡、年龄组及职业上的差异,利用金字塔图、柱形图、折线图直观地展现不同类别的控制变量条件下老年人健康指标的差异。另外,我们还利用统计检验的方法,分别对历年老年人健康水平在群组类别之间的差异性进行了相关性检验。对于二分类变量包括性别、城乡变量,用的是两独立样本 T 检验。对于多分类变量包括年龄组、职业变量,由于其存在方差不齐的问题,无法使用单因素方差分析进行均值相关性检验,而使用非参数检验中的 Kruskal – Wallis H 检验。对于多分类变量的多重比较检验使用的是单因素方差分析之中,假定方差不齐条件下的 Tamhane's T2 方法。

针对第二个问题,主要是通过构建历年老年人健康指标与控制变量列联表的形式来展示在群组单一类别下,老年人健康指标的发展变化趋势以及相应指标的差异性研究。我们还通过折线图清晰地反映老年人健康指标在不同年份的变化趋势,另外对群组单一类别下历年的差异做了相应的统计检验。由于不同年份的群组变量之间存在方差部分方差不齐的问题,我们在采取的统计方法上做出区别对待:对于方差齐的群组类别的多重年份之间的差异性比较,使用的是最小显著性差异方法(LSD),如果方差不齐,则使用 Tamhane's T2 方法。

对于第三个问题,则主要通过构建历年老年人健康指标在各群组类别之间的均值差的形式来实现,并在此基础上进行相应群组类别之间均值差的统计推断性检验。我们还利用条形图的形式直观地反映出不同群组老年人健康指标的差距随时间而变化的趋势。对于性别、城乡等二分类变量,使用的是两独立样本 T 检验;对多分类变量的多重比较检验,使用的是单因素方差分析之中,假定方差不齐条件下的 Tamhane's T2 方法。

第二章　老年群组健康水平差异截面分析

第一节　健康水平的性别差异

本章从性别差异的角度,分别展示了历年调查数据中所反映的老年人的躯体健康、心理健康、社会适应健康、主观健康及综合健康状况。具体结构如图 2 - 1:

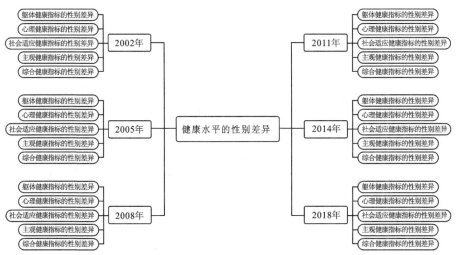

图 2 - 1　老年人健康水平的性别差异结构图

从历年调查数据中反映不同性别老年人的健康指标数据来看,老年人各指标的健康水平在不同性别之间存在差异。另外,通过相应的群组类别之间的相关性检验,我们发现不同性别老年人之间的健康水平差异性是可通过统计推断出来的。也就是说,历年调查数据所反映的老年人在躯体健康、心理健康、社会适应健康、主观健康和综合健康等指标上的性别差异,是显著存在的。

表 2 - 1 不同性别老年人健康水平分布表

性别		躯体健康指标		心理健康指标		社会适应健康指标		主观健康指标		综合健康指标	
		Mean	T	Mean	T	Mean	T	Mean	T	Mean	T
2002 年	女	0.7751	27.53***	0.6464	26.87***	0.2669	30.36***	0.5911	9.05***	0.6642	30.99***
	男	0.8476		0.7651		0.3720		0.6406		0.7566	
2005 年	女	0.7795	24.70***	0.6473	26.04***	0.2793	28.37***	0.6011	7.29***	0.6684	28.99***
	男	0.8453		0.7667		0.3797		0.6418		0.7569	
2008 年	女	0.7753	27.50***	0.5931	30.06***	0.2578	25.80***	0.5707	9.95***	0.6428	32.09***
	男	0.8454		0.7353		0.3437		0.6254		0.7407	
2011 年	女	0.7849	15.74***	0.6766	17.64***	0.2873	17.80***	0.5889	5.51***	0.6823	19.09***
	男	0.8447		0.7861		0.3782		0.6327		0.7633	
2014 年	女	0.7911	12.31***	0.6900	14.93***	0.2988	13.02***	0.6197	3.68***	0.6926	15.33***
	男	0.8483		0.7996		0.3825		0.6551		0.7714	
2018 年	女	0.7980	12.24***	0.7192	14.41***	0.2604	12.15***	0.6623	2.45*	0.7137	15.12***
	男	0.8423		0.8047		0.3157		0.6812		0.7756	

注:T 为列变量在分组变量上的差异检验,二分类变量使用的是独立样本 T 检验,其值为对应的 T 统计值。* 为 $p < 0.05$,** 为 $p < 0.01$,*** 为 $p < 0.001$。

一、2002 年老年人健康水平的性别差异

(一)2002 年老年人躯体健康的性别差异

从图 2 - 2 来看,无论是男性还是女性,老年人躯体健康指标在高水平上的占比都显著高于在中低水平上的占比,呈现倒金字塔形状。其中,男性的躯体健康水平在 0.9 以上的占比为 48.5%,女性的躯体健康水平在 0.8 以上的占比约为 50%。并且男性与女性在躯体健康指标上的均值都高于 0.75,躯体健康指标的中位数均在 0.79 以上,躯体健康指标的众数均为 0.97,这充分表明老年人的躯体健康水平无论男性还是女性都处于较高水平。

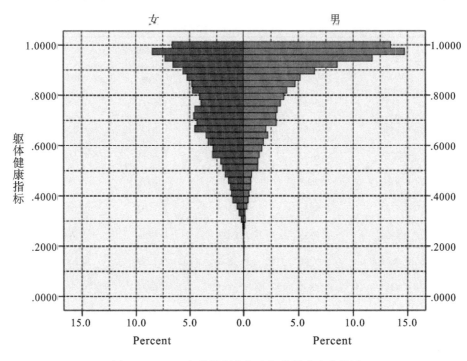

图 2 - 2 2002 年分性别老年人躯体健康金字塔图

就性别差异而言,从图 2 - 2 中可以看出,相较于男性的躯体健康指标分布,女性的躯体健康指标分布更为均衡,躯体健康水平波动范围和内部差异都更小。但是男性拥有高水平躯体健康的占比显著高于女性,而拥有中低水平躯体健康的占比却显著低于女性。这表明不同性别的老年人,在躯体健康水平及躯体健康指标上的分布呈显著差异,即男性的躯体健康水平优于女性。

(二)2002 年老年人心理健康的性别差异

从图 2 - 3 来看,不管是男性还是女性,老年人的心理健康指标在高水平上和最低水平上的占比都显著高于中低水平上的占比,呈现工字型分布。其中,男性和女性的心理健康水平在 0.8 以上的,占比均高于 40%,在最低水平上的占比均高于 4%。同时,男、女性心理健康指标的众数均为 0.9。这表明,无论何种性别,老年人的心理健康水平在其群体内部都表现出了两极分化的趋势。

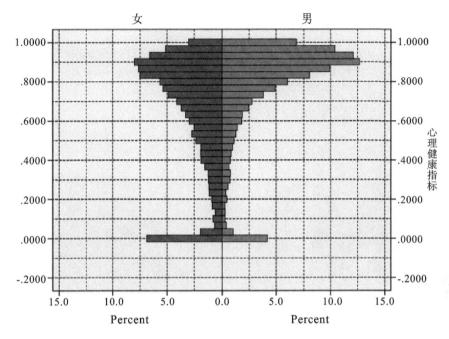

图2-3 2002年分性别老年人心理健康金字塔图

就性别差异而言,从图2-3中可以看出,男性拥有高水平心理健康的占比显著高于女性,女性拥有中低水平及最低水平心理健康的占比显著高于男性。其中,在拥有不同程度高水平心理健康的老年人中,男性的占比普遍高于8%,最高占比甚至达到12.7%;女性的占比基本都在7%左右,最高占比仅为8%。在拥有最低水平心理健康的老年人中,男性与女性的心理健康指标数值为0的占比分别为4.2%和6.9%。另外,男性的均值约为0.77,中位数约为0.87;女性的均值约为0.65,中位数约为0.73。这充分表明,不同性别的老年人心理健康水平差异显著,其心理健康不同水平的分布也呈显著的差异,即男性的心理健康水平优于女性。

(三)2002年老年人社会适应健康的性别差异

从图2-4来看,在社会适应健康指标上,不管是男性还是女性,老年人处于中低水平(<0.7)者的占比均显著高于处于高水平者的占比。其中,男、女性的社会适应健康水平在0.56以下的,占比高于85.2%;在0.78以上的,占比均小于3%。另外,男、女性在社会适应健康指标上的均值和中位数都显著低于0.4,这充分表明老年人的社会适应健康水平都处于较低水平。

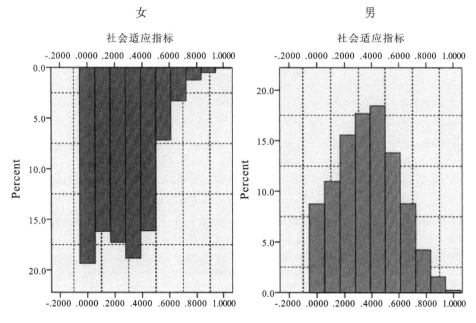

图 2 - 4　2002 年分性别老年人社会适应健康柱形图

就性别差异而言,从图 2 - 4 可以看出,老年人当中,男性拥有高水平社会适应健康的占比显著高于女性,而女性拥有低水平社会适应健康的占比显著高于男性。在拥有不同程度低水平社会适应健康的老年人中,女性的占比基本都在 17% 左右,其最低水平(=0)的占比接近 20%;男性的最低水平占比仅为 8.7%,远远低于女性。另外,男性的均值和中位数分别为 0.37 和 0.33,而女性的均值和中位数为 0.27 和 0.22,均低于男性;男性的众数为 0.44,而女性的众数为 0。这充分表明,不同性别的社会适应健康水平及在社会适应健康指标上的分布呈显著差异,即男性的社会适应健康水平优于女性。

(四)2002 年老年人主观健康的性别差异

从图 2 - 5 来看,老年人中不管是男性还是女性,其主观健康指标位于高水平上的人群的占比均高于其中低水平的占比。其中,拥有最高水平主观健康的老年人中,男、女性占比均超过 30%,且拥有中等水平主观健康的人群均占总体的大约 55% 左右。男、女性的中位数为 0.67、众数均为 1。这表明,无论是男性还是女性,老年人的主观健康水平都比较高。

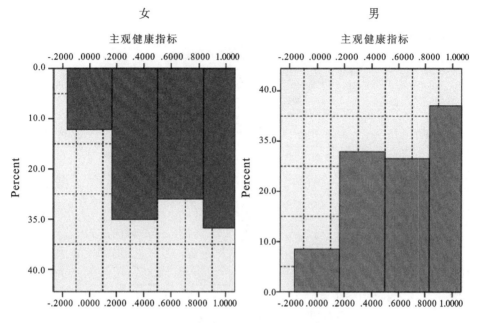

图 2 - 5　2002 年分性别老年人主观健康柱形图

就性别差异而言,从图 2 - 5 可以看出,男性拥有高水平主观健康的占比显著高于女性,而女性拥有低水平主观健康的占比显著高于男性。具体来看,在拥有高水平主观健康的老年人中,男性占比 37.1%,而女性占比31.8%;在拥有最低水平主观健康的老年人中,男性占比 8.5%,女性占比12.2%。另外,男性主观健康水平的均值为 0.64,而女性主观健康水平的均值为 0.59。这充分表明,不同性别的主观健康水平及在主观健康指标上的分布呈显著差异,即男性的主观健康水平优于女性。

(五)2002 年老年人综合健康的性别差异

从图 2 - 6 来看,不管是男性还是女性,老年人的综合健康在高水平上的人群的占比均显著高于中低水平的占比,呈现倒金字塔形状。其中,男、女性老年人在该指标达 0.8 以上的人群占比均超过 30%,且男、女性老年人中拥有不同中低水平综合健康的人群各其占 1% 左右。另外,男、女性老年人在综合健康指标上所达的均值都大于 0.65,众数都大于 0.8。这表明,男、女性老年人的综合健康水平都处于较高水平。

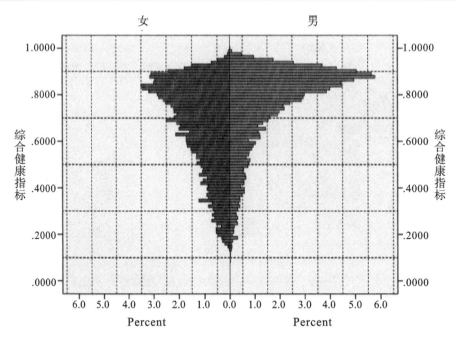

图2-6　2002年分性别老年人综合健康金字塔图

　　就性别差异而言,从图2-6可以看出,在拥有高水平综合健康的老年人中,男性占比高于女性,而女性拥有中低水平综合健康者占比高于男性。具体而言,在综合健康水平在0.7以下的老年人中,男性占比28.5%,女性占比50.9%;在不同程度的高水平综合健康指标上,男性占比普遍高于3.5%,最高可达到5.5%,总占比为52%(>0.8);而女性最高占比为3.5%,总占比为29.6%(>0.8)。另外,男性的综合健康指标均值为0.76,中位数为0.81;女性的综合健康指标均值为0.66,中位数为0.7。这充分表明,不同性别的综合健康水平及在综合健康指标上的分布呈显著差异,即男性的综合健康水平优于女性。

二、2005年老年人健康水平的性别差异

(一)2005年老年人躯体健康的性别差异

　　从图2-7来看,不管是男性还是女性,老年人躯体健康指标达到高水平的人群占比都显著高于中低水平人群的占比,呈现倒金字塔形状。其中,男、女性老年人的躯体健康水平在0.8以上的占比均在50%以上,在0.5以

下的占比均在10%以下。另外,男、女性老年人在躯体健康指标上的均值都高于0.75,躯体健康指标的众数均为0.97,这充分表明男、女性老年人的躯体健康水平都处于较高水平。

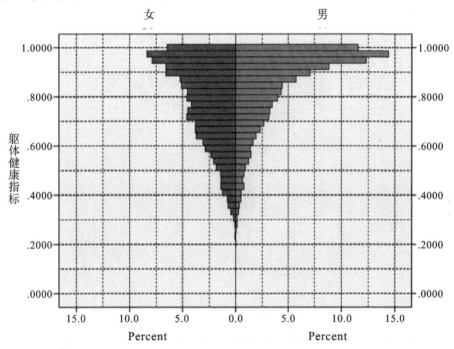

图2-7　2005年分性别老年人躯体健康金字塔图

就性别差异而言,从图2-7可以看出,男性拥有高水平躯体健康的占比高于女性,而女性拥有中低水平躯体健康的占比高于男性。具体而言,男性的躯体健康水平达到0.9以上的,占比47.1%;女性的躯体健康水平达0.9%以上的,占比仅有29.2%;男性的躯体健康水平在0.7以下的,占比20%;女性的躯体健康水平在0.7以下的,占比约为31.5%。另外,男性老年人躯体健康的均值与中位值为0.85与0.9,而女性为0.78与0.82。这充分表明,不同性别的躯体健康水平及在躯体健康指标上的分布呈显著差异,即男性的躯体健康水平优于女性老年人。

(二)2005年老年人心理健康的性别差异

从图2-8来看,不管是男性还是女性,老年人心理健康达高水平的人群占比和处于最低水平上的人群占比都显著高于中低水平上的人群占比,呈现工字型形状。其中,男性和女性的心理健康水平在0.8以上的,占比均高于40%;男、女性老年人的心理健康指标数值为0的占比均高于4.5%。同时,男性与女性心理健康指标的中位数均在0.75以上。这表明,男、女性老年人的心理健康水平在其群体内部表现出两极分化趋势。

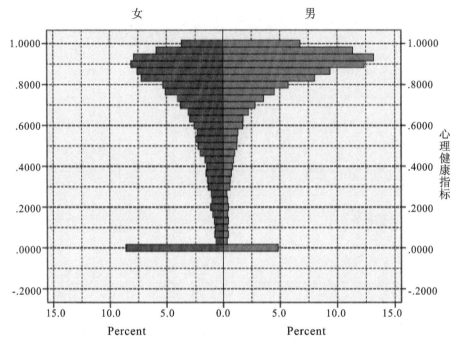

图2-8 2005年分性别老年人心理健康金字塔图

就性别差异而言,从图2-8中可以看出,男性拥有高水平心理健康的,占比显著高于女性;女性拥有中低水平及最低水平心理健康的,占比显著高于男性。其中,在拥有不同程度高水平心理健康的老年人中,男性的占比普遍高于8%,最高占比甚至达到13.2%,但女性的占比基本都在7%左右,最高占比仅为8.1%。另外,男性的均值约为0.77,中位数约为0.87;女性的均值约为0.65,中位数约为0.73。这充分表明,不同性别老年人的心理健康水平及在心理健康指标上的分布呈显著差异,即男性的心理健康水平优于女性。

(三)2005年老年人社会适应健康的性别差异

从图2-9来看,不管是男性还是女性,老年人社会适应健康的指标位于中低水平(<0.7)上的占比,均显著高于高水平上的占比。其中,男性

和女性的社会适应健康在 0.78 以下均占比高于 95%,而在 0.78 以上仅占不到 5%。而且男、女性老年人在社会适应健康指标上的均值和中位数都显著低于 0.4,这充分表明男、女性老年人的社会适应健康水平都处于较低水平。

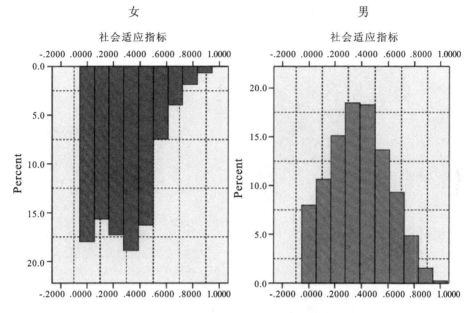

图 2-9 2005 年分性别老年人社会适应健康柱形图

就性别差异而言,从图 2-9 可以看出,男性拥有高水平社会适应健康的人群占比显著高于女性,而女性拥有低水平社会适应健康的占比显著高于男性。其中,在社会适应健康水平达 0.78 以上的老年人,男性占比为 6.6%,而女性仅占 2.5%;在拥有最低水平社会适应健康的老年人中,女性占比 18%,而男性占比为 8%,远远低于女性。另外,男性的均值和中位数分别为 0.38 和 0.33,而女性的均值和中位数为 0.28 和 0.22,均低于男性。这充分表明,不同性别老年人,其社会适应健康水平及在社会适应健康指标上的分布呈显著差异,即男性老年人的社会适应健康水平优于女性老年人。

(四)2005 年老年人主观健康的性别差异

从图 2-10 来看,不管是男性还是女性,老年人主观健康达到高水平的人群占比均高于其中低水平的占比。其中,在主观健康达到最高水平的老年人中,男性和女性占比均超过 30%;在拥有中等低水平的主观健康中,男性和女性占比均在 25% 左右。同时,男、女性老年人的中位数均为 0.67,众数均为 1。这表明,无论是男性还是女性,老年人的主观健康水平都比较高。

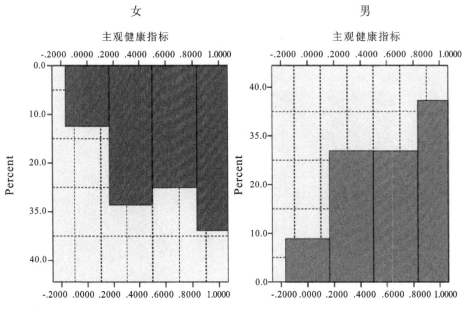

图 2 - 10　2005 年分性别老年人主观健康柱形图

就性别差异而言,从图 2 - 10 可以看出,男性达到高水平主观健康的占比显著高于女性,而女性在低水平主观健康的占比显著高于男性。具体来看,在主观健康达到高水平的人群中,男性的占比为 37.3%,而女性的占比为 33.9%;在主观健康水平最低的老年人中,男性占比 8.5%,女性占比 12.5%。另外,男性主观健康指标的均值为 0.64,而女性主观健康指标的均值为 0.6。这充分表明,不同性别之间的主观健康水平及在主观健康指标上的分布呈显著差异,即男性的主观健康水平优于女性。

(五)2005 年老年人综合健康的性别差异

从图 2 -11 来看,不管是男性还是女性,老年人综合健康达到高水平的人群,占比均显著高于处于中低水平人群的占比,呈现倒金字塔形状。其中,男、女性在 0.8 以上的占比均超过 30%,且男、女性老年人中拥有不同低水平综合健康的人群,各占其约 1% 甚至低于 1%。另外,男、女性老年人综合健康水平的均值都大于 0.65,众数都大于 0.85。这表明,男性与女性老年人的综合健康水平都处于较高水平。

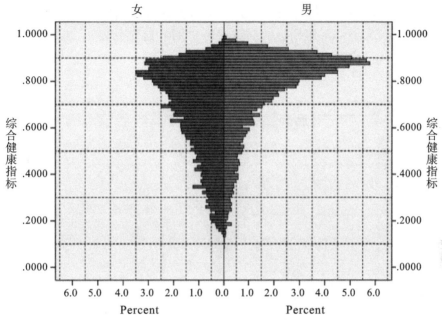

图 2 - 11 2005 年分性别老年人综合健康金字塔图

就性别差异而言,从图 2 - 11 可以看出,男性综合健康达到高水平的占比高于女性,而女性拥有中低水平综合健康的占比高于男性。具体而言,在 0.7 以下的综合健康水平上,男性占比 28.4%,女性占比 51.1%;在拥有不同程度高水平综合健康的老年人中,男性占比普遍高于 3.5%,最高可达到 6.1%,总占比为 51.3%(>0.8);而女性最高占比为 3.5%,总占比为 31%(>0.8)。另外,男性的综合健康水平均值为 0.76,中位数为 0.81;女性的综合健康指标均值为 0.67,中位数为 0.72。这充分表明,不同性别老年人的综合健康水平及在综合健康指标上的分布呈显著差异,即男性的综合健康水平优于女性。

三、2008 年老年人健康水平的性别差异

(一)2008 年老年人躯体健康的性别差异

从图 2 - 12 来看,不管是男性还是女性,老年人躯体健康指标达到高水平的,占比都显著高于位于中低水平上人群的占比,呈现倒金字塔形状。其

中,男、女性老年人的躯体健康水平在 0.8 以上的,占比均在 45% 以上;在 0.5 以下的,占比均在 10% 以下。另外,男性与女性在躯体健康指标上的均值都高于 0.75,躯体健康指标的众数均为 0.97。这充分表明,男、女性老年人的躯体健康水平都处于较高水平。

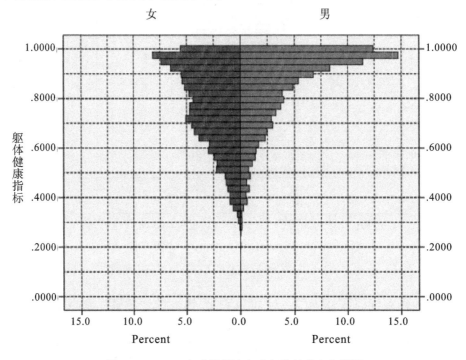

图 2-12 2008 年分性别老年人躯体健康金字塔图

就性别差异而言,从图 2-12 可以看出,男性在高水平的躯体健康上占比高于女性,而女性在中低水平的躯体健康上占比高于男性。具体而言,男性的躯体健康水平在 0.9 以上的占比 45.5%,但女性在 0.9 以上的占比仅有 26.6%;男性的躯体健康水平在 0.7 以下的占比约 20%,女性的躯体健康水平在 0.7 以下的占比约 35%。另外,男性躯体健康指标的均值与中位值为 0.84 与 0.9,而女性为 0.77 与 0.79。这充分表明,不同性别老年人的躯体健康水平及在躯体健康指标上的分布呈显著差异,即男性的躯体健康水平优于女性。

(二)2008 年老年人心理健康的性别差异

从图 2-13 来看,不管是男性还是女性,老年人心理健康达到高水平的人群占比和最低水平上的人群占比都显著高于中低水平上的人群占比,呈现工字型形状。其中,男性和女性的心理健康水平在 0.7 以上的人群占比均高于 45%,在最低水平上的人群占比均高于 5%。同时,男性与女性心理健康指标的中位数都大于 0.7。这表明,男、女性老年人的心理健康水平在其群体内部表现出两极分化趋势。

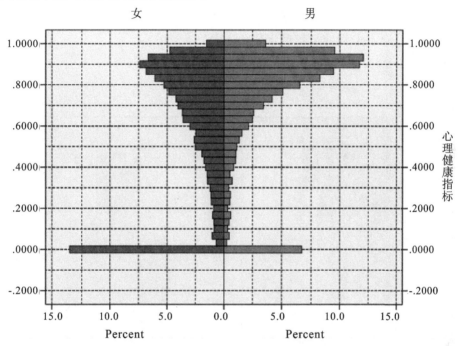

图 2 - 13　2008 年分性别老年人心理健康金字塔图

　　就性别差异而言,从图 2 - 13 中可以看出,男性拥有高水平心理健康的人群占比显著高于女性,女性拥有中低水平及最低水平心理健康的人群占比显著高于男性。其中,在拥有不同程度高水平心理健康的老年人中,男性的占比普遍高于 8%,最高占比甚至达到 12.1%;但女性的占比基本都在 7% 左右,最高占比仅为 7.4%;在拥有最低水平心理健康的老年人中,男性与女性的心理健康指标数值为 0 的人群,占比分别为 6.7% 和 13.5%,女性占比远远高于男性。另外,男性的均值约为 0.74,众数为 0.93;女性的均值约为 0.59,众数为 0。这充分表明,不同性别的心理健康水平及在心理健康指标上的分布呈显著差异,即男性的心理健康水平优于女性。

（二）2008 年老年人社会适应健康的性别差异

从图 2 - 14 来看,不管是男性还是女性,老年人社会适应健康指标处于中低水平(<0.7)上的人群占比均显著高于出于高水平上的人群占比。其中,男、女性老年人的社会适应健康指标在 0.78 以下的人群占比均高于95% ,而在 0.78 以上的仅占不到 5% 。而且,男、女性老年人在社会适应健康指标上的均值和中位数都显著低于0.4。这充分表明,男、女性老年人的社会适应健康水平都处于较低水平。

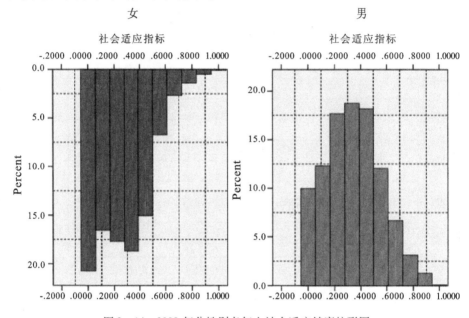

图 2 - 14　2008 年分性别老年人社会适应健康柱形图

就性别差异而言,从图 2 - 14 可以看出,男性中社会适应健康达到高水平的人群占比显著高于女性,而女性拥有低水平社会适应健康的人群占比显著高于男性。其中,在社会适应健康水平达到 0.78 以上的老年人中,男性占比为1.3% ,而女性仅占0.6% ;在拥有最低水平社会适应健康的老年人中,女性占比为20.7% ,而男性占比为10% ,远远低于女性。另外,男性的均值和中位数分别为 0.34 和 0.33 ,而女性的均值和中位数为 0.26 和 0.22 ,均低于男性。这充分表明,不同性别的社会适应健康水平及在社会适应健康指标上的分布呈显著差异,即男性的社会适应健康水平优于女性。

（四）2008 年老年人主观健康的性别差异

从图 2－15 来看,不管是男性还是女性,老年人主观健康指标达到高水平的人群占比均高于低水平人群的占比。其中,在主观健康达到最高水平的老年人中,男、女性占比均超过 30%；在主观健康处于中等低水平的老年人中,男、女性占比均在 25% 左右。同时,男、女性老年人的中位数均为0.67,众数均为 1。这表明,无论是男性还是女性,老年人的主观健康水平都比较高。

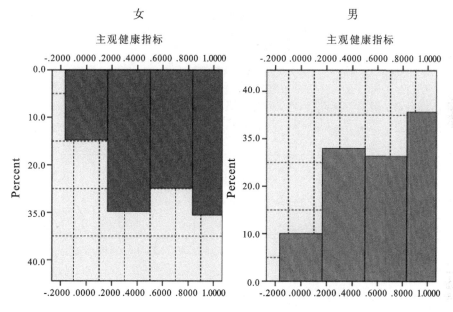

图 2－15　2008 年分性别老年人主观健康柱形图

就性别差异而言,从图 2－15 可以看出,男性中拥有高水平主观健康的人群占比显著高于女性,而女性拥有低水平主观健康的人群占比显著高于男性。具体来看,在拥有高水平主观健康的老年人中,男性的占比为35.6%,而女性的占比为 30.5%；在拥有最低水平主观健康的老年人中,男性占比为 10%,女性占比为 14.8%。另外,男性主观健康的均值为 0.63,而女性主观健康的均值为 0.57。这充分表明,不同性别的主观健康水平及在主观健康指标上的分布呈显著差异,即男性的主观健康水平优于女性。

（五）2008 年老年人综合健康的性别差异

从图 2－16 来看,不管是男性还是女性,老年人综合健康在高水平上的占比均显著高于中低水平的占比,呈现倒金字塔形状。其中,男、女性老年人在 0.7 以上的占比均超过 45%,且在不同的综合健康中低水平的都占 1% 左右甚至 1% 以下。另外,男、女性老年人在综合健康指标上的均值都大于0.6,众数都大于 0.8。这表明,男性与女性的综合健康指标都处于较高水平。

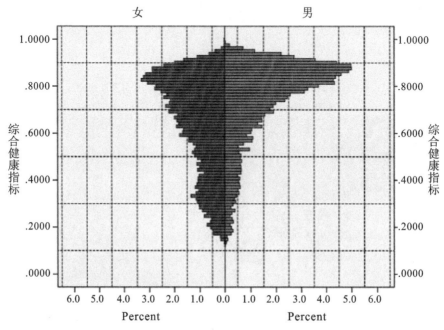

图 2 - 16 2008 年分性别老年人综合健康金字塔图

就性别差异而言,从图 2 - 16 可以看出,拥有高水平综合健康的老年人中,男性占比高于女性,而拥有中低水平综合健康的老年人中,女性占比高于男性。具体而言,在 0.8 以下的综合健康水平上,男性占比 53.3%,女性占比 73.5%;在不同程度的高水平综合健康上,男性占比普遍高于 4%,最高占比约 5%,总占比为 46.7%(>0.8);而女性最高占比为 3.4%,总占比为 26.5%(>0.8)。另外,男性的综合健康指标均值为 0.74,中位数为 0.80;女性的综合健康指标均值为 0.64,中位数为 0.69。这充分表明,不同性别老年人的综合健康水平及在综合健康指标上的分布呈显著差异,即男性的综合健康水平优于女性。

四、2011 年老年人健康水平的性别差异

（一）2011 年老年人躯体健康的性别差异

从图 2 - 17 来看，不管是男性还是女性，老年人躯体健康指标在高水平上的占比都显著高于在中低水平上的占比，呈现倒金字塔形状。其中，男性和女性的躯体健康水平在 0.85 以上的占比均在 40% 以上。另外，男性与女性在躯体健康指标上的均值都高于 0.75，躯体健康指标的众数均在 0.9 以上，这充分表明男、女性老年人的躯体健康指标都处于较高水平。

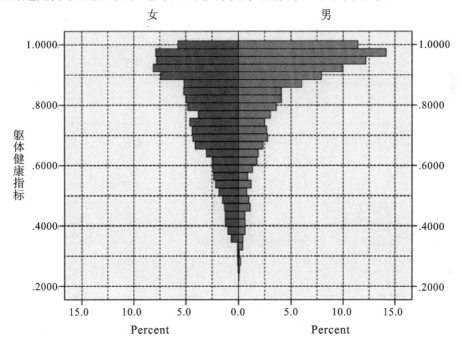

图 2 - 17　2011 年分性别躯体健康金字塔图

就性别差异而言，从图 2 - 17 可以看出，拥有高水平躯体健康的老年人中，男性占比高于女性，而拥有中低水平躯体健康的老年人中，女性占比高于男性。具体而言，男性的躯体健康水平达到 0.9 以上的占比 47.6%，但女性在 0.9 以上的占比仅有 26.6%；男性的躯体健康水平在 0.7 以下的占比约 20%，女性在 0.7 以下占比约 29.5%。另外，男性躯体健康的均值与中位值分别为 0.84 与 0.9，而女性的分别为 0.78 与 0.82。这充分表明，不同性别的躯体健康水平及在躯体健康指标上的分布呈显著差异，即男性的躯体

健康水平优于女性。

(二)2011 年老年人心理健康的性别差异

从图 2 - 18 来看,不管是男性还是女性,老年人心理健康指标在高水平上的占比和最低水平上的占比都显著高于中低水平上的占比,呈现工字型形状。其中,男、女性老年人的心理健康水平在 0.8 以上的占比均高于 40%,在最低水平上的占比均高于 3%。同时,男、女性老年人心理健康指标的中位数都大于 0.8。这表明,男、女性老年人的心理健康水平在其群体内部表现出两极分化趋势。

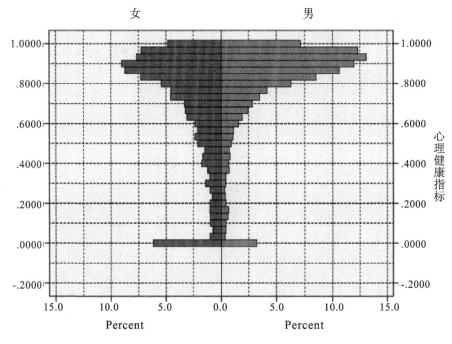

图 2 - 18　2011 年分性别老年人心理健康金字塔图

就性别差异而言,从图 2 - 18 中可以看出,拥有高水平心理健康的老年人中,男性占比显著高于女性,拥有中低水平和最低水平心理健康的老年人中,女性占比显著高于男性。其中,在拥有不同程度高水平心理健康的老年人中,男性的占比普遍高于 8.5%,最高占比甚至达到 13.1%;但女性的占比基本都在 7% 左右,最高占比为 9%;拥有最低水平心理健康的老年人中,男性与女性的心理健康指标数值为 0 的占比分别为 3.2% 和 6.2%,女性占比远远高于男性。另外,男性的均值约为 0.77,众数为 0.93;女性的均值约为

0.68,众数为0.9。这充分表明,不同性别的心理健康水平及在心理健康指标上的分布呈显著差异,即男性的心理健康水平优于女性。

(三)2011年老年人社会适应健康的性别差异

从2－19来看,不管是男性还是女性,老年人社会适应健康在中低水平(<0.7)上的占比均显著高于高水平上的占比。其中,男、女性的社会适应健康在0.78以下的均占比高于95%,而在0.78以上的仅占不到5%。而且男、女性老年人在社会适应健康指标上的均值和中位数都显著低于0.4,这充分表明,男、女性老年人的社会适应健康水平都处于较低水平。

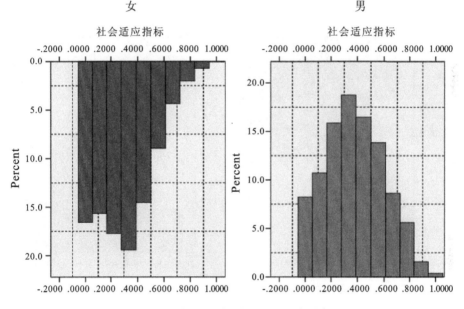

图2－19 2011年分性别老年人社会适应健康柱形图

就性别差异而言,从图2－19可以看出,拥有高水平社会适应健康的老年人中,男性占比显著高于女性,而拥有低水平社会适应健康的老年人中,女性占比显著高于男性。其中,社会适应健康水平达0.78以上的老年人中,男性占比为1.9%,而女性仅占0.8%;在社会适应健康水平最低的老年人中,女性占比16.6%,而男性占比为8.3%,远远低于女性。另外,男性的均值和中位数分别为0.38和0.33,而女性的分别为0.29和0.33,均低于男性。这充分表明,不同性别的社会适应健康水平及在社会适应健康指标上的分布呈显著差异,即男性的社会适应健康水平优于女性。

（四）2011 年老年人主观健康的性别差异

从图 2－20 来看,不管是男性还是女性,老年人主观健康指标在高水平上的占比均高于其中低水平的占比。其中,在拥有最高水平主观健康的老年人中,男性和女性占比均超过 30%;在拥有中等低水平主观健康的老年人中,男性和女性占比均在 25% 左右。同时,男、女性老年人的中位数均为0.67,众数均为 1。这表明,无论是男性还是女性,其主观健康水平都比较高。

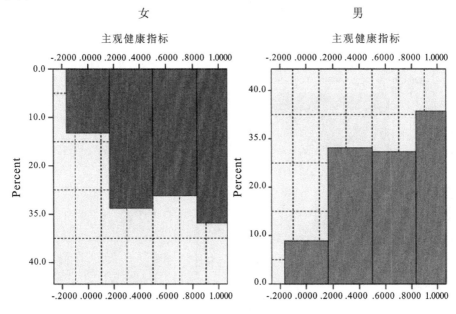

图 2－20　2011 年分性别老年人主观健康柱形图

就性别差异而言,从图 2－20 可以看出,拥有高水平主观健康的老年人中,男性占比显著高于女性,而拥有低水平主观健康的老年人中,女性占比显著高于男性。具体来看,拥有高水平主观健康的老年人中,男性的占比为35.7%,而女性的占比为31.8%;拥有最低水平主观健康的老年人中,男性占比为 8.9%,女性占比为 13.2%。另外,男性主观健康的均值为 0.63,而女性的均值为 0.59。这充分表明,不同性别的主观健康水平及在主观健康指标上的分布呈显著差异,即男性的主观健康水平优于女性。

（五）2011 年老年人综合健康的性别差异

从图 2－21 来看,不管是男性还是女性,老年人综合健康在高水平上的占比均显著高于中低水平的占比,呈现倒金字塔形状。其中,男性和女性在0.7以上占比均超过50%,且男、女性在不同的综合健康中低水平上都占1%左右甚至1%以下。另外,男、女性老年人在综合健康指标上的均值都大于0.65,众数都大于0.85。这表明,男、女性老年人的综合健康水平都处于较高水平。

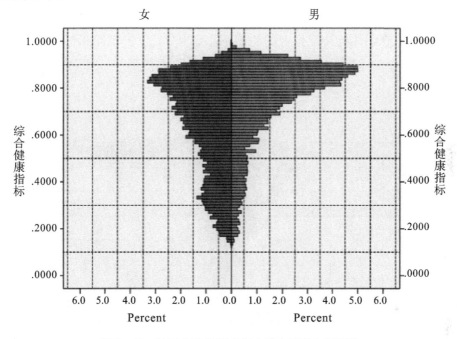

图2-21　2011年分性别老年人综合健康金字塔图

就性别差异而言,从图2-21可以看出,拥有高水平综合健康的老年人中,男性占比高于女性,而拥有中低水平综合健康的老年人中,女性占比高于男性。具体而言,在0.8以下的综合健康水平上,男性占比为46.5%,女性占比为67.6%;在拥有不同程度高水平综合健康的老年人中,男性占比普遍高于4%,最高占比约6%,总占比为53.5%(>0.8);而女性最高占比为3.7%,总占比为32.4%(>0.8)。另外,男性的综合健康指标均值为0.76,中位数为0.81;女性老年人的综合健康指标均值为0.68,中位数为0.73。这充分表明,不同性别的综合健康水平及在综合健康指标上的分布呈显著差异,即男性的综合健康水平优于女性。

五、2014 年老年人健康水平的性别差异

(一)2014 年老年人躯体健康的性别差异

从图 2 - 22 来看,不管是男性还是女性,老年人躯体健康指标在高水平上的占比都显著高于在中低水平上的占比,呈现倒金字塔形状。其中,男、女性老年人的躯体健康水平在 0.85 以上的占比均在 40% 以上。另外,男、女性老年人在躯体健康指标上的均值都高于 0.75,躯体健康指标的众数均在 0.95 以上。这充分表明,男、女性老年人的躯体健康水平都处于较高水平。

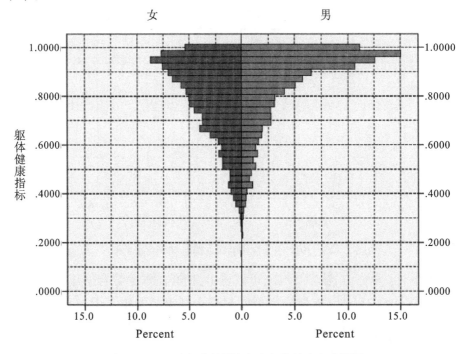

图 2 - 22　2014 年分性别老年人躯体健康金字塔图

就性别差异而言,从图 2 - 22 可以看出,拥有高水平躯体健康的老年人中,男性占比高于女性,而拥有中低水平躯体健康的老年人中,女性占比高于男性。具体而言,男性的躯体健康水平达 0.9 以上的占比为 49.3%,但女性在 0.9 以上的占比仅有 29.4%;男性的躯体健康水平在 0.7 以下占比约为 20%,女性在 0.7 以下占比约为 30%。另外,男性躯体健康水平的均值与

中位值为 0.85 与 0.97,而女性的为 0.79 与 0.82。这充分表明,不同性别的躯体健康水平及在躯体健康指标上的分布呈显著差异,即男性的躯体健康水平优于女性。

(二)2014 年老年人心理健康的性别差异

从图 2 - 23 来看,不管是男性还是女性,老年人心理健康在高水平上的占比和最低水平上的占比都显著高于中低水平上的占比,呈现工字型形状。其中,男、女性老年人的心理健康水平在 0.8 以上的占比均高于 40%,在最低水平上的占比均高于 2.5%。同时,男、女性老年人心理健康指标的中位数都大于 0.8。这表明,男、女性老年人的心理健康水平在其群体内部表现出两极分化趋势。

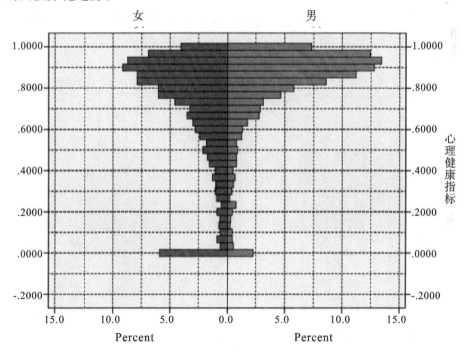

图 2 - 23　2014 年分性别老年人心理健康金字塔图

就性别差异而言,从图 2 - 23 中可以看出,拥有高水平心理健康的老年人中,男性占比显著高于女性,拥有中低水平和最低水平心理健康的老年人中,女性占比显著高于男性。其中,在拥有不同程度高水平心理健康的老年人中,男性的占比普遍高于 8.5%,最高占比甚至达到 13.4%;女性的占比基本都在8%左右,最高占比为9.2%。在拥有最低水平心理健康的老年人中,男性与女性的心理健康指标数值为0的占比分别为2.5%和6%,女性占比远远高于男性。另外,男性的均值约为0.80,众数为0.93;女性的均值约为0.69,众数为0.9。这充分表明,不同性别的心理健康水平及在心理健康指标上的分布呈显著差异,即男性的心理健康水平优于女性。

(三)2014年老年人社会适应健康的性别差异

从图2-24来看,不管是男性还是女性,老年人社会适应健康在中低水平(<0.7)上的占比均显著高于高水平上的占比。其中,男、女性老年人的社会适应健康在0.78以下的均占比高于95%,而在0.78以上的仅占不到5%。而且男、女性老年人在社会适应健康指标上的均值和中位数都显著低于0.4,这充分表明,男、女性老年人的社会适应健康水平都处于较低水平。

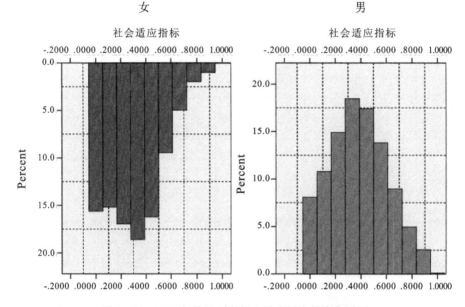

图2-24 2014年分性别老年人社会适应健康柱形图

就性别差异而言,从图2-24可以看出,拥有高水平社会适应健康的老年人中,男性占比显著高于女性,而拥有低水平社会适应健康的老年人中,女性占比显著高于男性。其中,在社会适应健康水平达0.78以上的老年人中,男性占比为2.7%,而女性仅占1%;在社会适应健康水平最低的老年人中,女性占比为15.7%,而男性占比为8.1%,远远低于女性。另外,男性的均值和中位数分别为 0.38 和 0.33,而女性的均值和中位数为 0.3 和 0.33,均低于男性。这充分表明,不同性别的社会适应健康水平及在社会适应健康指标上的分布呈显著差异,即男性的社会适应健康水平优于女性。

(四)2014 年老年人主观健康的性别差异

从图 2-25 来看,不管是男性还是女性,老年人主观健康指标在高水平上的占比均高于其中低水平的占比。其中,在拥有最高水平主观健康的老年人中,男、女性占比均在 35% 左右;在拥有中等低水平主观健康的老年人中,男、女性占比均在 25% 左右。同时,男、女性老年人的中位数均为 0.67,众数均为 1。这表明,无论是男性还是女性,老年人的主观健康水平都比较高。

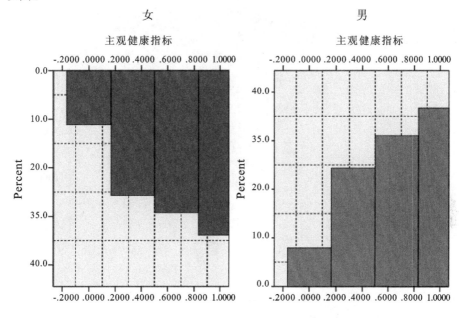

图 2-25　2014 年分性别老年人主观健康柱形图

就性别差异而言,从图 2-25 可以看出,拥有高水平主观健康的老年人中,男性占比显著高于女性,而拥有低水平主观健康的老年人中,女性占比显著高于男性。具体来看,在主观健康达到高水平的老年人中,男性的占比为 36.6%,而女性的占比为 33.9%;在主观健康水平最低的老年人中,男性占比为 8%,女性占比为 11.2%。另外,男性主观健康的均值为 0.66,而女性主观健康的均值为 0.62。这充分表明,不同性别的主观健康水平及在主观健康指标上的分布呈显著差异,即男性的主观健康水平优于女性。

(五)2014 年老年人综合健康的性别差异

从图 2 - 26 来看,不管是男性还是女性,老年人综合健康在高水平上的占比均显著高于中低水平的占比,呈现倒金字塔形状。其中,男、女性老年人在 0.7 以上占比均超过 50%,且在不同的综合健康中低水平上都占 1% 左右甚至 1% 以下。另外,男、女性老年人在综合健康指标上的均值都在 0.7 左右,众数都大于 0.85。这表明,男、女性老年人的综合健康水平都处于较高水平。

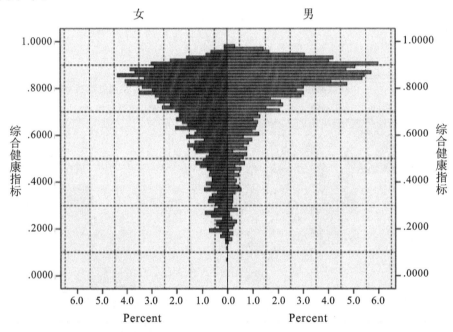

图 2 - 26 2014 年分性别老年人综合健康金字塔图

就性别差异而言,从图 2 - 26 可以看出,拥有高水平综合健康的老年人中,男性占比高于女性,而拥有中低水平综合健康的老年人占比高于男性。具体而言,综合健康水平在 0.8 以下的老年人中,男性占比为 44.3%,女性占比为 65.4%;在拥有不同程度高水平综合健康的老年人中,男性占比普遍高于 4%,最高占比为 6%,总占比为 55.7%(> 0.8);女性最高占比为 4.4%,总占比为 34.6%(> 0.8)。另外,男性的综合健康指标均值为 0.77,中位数为 0.83;女性的综合健康指标均值为 0.7,中位数为 0.74。这充分表明,不同性别的综合健康水平及在综合健康指标上的分布呈显著差异,即男性的综合健康水平优于女性。

六、2018 年老年人健康水平的性别差异

（一）2018 年老年人躯体健康的性别差异

从图 2-27 来看,不管是男性还是女性,老年人躯体健康指标在高水平上的占比都显著高于在中低水平上的占比,呈现倒金字塔形状。其中,男、女性的躯体健康水平在 0.85 以上的占比均在 44% 以上。另外,男、女性老年人在躯体健康指标上的均值都高于 0.79,躯体健康指标的众数均在 0.95以上,这充分表明,男、女性老年人的躯体健康都处于较高水平。

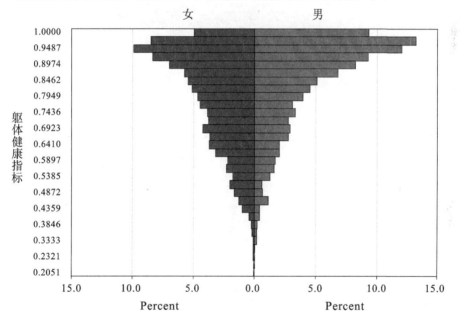

图 2-27　2018 年分性别老年人躯体健康金字塔图

就性别差异而言,从图 2-27 可以看出,拥有高水平躯体健康的老年人中,男性占比高于女性,而拥有中低水平躯体健康的老年人中,女性占比高于男性。具体而言,男性的躯体健康水平达 0.9 以上的占比为 43.8%,但女性在 0.9 以上的占比仅有 31.7%;男性的躯体健康水平在 0.7 以下的占比约 20%,女性在 0.7 以下的占比约为 30%。另外,男性躯体健康的均值与中位值为 0.84 与 0.9,而女性为 0.80 与 0.82。这充分表明,不同性别的躯体

健康水平及在躯体健康指标上的分布呈显著差异,即男性的躯体健康水平优于女性。

(二)2018 年老年人心理健康的性别差异

从图 2-29 来看,不管是男性还是女性,老年人心理健康在高水平上的占比和最低水平上的占比都显著高于中低水平上的占比,呈现工字型形状。其中,男、女性老年人的心理健康水平在 0.8 以上的占比均高于 50%,在最低水平上的占比均高于 2.5%。同时,男、女性老年人心理健康指标的中位数都大于 0.8,众数均为 0.93。这表明男、女性老年人的心理健康水平在其群体内部都表现出两极分化趋势。

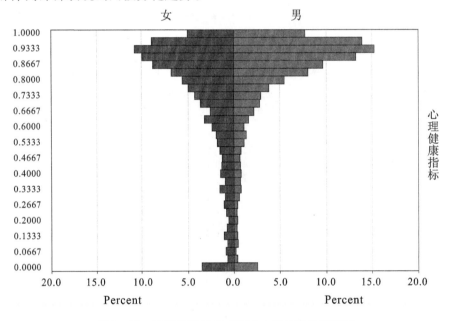

图 2-28　2018 年分性别老年人心理健康金字塔图

就性别差异而言,从图 2-28 中可以看出,拥有高水平心理健康的老年人中,男性占比显著高于女性,拥有中低水平和最低水平心理健康的老年人中,女性占比显著高于男性。其中,在拥有不同程度高水平心理健康的老年人中,男性的占比普遍高于 8%,最高占比甚至达到 15.3%;女性的占比基本都在 7% 左右,最高占比为 10.8%。心理健康水平最低的老年人中,男性与女性的心理健康水平达 0 水平上的占比分别为 2.5% 和 3.6%,女性占比远远高于男性。另外,男性的均值约为 0.8,而女性约为 0.72。这充分表明,不同性别的心理健康水平及在心理健康指标上的分布呈显著差异,即男性的心理健康水平优于女性。

（三）2018 年老年人社会适应健康的性别差异

从分性别的社会适应健康柱形图来看,不管是男性还是女性老年人,其社会适应健康在中低水平（<0.7）上的占比均显著高于高水平上的占比。其中,男性老年人和女性老年人的社会适应健康在 0.83 以下的均占比高于95%,而在 0.83 以上都仅占不到 0.3%。而且男、女性老年人在社会适应健康指标上的均值和中位数都显著低于 0.4,这充分表明男、女性老年人的社会适应健康水平都处于较低水平。

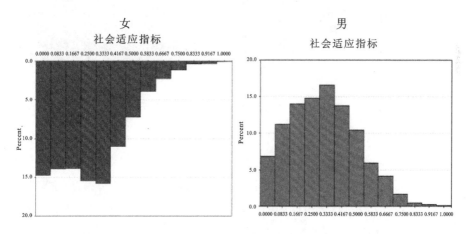

图 2 – 29　2018 年分性别老年人社会适应健康柱形图

就性别差异而言,从图 2 – 29 可以看出,拥有高水平社会适应健康的老年人中,男性占比显著高于女性,而拥有低水平社会适应健康的老年人中,女性占比显著高于男性。其中,在社会适应健康水平最低的老年人中,女性占比为 14.8%,而男性占比为 6.8%,远远低于女性。另外,男性的均值和中位数分别为 0.32 和 0.33,而女性的均值和中位数为 0.26 和 0.25,均低于男性。这充分表明,不同性别的社会适应健康水平及在社会适应健康指标上的分布呈显著差异,即男性的社会适应健康水平优于女性。

（四）2018 年老年人主观健康的性别差异

从图 2 – 30 来看,不管是男性还是女性,老年人主观健康指标在高水平上的占比均高于其中低水平的占比。其中,拥有最高水平主观健康的老年人中,男、女性占比均在 40% 左右;拥有中等低水平主观健康的老年人中,男、女性老年人占比均在 25% 左右。同时,男、女性老年人的中位数均为 0.67、众数均为 1。这表明无论是男性还是女性,老年人主观健康水平都比较高。

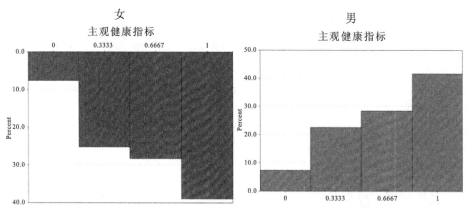

图 2 - 30　2018 年分性别老年人主观健康柱形图

就性别差异而言,从图 2 - 30 可以看出,拥有高水平主观健康的老年人中,男性占比显著高于女性,而拥有低水平主观健康的老年人中,女性占比显著高于男性。具体来看,拥有高水平主观健康的老年人中,男性的占比为 41.7%,而女性的占比为 39%;在拥有低水平主观健康的老年人中,男性占比为 7.4%,女性占比为 7.5%。另外,男性主观健康水平的均值为 0.68,而女性的均值为 0.66。这充分表明,不同性别的主观健康水平及在主观健康指标上的分布呈显著差异,即男性的主观健康水平优于女性。

(五)2018 年老年人综合健康的性别差异

从图 2 - 31 来看,不管是男性还是女性,老年人综合健康在高水平上的占比均显著高于中低水平的占比,呈现倒金字塔形状。其中,男、女性老年人在 0.8 以上的占比均超过 40%,且男、女性在不同的综合健康中低水平上都占 1% 左右甚至 1% 以下。另外,男、女性老年人在综合健康指标上的均值都大于 0.7,众数都大于 0.85。这表明男、女性老年人的综合健康水平都处于较高水平。

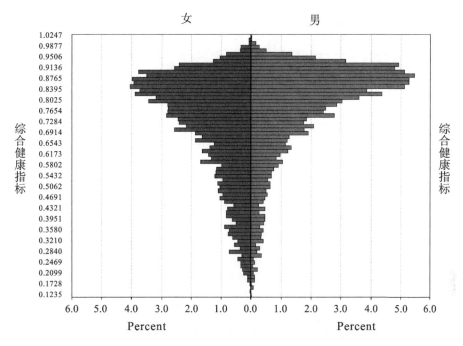

图 2 - 31　2018 年分性别老年人综合健康金字塔图

就性别差异而言,从图 2 - 31 可以看出,拥有高水平综合健康的老年人中,男性占比高于女性,而拥有中低水平综合健康的老年人中,女性占比高于男性。具体而言,在综合健康水平为 0.8 以下的老年人中,男性占比为 44.6% ,女性占比为 61.1% ;在拥有不同程度高水平综合健康的老年人中,男性占比普遍高于 4% ,最高占比约 5.3% ,总占比为 55.4% (>0.8);女性最高占比为 4% ,总占比为 38.9% (>0.8)。另外,男性的综合健康指标均值为 0.78,中位数为 0.83;女性的综合健康指标均值为 0.71,中位数为 0.77。这充分表明,不同性别的综合健康水平及在综合健康指标上的分布呈显著差异,即男性的综合健康水平优于女性。

第二节　健康水平的城乡差异

本节从城乡差异的角度展示历年调研结果中所反映的老年人的躯体健康、心理健康、社会适应健康、主观健康及综合健康状况,见图2 -32。

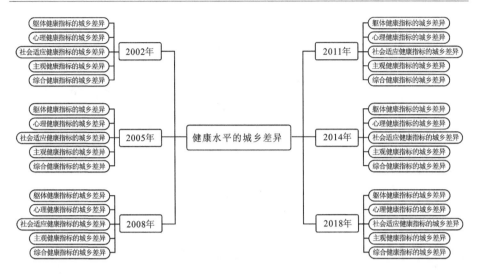

图 2 - 32　老年人健康水平的城乡差异结构图

从表 2 - 2 来看,老年人各指标的健康水平在不同性别之间存在差异,而且通过相应的群组类别之间的相关性检验,我们发现,性别之间的差异性是具有统计推断性的。也就是说,老年人在躯体健康、心理健康、社会适应健康、主观健康和综合健康等指标上表现出的城乡差异在不同年份上是显著存在的。

表 2 - 2　不同城乡老年人健康水平分布表

城乡		躯体健康指标		心理健康指标		社会适应健康指标		主观健康指标		综合健康指标	
		Mean	T	Mean	T	Mean	T	Mean	T	Mean	T
2002 年	农村	0.8106	-3.29***	0.6782	9.31***	0.2949	10.71***	0.5928	7.86***	0.6962	5.53***
	城市	0.8016		0.7206		0.3326		0.6356		0.7133	
2005 年	农村	0.8179	-7.77**	0.6851	6.80***	0.3042	11.76***	0.6115	2.97**	0.7040	2.17**
	城市	0.7963		0.7174		0.3468		0.6281		0.7109	
2008 年	农村	0.8102	-4.26***	0.6353	9.78***	0.2764	13.42***	0.5770	7.78***	0.6775	5.94***
	城市	0.7987		0.6839		0.3230		0.6205		0.6967	
2011 年	农村	0.8200	-3.85***	0.7091	5.64***	0.3060	9.02***	0.5938	3.85***	0.7135	2.85**
	城市	0.8052		0.7452		0.3524		0.6244		0.7259	

续表

城乡		躯体健康指标		心理健康指标		社会适应健康指标		主观健康指标		综合健康指标	
		Mean	T	Mean	T	Mean	T	Mean	T	Mean	T
2014 年	农村	0.8208	−1.29	0.7218	5.21***	0.3196	5.75***	0.6336	0.56	0.7215	3.02**
	城市	0.8147		0.7613		0.3569		0.6389		0.7375	
2018 年	农村	0.8330	−5.37***	0.7459	5.19***	0.2659	8.88***	0.6535	4.08***	0.7409	2.26**
	城市	0.8135		0.7775		0.3063		0.6854		0.7504	

　　注:T 为列变量在分组变量上的差异检验,二分类变量使用的是独立样本 T 检验,其值为对应的 T 统计值。* 为 p<0.05,** 为 p<0.01,*** 为 p<0.001。

一、2002 年老年人健康水平的城乡差异

(一)2002 年老年人躯体健康的城乡差异

　　从图 2−33 来看,不管是在城镇还是农村,老年人躯体健康指标在高水平上的占比都显著高于在中低水平上的占比,呈现倒金字塔形状。其中,城

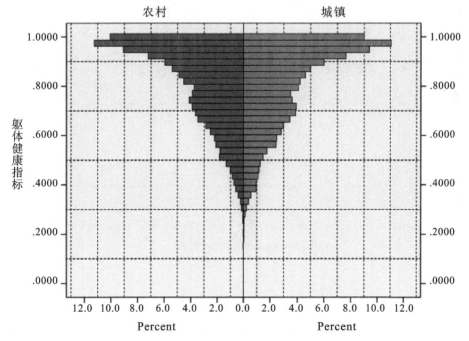

图 2−33　2002 年分城乡老年人躯体健康金字塔图

镇老年人和农村老年人的躯体健康水平在 0.85 以上的占比均在 45% 以上。另外,城镇老年人与农村老年人在躯体健康指标上的均值都高于 0.8,躯体健康指标的众数均为 0.97,中位数都为 0.85,这充分表明城乡老年人的躯体健康水平都处于较高水平。

就城乡差异而言,从图 2-33 可以看出,农村老年人躯体健康在高水平的占比略高于城镇老年人,而城镇老年人躯体健康在中低水平的占比略高于农村老年人。具体而言,农村老年人的躯体健康水平在 0.9 以上的占比为 37.6%,但城镇老年人在 0.9 以上的占比为 37%;农村老年人的躯体健康水平在 0.7 以下的占比约为 26%,而城镇老年人的躯体健康在 0.7 以下的占比约为 28%。另外,农村老年人躯体健康的均值为 0.81,而城镇老年人为 0.8。这充分表明,城乡老年人的躯体健康水平及在躯体健康指标上的分布存在差异,即农村老年人的躯体健康水平优于城镇老年人。

(二)2002 年老年人心理健康的城乡差异

从图 2-34 来看,不管是城镇还是农村老年人,其心理健康指标在高水平上的占比和最低水平上的占比都显著高于在中低水平上的占比,呈现工

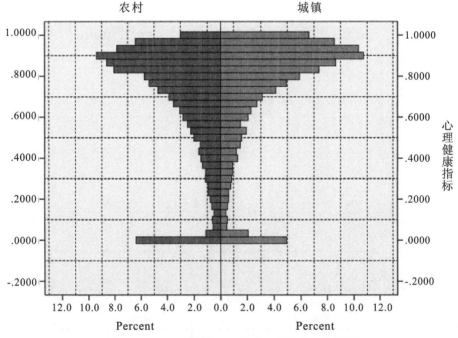

图 2-34 2002 年分城乡老年人心理健康金字塔图

字型形状。其中,城镇老年人和农村老年人的心理健康水平在 0.8 以上的占比均高于 40%,在最低水平上的占比均高于 4%。同时,城镇老年人与农村老年人心理健康指标的众数均为 0.9。这表明城镇和农村老年人的心理健康水平在其群体内部表现出两极分化趋势。

就城乡差异而言,从图 2 - 34 中可以看出,城镇老年人心理健康在高水平的占比显著高于农村,农村老年人心理健康在中低水平以及最低水平的占比显著高于城镇。其中,在不同程度的高水平心理健康范围内,城镇老年人的占比普遍高于 8.5%,最高占比甚至达到 10.7%;农村老年人的占比基本都在 8% 左右,最高占比为 9.4%。心理健康在最低水平的,城镇与农村老年人对应数值为 0 的占比分别为 4.9% 和 6.4%,农村占比远远高于城镇。另外,城镇老年人的均值约为 0.72,中位数为 0.83;农村老年人的均值约为 0.68,中位数为 0.77。这充分表明,城乡老年人的心理健康水平以及在心理健康指标上的分布呈显著差异,即城镇老年人的心理健康水平优于农村老年人。

(三)2002 年老年人社会适应健康的城乡差异

从图 2 - 35 来看,不管是城镇还是农村老年人,其社会适应健康在中低水平(<0.7)上的占比均显著高于高水平上的占比。其中,城镇老年人和农

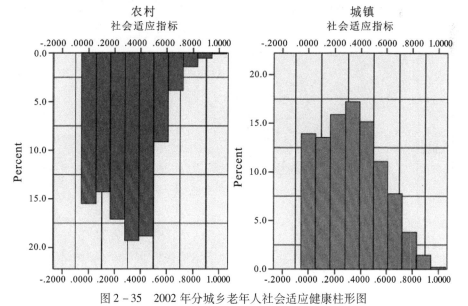

图 2 - 35　2002 年分城乡老年人社会适应健康柱形图

村老年人的社会适应健康在 0.78 以下的均占比高于 95%,而在 0.78 以上的仅占不到 5%。而且城乡老年人在社会适应健康指标上的均值和中位数都显著低于 0.4,众数均为 0.33,这充分表明城乡老年人的社会适应健康水平都处于较低水平。

就城乡差异而言,从图 2 - 35 可以看出,城镇老年人社会适应健康在高水平的占比显著高于农村,而农村老年人社会适应健康在低水平的占比显著高于城镇。其中,社会适应健康在 0.78 以上的,城镇老年人占比为 1.6%,而农村仅占 0.6%;社会适应健康在最低水平的,农村老年人占比 15.5%,而城镇老年人占比为 13.9%。另外,城镇老年人的均值为 0.33,而农村老年人的均值为 0.29。这充分表明,城乡老年人的社会适应健康水平以及在社会适应健康指标上的分布呈显著差异,即城镇老年人的社会适应健康水平优于农村老年人。

(四)2002 年老年人主观的城乡差异

从图 2 - 36 来看,不管是城镇老年人还是农村老年人,其主观健康指标在高水平上的占比均高于其中低水平的占比。其中,主观健康在最高水平的,城镇和农村老年人占比均在 30% 以上;主观健康在中等低水平的,城镇和农村老年人占比均在 25% 左右。同时,城乡老年人的中位数均为0.67、众

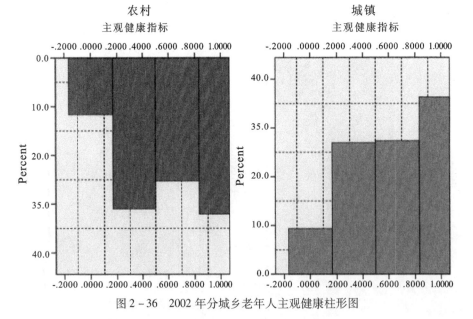

图 2 - 36　2002 年分城乡老年人主观健康柱形图

数均为1。这表明无论是城镇老年人,还是农村老年人,其主观健康水平都比较高。

就城乡差异而言,从图2-36可以看出,城镇老年人主观健康在高水平的占比显著高于农村,而农村老年人主观健康在低水平的占比显著高于城镇。具体来看,主观健康在高水平的,城镇老年人占比为36.3%,而农村占比为32.1%;主观健康在最低水平的,城镇老年人占比为9.3%,农村老年人占比为11.6%。另外,城镇老年人主观健康的均值为0.64,而农村老年人主观健康的均值为0.59。这充分表明,城乡老年人的主观健康水平及在主观健康指标上的分布呈显著差异,即城镇老年人的主观健康水平优于农村老年人。

(五)2002年老年人综合健康的城乡差异

从图2-37来看,不管是城镇老年人还是农村老年人,其综合健康在高水平上的占比均显著高于中低水平的占比,呈现倒金字塔形状。其中,城镇老年人和农村老年人在0.7以上的占比均超过45%,且城乡老年人在不同的综合健康中低水平上的都占约1%甚至1%以下。另外,城镇老年人与农

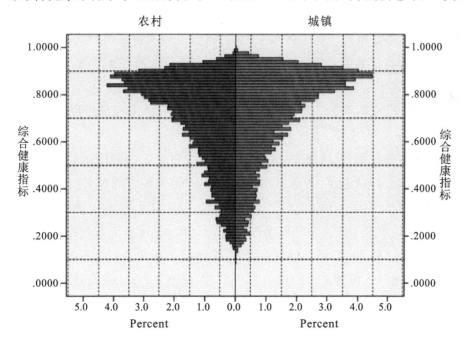

图2-37　2002年分城乡老年人综合健康金字塔图

村老年人在综合健康指标上的均值都在0.7左右,众数都大于0.8。这表明城镇老年人与农村老年人的综合健康水平都处于较高水平。

就城乡差异而言,从图2-37可以看出,城镇老年人综合健康在高水平的占比高于农村老年人,而农村老年人综合健康在中低水平的占比高于城镇老年人。具体而言,综合健康水平在0.8以下的,城镇老年人占比57.9%,农村老年人占比63.2%。综合健康在不同程度的高水平的,城镇老年人占比普遍高于3.5%,最高占比为4.5%,总占比为42.1%(>0.8);农村老年人最高占比为4.1%,总占比为36.8%(>0.8)。另外,城镇老年人的综合健康指标均值为0.71,中位数为0.78;农村老年人的综合健康指标均值为0.7,中位数为0.75。这充分表明,城乡老年人的综合健康水平及在综合健康指标上的分布呈显著差异,即城镇老年人的综合健康水平优于农村老年人。

二、2005年老年人健康水平的城乡差异

(一)2005年老年人躯体健康的城乡差异

从图2-38来看,不管是城镇还是农村老年人,其躯体健康指标在高水平上的占比都显著高于在中低水平上的占比,呈现倒金字塔形状。其中,城镇老年人和农村老年人的躯体健康水平在0.85以上的占比均在45%以上。另外,城镇老年人与农村老年人在躯体健康指标上的均值都在0.8左右,躯体健康指标的众数均为0.97,这充分表明城乡老年人的躯体健康水平都处于较高水平。

就城乡差异而言,从图2-38可以看出,农村老年人躯体健康在高水平的占比略高于城镇老年人,而城镇老年人躯体健康在中低水平的占比略高于农村老年人。具体而言,农村老年人的躯体健康在0.9以上占比为39.2%,但城镇老年人在0.9以上占比为35.6%;农村老年人的躯体健康在0.7以下占比约27%,而城镇老年人的躯体健康在0.7以下占比约32%。另外,农村老年人躯体健康的均值为0.82,而城镇为0.8。这充分表明,城乡老年人的躯体健康水平及在躯体健康指标上的分布存在差异,即农村老年人的躯体健康水平优于城镇老年人。

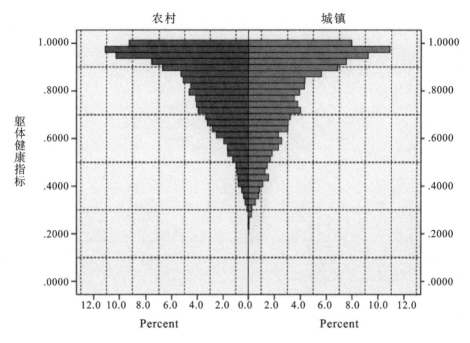

图 2 - 38 2005 年分城乡老年人躯体健康金字塔图

(二)2005 年老年人心理健康的城乡差异

从图 2 - 39 来看,不管是城镇还是农村老年人,其心理健康指标在高水平上的占比和最低水平上的占比都显著高于在中低水平上的占比,呈现工字型形状。其中,城镇老年人和农村老年人的心理健康水平在 0.8 以上的占比均高于 45%,在最低水平上的占比均高于 5%。同时,城镇老年人与农村老年人心理健康指标的众数均超过 0.9。这表明城镇和农村老年人的心理健康水平在其群体内部表现出两极分化趋势。

就性别差异而言,从图 2 - 39 中可以看出,城镇老年人心理健康在高水平的占比显著高于农村,农村老年人心理健康在中低水平以及最低水平的占比显著高于城镇。其中,心理健康在不同程度的高水平的,城镇老年人的占比普遍高于 8%,最高占比甚至达到 11.3%;但农村老年人的占比基本都在 8% 左右,最高占比为 9.8%;心理健康在最低水平的,城镇与农村老年人的心理健康指标数值为 0 的占比分别为 6.8% 和 7.0%,农村占比远远高于城镇。另外,城镇老年人的均值约为 0.72,中位数为 0.83;农村老年人的均值约为 0.69,中位数为 0.8。这充分表明,城乡老年人的心理健康水平以及在心理健康指标上的分布呈显著差异,即城镇老年人的心理健康水平优于农村老年人。

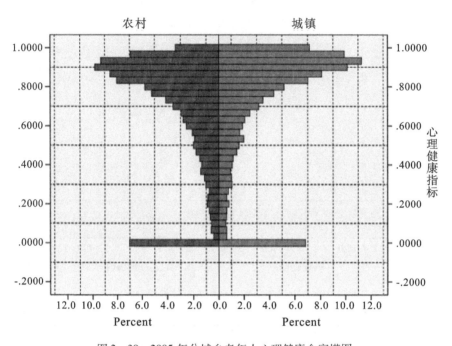

图 2 - 39　2005 年分城乡老年人心理健康金字塔图

(三)2005 年老年人社会适应健康的城乡差异

从图 2 - 40 来看,不管是城镇还是农村老年人,其社会适应健康在中低水平(< 0.7)上的占比均显著高于高水平上的占比。其中,城镇老年人和农村老年人的社会适应健康在 0.78 以下的占比均高于 95% ,而在 0.78 以上仅占不到 5% 。而且城乡老年人在社会适应健康指标上的均值和中位数都显著低于 0.4,众数均为 0.33,这充分表明城乡老年人的社会适应健康水平都处于较低水平。

就城乡差异而言,从图 2 - 40 可以看出,城镇老年人社会适应健康在高水平的占比显著高于农村,而农村老年人社会适应健康在低水平的占比显著高于城镇。其中,社会适应健康在 0.78 以上的,城镇老年人占比为 1.8% ,而农村仅占 0.7% ;社会适应健康在最低水平的,农村老年人占比为 15% ,而城镇老年人占比为 11.8% 。另外,城镇老年人的均值为 0.35,而农村老年人的均值为 0.3。这充分表明,城乡老年人的社会适应健康水平以及在社会适应健康上的分布呈显著差异,即城镇老年人的社会适应健康水平优于农村老年人。

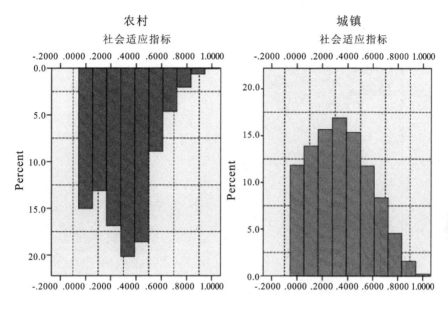

图 2 - 40　2005 年分城乡老年人社会适应健康柱形图

(四)2005 年老年人主观健康的城乡差异

从图 2 - 41 来看,不管是城镇老年人还是农村老年人,其主观健康指标在高水平上的占比均高于其中低水平的占比。其中,主观健康在最高水平的,城镇和农村老年人占比均在 35% 左右;主观健康在中等低水平的,城镇和农村老年人占比均在 25% 左右。同时,城乡老年人的中位数均为 0.67,众数均为 1。这表明无论是城镇老年人,还是农村老年人,其主观健康水平都比较高。

就城乡差异而言,从图 2 - 41 可以看出,城镇老年人主观健康在高水平的占比显著高于农村,而农村老年人主观健康在低水平的占比显著高于城镇。具体来看,主观健康在高水平的,城镇老年人的占比为 36.8% ,而农村老年人占比为 34.2% ;主观健康在最低水平的,城镇老年人占比为 10.6% ,农村老年人占比为 11.1% 。另外,城镇老年人主观健康的均值为 0.63,而农村老年人主观健康的均值为 0.61。这充分表明,城乡老年人的主观健康水平及在主观健康指标上的分布呈显著差异化,即城镇老年人的主观健康水平优于农村老年人。

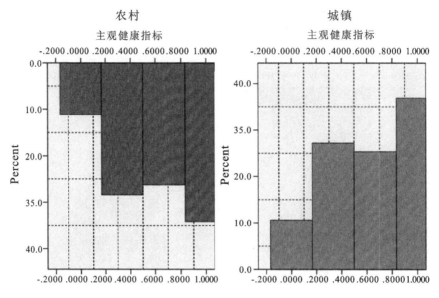

图 2-41　2005 年分城乡老年人主观健康柱形图

（五）2005 年老年人综合健康的城乡差异

从图 2-42 来看，不管是城镇老年人还是农村老年人，其综合健康在高水平上的占比均显著高于中低水平的占比，呈现倒金字塔形状。其中，城镇老年人和农村老年人在 0.75 以上占比均超过 50%，且城乡老年人综合健康在不同的中低水平上都占 1% 甚至 1% 以下。另外，城镇老年人与农村老年人在综合健康指标上的均值都大于 0.7，众数都大于 0.85。这表明城镇老年人与农村老年人的综合健康水平都处于较高水平。

就城乡差异而言，从图 2-42 可以看出，城镇老年人综合健康在高水平的占比高于农村老年人，而农村老年人综合健康在中低水平的占比高于城镇老年人。具体而言，综合健康水平在 0.8 以下的，城镇老年人占比为 57.7%，农村老年人占比为 62%。综合健康在不同程度的高水平上的，城镇老年人占比普遍高于 3%，最高占比为 4.7%，总占比为 42.3%（>0.8）；而农村老年人最高占比为 4.3%，总占比为 38%（>0.8）。另外，城镇老年人的综合健康指标均值为 0.71，中位数为 0.78；农村老年人的综合健康指标均值为 0.7，中位数为 0.77。这充分表明，城乡老年人的综合健康水平及在综合健康指标上的分布呈显著差异,即城镇老年人的综合健康水平略优于农村老年人。

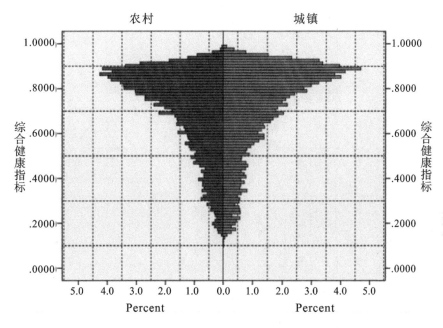

图 2-42　2005 年分城乡老年人综合健康金字塔图

三、2008 年老年人健康水平的城乡差异

（一）2008 年老年人躯体健康的城乡差异

从图 2-43 来看,不管是城镇还是农村老年人,其躯体健康指标在高水平上的占比都显著高于在中低水平上的占比,呈现倒金字塔形状。其中,城镇老年人和农村老年人的躯体健康水平在 0.85 以上的占比均在 45% 以上。另外,城镇老年人与农村老年人在躯体健康指标上的均值都在 0.8 左右,躯体健康指标的众数均为 0.97,中位数均为 0.85,这充分表明城乡老年人的躯体健康水平都处于较高水平。

就城乡差异而言,从图 2-43 可以看出,农村老年人躯体健康在高水平的占比略高于城镇老年人,而城镇老年人躯体健康在中低水平的占比略高于农村老年人。具体而言,农村老年人的躯体健康在 0.9 以上占比 35.1%,但城镇老年人在 0.9 以上占比为 34.2%;农村老年人的躯体健康水平在 0.7

以下占比约30%,而城镇老年人的躯体健康水平在0.7以下的占比约32%。另外,农村老年人躯体健康水平的均值为0.81,而城镇为0.8。这充分表明,城乡老年人的躯体健康水平及在躯体健康指标上的分布存在差异,即农村老年人的躯体健康水平优于城镇老年人。

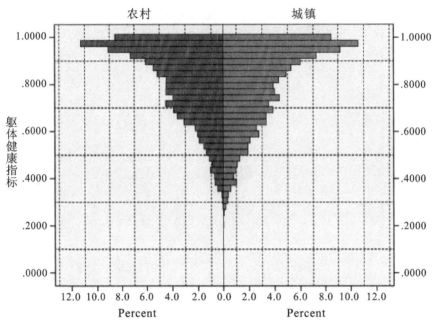

图2-43 2008年分城乡老年人躯体健康金字塔图

(二)2008年老年人心理健康的城乡差异

从图2-44来看,不管是城镇还是农村老年人,其心理健康指标在高水平上的占比和最低水平上的占比都显著高于在中低水平上的占比,呈现工字型形状。其中,城镇老年人和农村老年人的心理健康水平在0.8以上的占比在40%左右,在最低水平上的占比均高于8%。这表明城镇和农村老年人的心理健康水平在其群体内部表现出两极分化趋势。

就性别差异而言,从图2-44中可以看出,城镇老年人心理健康在高水平的占比显著高于农村,农村老年人心理健康在中低水平以及最低水平的占比显著高于城镇。其中,心理健康在不同程度的高水平的,城镇老年人的占比普遍高于8%,最高占比甚至达到10.4%;农村老年人的占比基本都在8%左右,最高占比为9.2%。心理健康在最低水平的,城镇与农村老年人对应数值为 0 的占比分别为 8.9% 和 11.7%,农村占比远远高于城镇。另外,城镇老年人的均值约为 0.68,中位数为 0.8,众数为 0.93;农村老年人的均值约为 0.64,中位数为 0.77,众数为 0。这充分表明,城乡老年人的心理健康水平以及在心理健康指标上的分布呈显著差异,即城镇老年人的心理健康水平优于农村老年人。

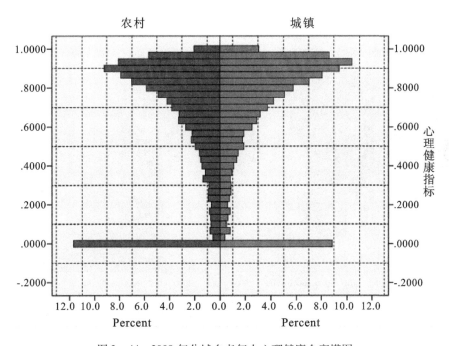

图 2 - 44　2008 年分城乡老年人心理健康金字塔图

(三)2008 年老年人社会适应健康的城乡差异

从图 2 - 45 来看,不管是城镇还是农村老年人,其社会适应健康在中低水平(<0.7)上的占比均显著高于高水平上的占比。其中,城镇老年人和农村老年人的社会适应健康水平在 0.78 以下均占比高于 95%,而在 0.78 以上仅占不到 5%。而且城乡老年人在社会适应健康指标上的均值和中位数都显著低于 0.4,众数均为 0.33,这充分表明城乡老年人的社会适应健康水平都处于较低水平。

就城乡差异而言,从图 2 - 45 可以看出,城镇老年人社会适应健康在高水平的占比显著高于农村,而农村老年人社会适应健康在低水平的占比显著高于城镇。其中,社会适应健康在 0.78 以上的,城镇老年人占比为

1.4%,而农村老年人仅占0.5%;社会适应健康在最低水平的,农村老年人占比17.7%,而城镇老年人占比为13.6%。另外,城镇老年人的均值和中位数为0.32和0.33,而农村老年人的均值和中位数为0.28和0.22。这充分表明,城乡老年人的社会适应健康水平及在社会适应健康指标上的分布呈显著差异,即城镇老年人的社会适应健康水平优于农村老年人。

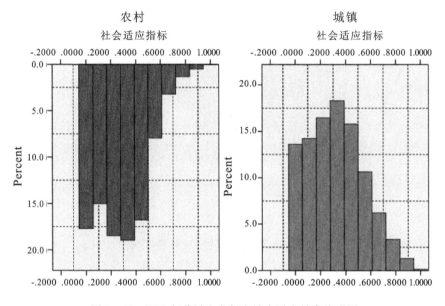

图2-45　2008年分城乡老年人社会适应健康柱形图

(四)2008年老年人主观健康的城乡差异

从图2-46来看,不管是城镇老年人还是农村老年人,其主观健康指标在高水平上的占比均高于其中低水平的占比。其中,主观健康在最高水平的,城镇和农村老年人占比均超过30%;主观健康在中等低水平的,城镇和农村老年人占比均在25%左右。同时,城乡老年人的中位数均为0.67,众数均为1。这表明无论是城镇老年人,还是农村老年人,其主观健康水平都处于较高水平。

就城乡差异而言,从图2-46可以看出,城镇老年人主观健康在高水平的占比显著高于农村,而农村老年人主观健康在低水平的占比显著高于城镇。具体来看,主观健康在高水平的,城镇老年人的占比为35.8%,而农村老年人的占比为30.7%;主观健康在最低水平的,城镇老年人的占比为

11.4%,农村老年人的占比为13.6%。另外,城镇老年人主观健康的均值为0.62,而农村老年人主观健康的均值为0.58。这充分表明,城乡老年人的主观健康水平及在主观健康指标上的分布呈显著差异,即城镇老年人的主观健康水平优于农村老年人。

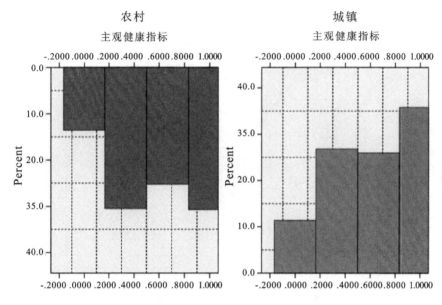

图2-46　2008年分城乡老年人主观健康柱形图

(五)2008年老年人综合健康的城乡差异

从图2-47来看,不管是城镇老年人还是农村老年人,其综合健康在高水平上的占比均显著高于中低水平的占比,呈现倒金字塔形状。其中,城镇老年人和农村老年人在0.75以上的占比均超过45%,且城乡老年人在不同的综合健康中低水平上都约占1%甚至1%以下。另外,城镇老年人与农村老年人在综合健康指标上的中位数和众数都大于0.7。这表明城镇老年人与农村老年人的综合健康水平都处于较高水平。

就城乡差异而言,从图2-47可以看出,城镇老年人综合健康在高水平的占比高于农村老年人,而农村老年人综合健康在中低水平的占比高于城镇老年人。具体而言,综合健康水平在0.8以下的,城镇老年人占比62.2%,农村老年人占比66.4%;综合健康在0.8以上的高水平的,城镇老年人占比为37.8%,而农村老年人占比为33.6%。另外,城镇老年人的综合健康指标均值为 0.7,中位数为 0.75;农村老年人的综合健康指标均值为 0.68,中位数为 0.74。这充分表明,城乡老年人的综合健康水平及在综合健康指标上的分布呈显著差异,即城镇老年人的综合健康水平略优于农村老年人。

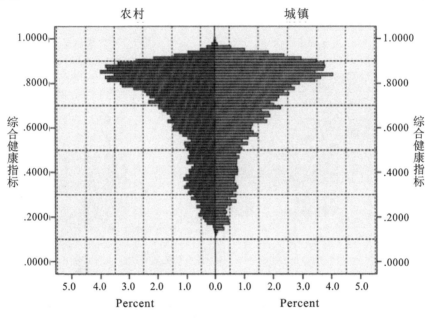

图 2-47   2005 年分城乡老年人综合健康金字塔图

四、2011 年老年人健康水平的城乡差异

（一）2011 年老年人躯体健康的城乡差异

从图 2-48 来看,不管是城镇还是农村老年人,其躯体健康指标在高水平上的占比都显著高于在中低水平上的占比,呈现倒金字塔形状。其中,城镇老年人和农村老年人的躯体健康水平在 0.85 以上的占比均在 50% 以上。另外,城镇老年人与农村老年人在躯体健康指标上的均值都在 0.8 以上,躯体健康指标的众数均为 0.97,中位数均为 0.87,这充分表明城乡老年人的躯体健康水平都处于较高水平。

就城乡差异而言,从图 2-48 可以看出,农村老年人躯体健康在高水平的占比略高于城镇老年人,而城镇老年人躯体健康在中低水平的占比略高于农村老年人。具体而言,农村老年人的躯体健康水平在 0.9 以上的占比

38.7%,但城镇老年人在0.9以上的占比为37.1%;农村老年人的躯体健康水平在0.7以下的占比约26%,而城镇老年人的躯体健康在0.7以下的占比约29.5%。另外,农村老年人躯体健康的均值为0.82,而城镇为0.81。这充分表明,城乡老年人的躯体健康水平以及在躯体健康指标上的分布存在差异,即农村老年人的躯体健康水平优于城镇老年人。

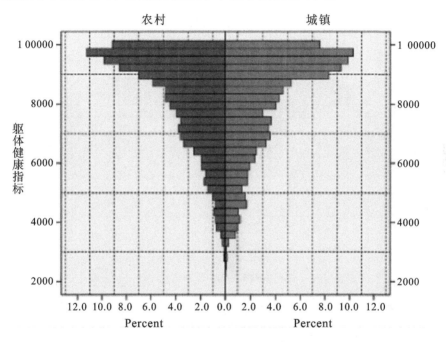

图2-48 2011年分城乡老年人躯体健康金字塔图

(二)2011年老年人心理健康的城乡差异

从图2-49来看,不管是城镇还是农村老年人,其心理健康指标在高水平上的占比和最低水平上的占比都显著高于在中低水平上的占比,呈现工字型形状。其中,城镇老年人和农村老年人的心理健康水平在0.8以上的占比均高于45%,在最低水平上的占比均为5%左右。同时,城镇老年人与农村老年人心理健康指标的众数均为0.9,中位数均超过0.8。这表明城镇和农村老年人的心理健康水平在其群体内部表现出两极分化趋势。

就性别差异而言,从图2-49中可以看出,城镇老年人心理健康在高水平的占比显著高于农村,农村老年人心理健康在中低水平以及最低水平的占比显著高于城镇。其中,心理健康在不同程度的高水平上,城镇老年人的占比普遍高于8%,最高占比甚至达到10.9%;但农村老年人的占比基本都在8%左右,最高占比为9.8%;心理健康在最低水平的,城镇与农村老年人的心理健康指标数值为0的占比分别为4.5%和5.1%,农村占比远远高于城镇。另外,城镇老年人的均值约为0.75,而农村老年人的均值约为0.71。这充分表明,城乡老年人的心理健康水平以及在心理健康指标上的分布呈显著差异化,即城镇老年人的心理健康水平优于农村老年人。

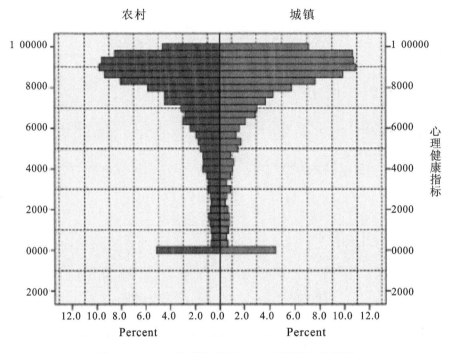

图 2-49 2011 年分城乡老年人心理健康金字塔图

(三)2011 年老年人社会适应健康的城乡差异

从图 2-50 来看,不管是城镇还是农村老年人,其社会适应健康在中低水平(<0.7)上的占比均显著高于高水平上的占比。其中,城镇老年人和农村老年人的社会适应健康在 0.78 以下的占比均高于95%,而在 0.78 以上仅占不到5%。而且城乡老年人在社会适应健康指标上的均值和中位数都显著低于0.4,众数和中位数均为0.33,这充分表明城乡老年人的社会适应健康水平都较低。

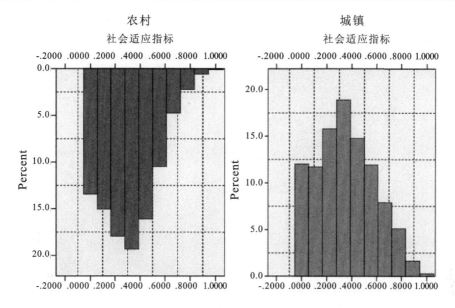

图 2 – 50　2011 年分城乡老年人社会适应健康柱形图

就城乡差异而言,从图 2 – 50 可以看出,城镇老年人社会适应健康在高水平的占比显著高于农村,而农村老年人社会适应健康在低水平的占比显著高于城镇。其中,社会适应健康水平在 0.78 以上的,城镇老年人占比为 1.9%,而农村仅占 0.7%;社会适应健康在最低水平的,农村老年人占比为 12%,而城镇老年人占比为 13.4%。另外,城镇老年人的均值为 0.35,而农村老年人的均值为 0.31。这充分表明,城乡老年人的社会适应健康水平及在社会适应健康指标上的分布呈显著差异,即城镇老年人的社会适应健康水平优于农村老年人。

(四)2011 年老年人主观健康的城乡差异

从图 2 – 51 来看,不管是城镇老年人还是农村老年人,其主观健康指标在高水平上的占比均高于其中低水平的占比。其中,主观健康在最高水平的,城镇和农村老年人占比均超过 30%;主观健康在中等低水平的,城镇和农村老年人占比均在 25% 左右。同时,城乡老年人的中位数均为 0.67,众数均为 1。这表明无论是城镇老年人还是农村老年人,其主观健康水平都比较高。

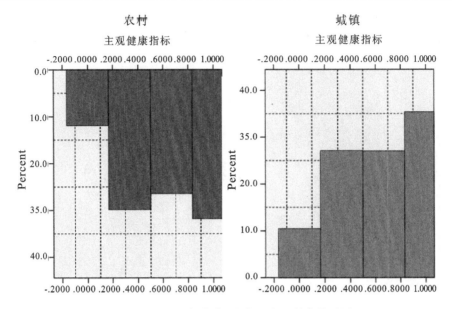

图 2 - 51　2011 年分城乡老年人主观健康柱形图

就城乡差异而言,从图 2 - 51 可以看出,城镇老年人主观健康在高水平的占比显著高于农村,而农村老年人主观健康在低水平的占比显著高于城镇。具体来看,主观健康在高水平的,城镇老年人占比为 35.4%,而农村老年人的占比为 31.8%;主观健康在最低水平的,城镇老年人占比 10.5%,农村老年人占比 11.9%。另外,城镇老年人主观健康的均值为 0.62,而农村老年人主观健康的均值为 0.59。这充分表明,城乡老年人的主观健康水平及在主观健康指标上的分布呈显著差异,即城镇老年人的主观健康水平优于农村老年人。

(五)2011 年老年人综合健康的城乡差异

从分城乡的综合健康金字塔图来看,不管是城镇老年人还是农村老年人,其综合健康在高水平上的占比均显著高于中低水平的占比,呈现倒金字塔形状。其中,城镇老年人和农村老年人在 0.75 以上的占比均超过 50%,且城乡老年人综合健康在不同程度的中低水平上的,都约占 1% 甚至 1% 以下。另外,城镇老年人与农村老年人在综合健康指标上的中位数都大于 0.7,众数均大于 0.85。这表明城镇老年人与农村老年人的综合健康水平都处于较高水平。

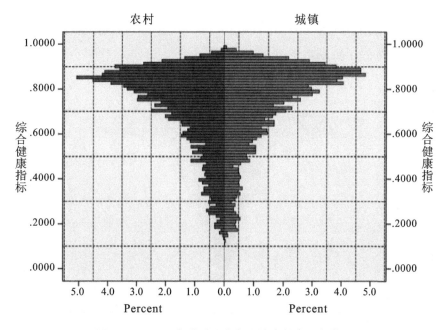

图 2 - 52　2011 年分城乡老年人综合健康金字塔图

　　就城乡差异而言,从图 2 - 52 可以看出,城镇老年人综合健康在高水平的占比高于农村老年人,而农村老年人综合健康在中低水平的占比高于城镇老年人。具体而言,综合健康水平在 0.8 以下的,城镇老年人占比为55.9%,农村老年人占比为 59.8%;综合健康在 0.8 以上的高水平的,城镇老年人占比为44.1%,而农村老年人占比为40.2%。另外,城镇老年人的综合健康指标均值为0.73,中位数为0.79;农村老年人的综合健康指标均值为0.71,中位数为0.77。这充分表明,城乡老年人的综合健康水平及在综合健康指标上的分布呈显著差异,即城镇老年人的综合健康水平略优于农村老年人。

五、2014 年老年人健康水平的城乡差异

(一)2014 年老年人躯体健康的城乡差异

　　从图 2 - 53 来看,不管是城镇还是农村老年人,其躯体健康指标在高水平上的占比都显著高于在中低水平上的占比,呈现倒金字塔形状。其中,城镇老年人和农村老年人的躯体健康水平在 0.85 以上的占比均在50%以上。

另外,城镇老年人与农村老年人在躯体健康指标上的均值都在0.8左右,躯体健康指标的众数均为0.97,中位数均为0.87,这充分表明城乡老年人的躯体健康水平都处于较高水平。

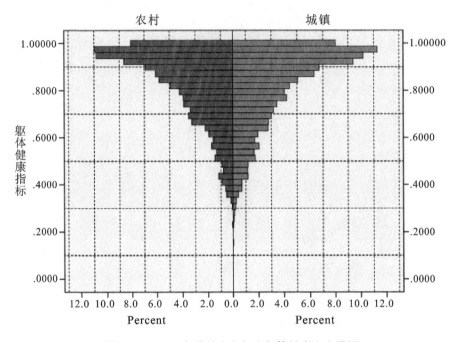

图2-53　2014年分城乡老年人躯体健康金字塔图

就城乡差异而言,从图2-53可以看出,农村老年人躯体健康在高水平的占比略高于城镇老年人,而城镇老年人躯体健康在中低水平的占比略高于农村老年人。具体而言,农村老年人的躯体健康在0.9以上的占比为39.5%,但城镇老年人在0.9以上的占比为38.9%;农村老年人的躯体健康在0.7以下的占比约23%,而城镇老年人的躯体健康在0.7以下的占比约25%。另外,农村老年人躯体健康的均值为0.82,而城镇为0.81。这充分表明,,城乡老年人的躯体健康水平及在躯体健康指标上的分布存在差异,即农村老年人的躯体健康水平优于城镇老年人。

(二)2014年老年人心理健康的城乡差异

从图2-54来看,不管是城镇还是农村老年人,其心理健康指标在高水平上的占比和最低水平上的占比都显著高于在中低水平上的占比,呈现工字型形状。其中,城镇老年人和农村老年人的心理健康水平在0.8以上的占比均在50%以上,在最低水平上的占比均高于3%。同时,城乡老年人心理健康指标的众数均超过0.9。这表明城镇和农村老年人的心理健康水平在其群体内部表现出两极分化趋势。

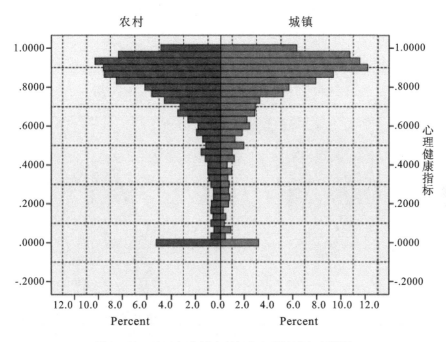

图2-54 2014年分城乡老年人心理健康金字塔图

就性别差异而言,从图2-54中可以看出,城镇老年人心理健康在高水平的占比显著高于农村,农村老年人心理健康在中低水平以及最低水平的占比显著高于城镇。其中,心理健康在不同程度的高水平上的,城镇老年人的占比普遍高于9%,最高占比甚至达到12.2%;农村老年人的占比基本都在8%左右,最高占比为10.3%;心理健康在最低水平的,城镇与农村老年人的心理健康指标数值为0的占比分别为3.3%和5.4%,农村占比远远高于城镇。另外,城镇老年人的均值约为0.76,中位数为0.87;农村老年人的均值约为0.72,中位数为0.83。这充分表明,城乡老年人的心理健康水平及在心理健康指标上的分布呈显著差异,即城镇老年人的心理健康水平优于农村老年人。

(三)2014年老年人社会适应健康的城乡差异

从图2-55来看,不管是城镇还是农村老年人,其社会适应健康在中低水平(<0.7)上的占比均显著高于高水平上的占比。其中,城镇老年人和农村老年人的社会适应健康在 0.78 以下的均占比高于 95% ,而在 0.78 以上的仅占不到 5% 。而且城乡老年人在社会适应健康指标上的均值和中位数都显著低于 0.4,众数和中位数均为 0.33,这充分表明城乡老年人的社会适应健康水平都处于较低水平。

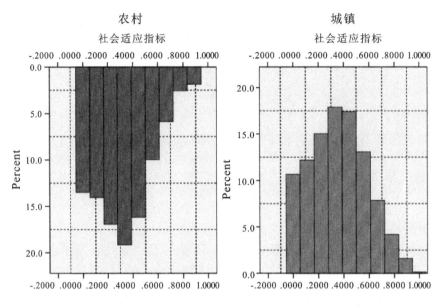

图 2 - 55   2014 年分城乡老年人社会适应健康柱形图

就城乡差异而言,从图 2 - 55 可以看出,城镇老年人社会适应健康在高水平的占比显著高于农村,而农村老年人社会适应健康在低水平的占比显著高于城镇。其中,虽然城乡老年人社会适应健康在 0.78 以上的均占1.8% ,但农村老年人社会适应健康在最高水平的占比为 0;社会适应健康在最低水平的,农村老年人占 13.6% ,而城镇老年人占 10.7% 。另外,城镇老年人的均值为 0.36,而农村老年人的均值为 0.32,略低于城镇老年人。这充分表明,城乡老年人的社会适应健康水平及在社会适应健康指标上的分布呈显著差异化,即城镇老年人的社会适应健康水平优于农村老年人。

(四)2014 年老年人主观健康的城乡差异

从图 2 - 56 来看,不管是城镇老年人还是农村老年人,其主观健康指标在高水平上的占比均高于其中低水平的占比。其中,主观健康在最高水平的,城镇和农村老年人占比均超过30%;在中等低水平的主观健康中,城镇和农村老年人占比均在25%左右。同时,城乡老年人的中位数均为0.67,众数均为1。这表明无论是城镇老年人,还是农村老年人,其主观健康水平都比较高。

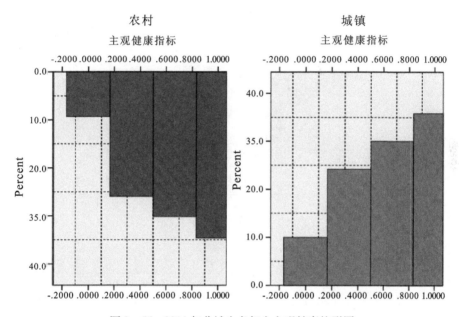

图 2 - 56　2014 年分城乡老年人主观健康柱形图

就城乡差异而言,从图 2 - 56 可以看出,城镇老年人主观健康在高水平的占比显著高于农村,而农村老年人主观健康在中低水平的占比显著高于城镇。具体来看,主观健康在高水平的,城镇老年人的占比为 35.8%,而农村老年人的占比为 34.5%;主观健康在中低水平的,城镇老年人的占比为 34.2%(<0.33),农村老年人占比 35.3%(<0.33)。另外,城镇老年人主观健康的均值为0.64,而农村老年人主观健康的均值为0.63。这充分表明,城乡老年人的主观健康水平及在主观健康指标上的分布呈显著差异,即城镇老年人的主观健康水平优于农村老年人。

(五)2014 年老年人综合健康的城乡差异

从图 2 - 57 来看,不管是城镇老年人还是农村老年人,其综合健康在高水平上的占比均显著高于中低水平的占比,呈现倒金字塔形状。其中,城镇老年人和农村老年人在 0.8 以上的占比均超过 40%,且城乡老年人综合健康在不同的中低水平上的都占约 1% 甚至 1% 以下。另外,城镇老年人与农村老年人在综合健康指标上的均值、中位数都大于 0.7,众数都大于 0.85。这表明城镇老年人与农村老年人的综合健康水平都处于较高水平。

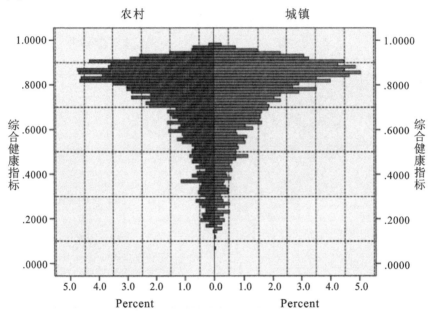

图 2 - 57   2014 年分城乡老年人综合健康金字塔图

就城乡差异而言,从图 2 - 57 可以看出,城镇老年人综合健康在高水平的占比高于农村老年人,而农村老年人综合健康在中低水平的占比高于城镇老年人。具体而言,在 0.8 以下的综合健康水平上,城镇老年人占比为 53.6%,农村老年人占比为 57.4%;综合健康在 0.8 以上的高水平的,城镇老年人占比为 46.4%,而农村老年人占比为 42.6%,城镇老年人占比略高于农村老年人。另外,城镇老年人的综合健康指标均值为 0.74,中位数为 0.79;农村老年人的综合健康指标均值为 0.72,中位数为 0.78。这充分表明,城乡老年人的综合健康水平及在综合健康指标上的分布呈显著差异化,即城镇老年人的综合健康水平略优于农村老年人。

六、2018 年老年人健康水平的城乡差异

(一)2018 年老年人躯体健康的城乡差异

从图 2-58 来看,不管是城镇还是农村老年人,其躯体健康指标在高水平上的占比都显著高于在中低水平上的占比,呈现倒金字塔形状。其中,城镇老年人和农村老年人的躯体健康水平在 0.85 以上的占比均在 50% 以上。另外,城镇老年人与农村老年人在躯体健康指标上的均值都在 0.8 以上,躯体健康指标的众数均高于 0.95,中位数均为 0.87,这充分表明城乡老年人的躯体健康水平都处于较高水平。

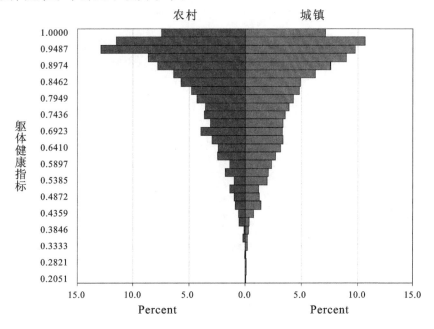

图 2-58 2018 年分城乡老年人躯体健康金字塔图

就城乡差异而言,从图 2-58 可以看出,农村老年人躯体健康在高水平的占比略高于城镇老年人,而城镇老年人在中低水平的躯体健康上的占比略高于农村老年人。具体而言,农村老年人的躯体健康在 0.9 以上的占比 40.3%,但城镇老年人在 0.9 以上的占比为 36.5%;农村老年人的躯体健康在 0.7 以下的占比约 23%,而城镇老年人的躯体健康在 0.7 以下的占比约 28%。另外,农村老年人躯体健康的均值为 0.81,而城镇为 0.83。这充分表

明,城乡老年人的躯体健康水平及在躯体健康指标上的分布存在差异,即农村老年人的躯体健康水平优于城镇老年人。

(二)2018 年老年人心理健康的城乡差异

从图 2 - 59 来看,不管是城镇还是农村老年人,其心理健康指标在高水平上的占比和最低水平上的占比都显著高于在中低水平上的占比,呈现工字型形状。其中,城镇老年人和农村老年人的心理健康水平在 0.8 以上的占比均超过 50%,在最低水平上的占比均在 3% 左右。其中,城乡老年人心理健康指标的众数均为 0.93。这表明城镇和农村老年人的心理健康水平在其群体内部表现出两极分化趋势。

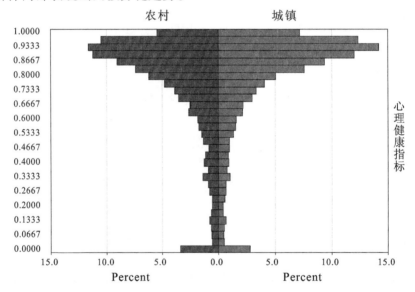

图 2 - 59 2018 年分城乡老年人心理健康金字塔图

就性别差异而言,从图 2 - 59 中可以看出,城镇老年人心理健康在高水平的占比显著高于农村,农村老年人心理健康在中低水平以及最低水平的占比显著高于城镇。其中,心理健康在不同程度的高水平的,城镇老年人的占比普遍高于 12%,最高占比甚至达到 14.2%;但农村老年人的占比基本都在 10% 左右,最高占比为 11.6%。心理健康在最低水平的,城镇与农村老年人的心理健康水平处于 0 的占比分别为 2.8% 和 3.4%,农村占比远远高于城镇。另外,城镇老年人的均值约为 0.78,中位数为 0.87;农村老年人的均值约为 0.75,中位数为 0.83。这充分表明,城乡老年人的心理健康水平及在心理健康指标上的分布呈显著差异,即城镇老年人的心理健康水平优于农村老年人。

(三)2018 年老年人社会适应健康的城乡差异

从图 2-60 来看,不管是城镇还是农村老年人,其社会适应健康在中低水平(<0.67)上的占比均显著高于高水平上的占比。其中,城镇老年人和农村老年人的社会适应健康在 0.67 以下的均占比高于 95%,而在 0.67 以上的仅占不到 5%。而且城乡老年人在社会适应健康指标上的均值和中位数都显著低于 0.4,众数均为 0.33,这充分表明城乡老年人的社会适应健康水平都处于较低水平。

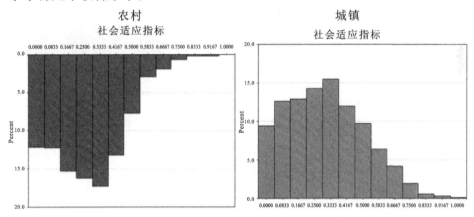

图 2-60 2018 年分城乡老年人社会适应健康柱形图

就城乡差异而言,从图 2-60 可以看出,城镇老年人社会适应健康在高水平的占比略高于农村,而农村老年人社会适应健康在低水平的占比显著高于城镇。其中,在 0.67 以上的社会适应健康中,城镇老年人占比为 2.9%,而农村仅占 1.1%;社会适应健康在最低水平的,农村老年人占比为 12.2%,而城镇老年人占比为 9.4%。另外,城镇老年人的均值和中位数为 0.31 和 0.33,而农村老年人的均值和中位数为 0.27 和 0.25。这充分表明,城乡老年人的社会适应健康水平及在社会适应健康指标上的分布呈显著差异,即城镇老年人的社会适应健康水平优于农村老年人。

(四)2018 年老年人主观健康的城乡差异

从图 2-61 来看,不管是城镇老年人还是农村老年人,其主观健康指标在高水平上的占比均高于其中低水平的占比。其中,主观健康在最高水平的,城镇和农村老年人占比均超过35%;主观健康在中等低水平的,城镇和农村老年人占比均在25%左右。同时,城乡老年人的中位数均为0.67、众数均为1。这表明无论是城镇老年人,还是农村老年人,其主观健康水平都比较高。

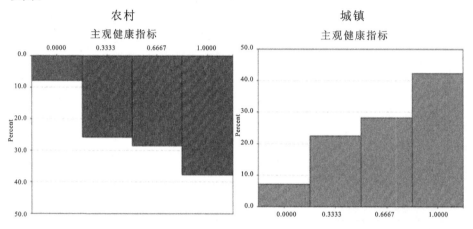

图 2-61　2018 年分城乡老年人主观健康柱形图

就城乡差异而言,从图 2-61 可以看出,城镇老年人主观健康在高水平的占比显著高于农村,而农村老年人主观健康在低水平的占比显著高于城镇。具体来看,主观健康在高水平的,城镇老年人的占比为 42.3%,而农村老年人的占比为 37.7%;主观健康在最低水平的,城镇老年人占比为 7.1%,农村老年人占比为 7.9%。另外,城镇老年人主观健康的均值为 0.69,而农村老年人主观健康的均值为 0.65。这充分表明,城乡老年人的主观健康水平及在主观健康指标的分布呈显著差异,即城镇老年人的主观健康水平优于农村老年人。

(五)2018 年老年人综合健康的城乡差异

从图 2-62 来看,不管是城镇老年人还是农村老年人,其综合健康在高水平上的占比均显著高于中低水平的占比,呈现倒金字塔形状。其中,城镇老年人和农村老年人在 0.75 以上的占比均为约 60%,且城乡老年人在不同的综合健康中低水平上都约占 1% 甚至 1% 以下。另外,城镇老年人与农村老年人在综合健康指标上的中位数都在 0.8 左右,众数均大于 0.85。这表明城镇老年人与农村老年人的综合健康水平都处于较高水平。

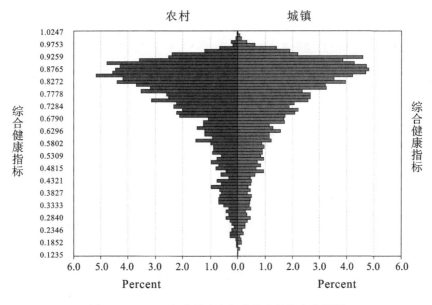

图 2 - 62　2018 年分城乡老年人综合健康金字塔图

就城乡差异而言,从图 2 - 62 可以看出,城镇老年人综合健康在高水平的占比高于农村老年人,而农村老年人综合健康在中低水平的占比高于城镇老年人。具体而言,综合健康水平在 0.8 以下的,城镇老年人占比为51.4%,农村老年人占比为 53.7%;综合健康在 0.8 以上的高水平的,城镇老年人占比为48.6%,而农村老年人占比为46.3%。另外,城镇老年人的综合健康指标均值为 0.75,中位数为 0.8;农村老年人的综合健康指标均值为0.74,中位数为 0.79。这充分表明,城乡老年人的综合健康水平及在综合健康指标上的分布呈显著差异,即城镇老年人的综合健康水平略优于农村老年人。

第三节　健康水平的年龄差异

本节从年龄差异的角度,展示了历年调查结果所反映的老年人的躯体健康、心理健康、社会适应健康、主观健康及综合健康状况。本节具体结构见图 2 - 63。

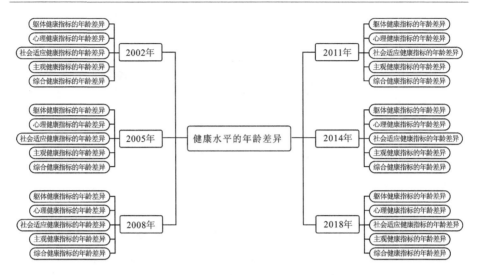

图 2 - 63　老年人健康水平的年龄差异结构图

从历年来分年龄段的老年人健康指标数据来看,老年人各健康指标的水平在不同性别之间存在差异,而且通过相应的群组类别之间的相关性检验,我们发现性别之间的差异性是具有统计推断性的。也就是说,历年来,老年人在躯体健康、心理健康、社会适应健康、主观健康和综合健康上的年龄差异是显著存在的。

表 2 - 3　不同年龄老年人健康水平分布表

年龄(岁)	躯体健康指标		心理健康指标		社会适应健康指标		主观健康指标		综合健康指标	
	Mean	Chi - Square	Mean	Chi - Square	Mean	Chi - Square	Mean	Chi - Square	Mean	Chi - Square
65—69	0.9440		0.8866		0.4874		0.6733		0.8620	
70—74	0.9270		0.8625		0.4577		0.6669		0.8413	
75—79	0.8972		0.8327		0.4168		0.6484		0.8107	
2002年 80—84	0.8519		0.7795		0.3663		0.6368		0.7632	
		5936.11***		4346.63***		4624.02***		217.85***		246.19***
85—89	0.8059		0.7151		0.2975		0.5994		0.7081	
90—94	0.7532		0.6339		0.2402		0.6008		0.6464	
95—99	0.7077		0.5459		0.1935		0.5640		0.5853	
100—104	0.6622		0.4664		0.1535		0.5498		0.5290	

续表

年龄(岁)	躯体健康指标 Mean	Chi-Square	心理健康指标 Mean	Chi-Square	社会适应健康指标 Mean	Chi-Square	主观健康指标 Mean	Chi-Square	综合健康指标 Mean	Chi-Square
2005年 65—69	0.9385		0.8881		0.4941		0.6866		0.8611	
70—74	0.9167		0.8600		0.4666		0.6554		0.8360	
75—79	0.8883		0.8234		0.4298		0.6409		0.8042	
80—84	0.8560	5251.63***	0.7731	3753.75***	0.3712	4277.72***	0.6182	182.82***	0.7626	5546.25***
85—89	0.8098		0.7150		0.3113		0.6294		0.7126	
90—94	0.7630		0.6436		0.2523		0.6123		0.6564	
95—99	0.7126		0.5594		0.2085		0.5823		0.5950	
100—104	0.6616		0.4529		0.1579		0.5482		0.5242	
2008年 65—69	0.9486		0.8883		0.4857		0.6755		0.8647	
70—74	0.9274		0.8453		0.4433		0.6533		0.8330	
75—79	0.9014		0.8229		0.4115		0.6353		0.8081	
80—84	0.8694	6314.31***	0.7626	4678.33***	0.3499	4606.53***	0.6164	310.78***	0.7627	6592.11***
85—89	0.8218		0.6907		0.2961		0.6090		0.7070	
90—94	0.7666		0.5931		0.2348		0.5874		0.6366	
95—99	0.7099		0.5057		0.1903		0.5297		0.5698	
100—104	0.6588		0.3960		0.1458		0.5178		0.4992	
2011年 65—69	0.9371		0.8943		0.4933		0.6688		0.8620	
70—74	0.9147		0.8710		0.4611		0.6360		0.8378	
75—79	0.8918		0.8490		0.4299		0.6305		0.8149	
80—84	0.8433	2334.59***	0.7903	1721.11***	0.3679	1902.87***	0.6191	60.50***	0.7625	2527.19***
85—89	0.8076		0.7191		0.3150		0.6036		0.7125	
90—94	0.7555		0.6507		0.2459		0.6046		0.6545	
95—99	0.7056		0.5660		0.1951		0.5938		0.5931	
100—104	0.6574		0.4805		0.1524		0.5272		0.5309	

年龄(岁)	躯体健康指标		心理健康指标		社会适应健康指标		主观健康指标		综合健康指标	
	Mean	Chi-Square	Mean	Chi-Square	Mean	Chi-Square	Mean	Chi-Square	Mean	Chi-Square
65—69	0.9269		0.8814		0.4901		0.7339		0.8543	
70—74	0.9150		0.8719		0.4731		0.6699		0.8408	
75—79	0.8834		0.8321		0.4320		0.6368		0.8051	
2014年 80—84	0.8551	1260.69***	0.7987	875.78***	0.3834	1106.18***	0.6566	44.04***	0.7745	1364.53***
85—89	0.8077		0.7518		0.3098		0.6307		0.7251	
90—94	0.7572		0.6751		0.2530		0.6271		0.6660	
95—99	0.7112		0.5945		0.1981		0.6284		0.6079	
100—104	0.6623		0.4437		0.1462		0.5463		0.5197	
65—69	0.9371		0.9020		0.4187		0.7105		0.8736	
70—74	0.9204		0.8905		0.4079		0.6976		0.8592	
75—79	0.8977		0.8675		0.3645		0.7013		0.8335	
2018年 80—84	0.8560	2885.79***	0.8314	1800.10***	0.3239	2178.56***	0.6734	51.90***	0.7930	3035.74***
85—89	0.7971		0.7625		0.2697		0.6719		0.7311	
90—94	0.7663		0.7105		0.2127		0.6742		0.6886	
95—99	0.7047		0.6015		0.1672		0.6216		0.6099	
100—104	0.6589		0.5031		0.1218		0.6129		0.5443	

注:Chi-Square 为列变量在分组变量上的差异检验,多分类变量使用的是非参数检验(Kruskal-Wallis H),其值为对应的 Chin-Square 统计值。* 为 $p < 0.05$,** 为 $p < 0.01$,*** 为 $p < 0.001$。

一、2002 年老年人健康水平的年龄差异

从各指标的变化趋势来看,躯体健康、心理健康、社会适应健康、主观健康与综合健康均呈现不同程度的水平下降趋势。就各指标的水平下降幅度而言,老年人的主观健康水平最为平稳,不同年龄组的最大差距为 0.12;老年人的心理健康水平下降幅度最大,65—69 岁组的 0.89 与 100—104 岁组

的 0.47 相差 0.42;其余指标水平的下降幅度均在 0.3 左右。另外,各指标的健康指标同样存在明显差异,在任何年龄组中,社会适应健康指标的数值始终是最低的,而躯体健康指标的数值始终是最高的;而其他指标之间在不同的年龄阶段上存在交叉,在 95—99 岁组之前,各年龄组的心理健康指标数值都要大于主观健康,而 95—99 岁组之后,心理健康指标数值开始小于主观健康。同时,老年人的综合健康指标在各年龄组上都表现出比较高的水平,即使在最高年龄组,其综合健康指标数值仍然大于 0.5。

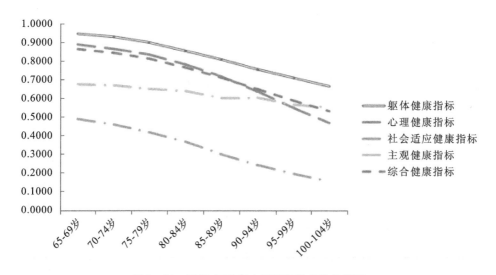

图 2 - 64　2002 年健康水平随年龄变化趋势图

（一）2002 年老年人躯体健康的年龄差异

根据图 2 - 64 和表 2 - 4 可以看出,随着老年人年龄的增长,老年人的躯体健康水平在逐渐下降。就整体而言,老年人的躯体健康指标数值从最高的 0.944 降至最低的 0.662,整体跨度超过 0.25。就每个年龄组而言,70—74 岁组老年人的躯体健康水平比 65—69 岁组老年人下降了约 0.02,70—74 岁组老年人与 75—79 岁组老年人的躯体健康水平相差约 0.03,75—79 岁组老年人与 80—84 岁组老年人、80—84 岁组老年人与 85—89 岁组老年人、90—94 组老年人与 95—99 组老年人、95—99 岁组老年人与 100—104 岁组老年人的躯体健康水平均相差约 0.045,85—89 岁组老年人与 90—94 岁组老年人的躯体健康水平相差 0.053,是组别差距最大的一组。

表 2 - 4   2002 年分年龄组躯体健康水平差异显著性比对

年龄 5 岁组	79—74 岁	75—79 岁	80—84 岁	85—89 岁	90—94 岁	95—99 岁	100—104 岁
65—69 岁	***	***	***	***	*	***	***
79—74 岁		***	***	***	***	***	***
75—79 岁			***	***	***	***	***
80—84 岁				***	***	***	***
85—89 岁					***	***	***
90—94 岁						***	***
95—99 岁							***

注:单因素方差分析的多重比较检验使用的是 Tamhane's T2 方法,\ 为 $p > 0.05$,* 为 $p < 0.05$,** 为 $p < 0.01$,*** 为 $p < 0.001$。

为进一步证实年龄 5 岁组之间在躯体健康水平上的差异显著性,我们对各个年龄组之间的躯体健康指标数值进行了多重比较检验。表 2 - 4 表明,老年人的躯体健康水平在各个年龄组之间差异显著。也就是说,老年人的躯体健康水平随年龄的增长呈单调递减,即老年人的躯体健康水平会随着老年人年龄的增长而显著地下降。

(二)2002 年老年人心理健康的年龄差异

根据图 2 - 64 和表 2 - 5 可以看出,随着老年人年龄的增长,老年人的心理健康水平在逐渐下降。就整体而言,老年人的心理健康指标数值从最高的 0.887 降至最低的 0.466,整体跨度超过 0.4。就每个年龄组而言,70—74 岁组老年人的心理健康水平比 65—69 岁组老年人下降了约 0.024,75—79 岁组老年人的心理健康水平比 70—74 岁组老年人下降了约 0.03,75—79 岁组老年人与 80—84 岁组老年人的心理健康水平相差 0.053,80—84 岁组老年人与 85—89 岁组老年人的心理健康水平相差 0.064,85—89 岁组老年人与 90—94 岁组老年人、95—99 岁老年人与 100—104 岁老年人的心理健康指标数值相差约 0.08,90—94 组老年人与 95—99 组老年人的心理健康指标数值均相差 0.088,是组别差距最大的一组。

表2-5　2002年分年龄组心理健康水平差异显著性比对

年龄5岁组	79—74岁	75—79岁	80—84岁	85—89岁	90—94岁	95—99岁	100—104岁
65—69岁	***	***	***	***	***	***	***
79—74岁		***	***	***	***	***	***
75—79岁			***	***	***	***	***
80—84岁				***	***	***	***
85—89岁					***	***	***
90—94岁						***	***
95—99岁							***

注:单因素方差分析的多重比较检验使用的是 Tamhane's T2 方法,\ 为 p > 0.05, * 为 p < 0.05, ** 为 p < 0.01, *** 为 p < 0.001。

为了进一步证实年龄5岁组之间在心理健康水平上的差异显著性,我们对各个年龄组之间的心理健康指标数值进行了多重比较检验。表2-5结果表明,老年人的心理健康水平在各个年龄组之间差异显著。也就是说,老年人的心理健康水平随年龄的增长呈单调递减,即老年人的心理健康水平会随着老年人年龄的增长而显著地下降。

(三)2002年老年人社会适应健康的年龄差异

根据图2-64和2-6可以看出,随着老年人年龄的增长,老年人的社会适应健康水平在逐渐下降。就整体而言,老年人的社会适应健康指标数值从最高的0.487降至最低的0.154,整体跨度超过0.3。就每个年龄组而言,70—74岁组老年人的社会适应健康水平比65—69岁组老年人下降了约0.03,70—74岁组老年人与75—79岁组老年人、95—99岁组老年人与100—104岁组老年人的社会适应健康水平相差约0.04,75—79岁组老年人与80—84岁组老年人、90—94组老年人与95—99组老年人的社会适应健康水平相差约0.05,85—89岁组老年人与90—94岁组老年人的社会适应健康水平相差0.057,80—84岁组老年人与85—89岁组老年人的社会适应健康水平相差约0.07,是组别差距最大的一组。

表 2 - 6   2002 年分年龄组社会适应健康水平差异显著性比对

年龄 5 岁组	79—74 岁	75—79 岁	80—84 岁	85—89 岁	90—94 岁	95—99 岁	100—104 岁
65—69 岁	***	***	***	***	***	***	***
79—74 岁		***	***	***	***	***	***
75—79 岁			***	***	***	***	***
80—84 岁				***	***	***	***
85—89 岁					***	***	***
90—94 岁						***	***
95—99 岁							***

注:单因素方差分析的多重比较检验使用的是 Tamhane's T2 方法,\ 为 $p > 0.05$, * 为 $p < 0.05$, ** 为 $p < 0.01$, *** 为 $p < 0.001$。

为了进一步证实年龄 5 岁组之间在社会适应健康水平上的差异显著性,我们对各个年龄组之间的社会适应健康水平指标进行了多重比较检验。表 2 -6 结果表明,老年人的社会适应健康在各个年龄组之间差异显著。也就是说,老年人的社会适应健康水平随年龄的增长呈单调递减,即老年人的社会适应健康水平会随着老年人年龄的增长而显著地下降。

(四)2002 年老年人主观健康的年龄差异

根据图 2 -64 和表 2 -7 可以看出,随着老年人年龄的增长,老年人的主观健康水平在逐渐下降。就整体而言,老年人的主观健康水平呈下降趋势,从最高的 0.673 降至最低的 0.550,整体跨度约为 0.1。就每个年龄组而言,70—74 岁组老年人的主观健康水平比 65—69 岁组老年人下降了约 0.006,75—79 岁组老年人与 80—84 岁组老年人、95—99 岁组老年人与 100—104 岁组老年人的主观健康水平相差约 0.01,70—74 岁组老年人与 75—79 岁组老年人的主观健康水平相差约 0.02,80—84 岁组老年人与 85—89 岁组老年人、90—94 岁组老年人与 95—99 岁组老年人的主观健康水平相差约0.04,是组别差距最大的两组;但85—89 岁组老年人与 90—94 岁组老年人之间是90—94 岁组老年人的主观健康水平更高。

为了进一步证实年龄 5 岁组之间在主观健康水平上的差异显著性,我们对各个年龄组之间的主观健康指标数值进行了多重比较检验。表 2 -7

结果表明,老年人的主观健康水平在部分年龄组之间差异显著。也就是说,老年人的主观健康水平随年龄的增长并非呈单调递减。具体而言可以分为两组,低于85岁的年龄组之间与高于85岁的年龄组之间在主观健康水平上没有显著差异;而低于85岁的各个年龄组与高于85岁的各个年龄组之间的主观健康水平上是存在显著差异的,也就是说85岁以下老年人的主观健康水平显著优于85岁以上老年人的主观健康水平。

表2-7　2002年分年龄组主观健康水平差异显著性比对

年龄5岁组	79—74岁	75—79岁	80—84岁	85—89岁	90—94岁	95—99岁	100—104岁
65—69岁	\	\	*	***	***	***	***
79—74岁		\	\	***	***	***	***
75—79岁			\	***	***	***	***
80—84岁				**	*	***	***
85—89岁					\	\	***
90—94岁						\	***
95—99岁							\

注:单因素方差分析的多重比较检验使用的是 Tamhane's T2 方法,\为 $p > 0.05$,* 为 $p < 0.05$,** 为 $p < 0.01$,*** 为 $p < 0.001$。

(五)2002年老年人综合健康的年龄差异

根据图2-64和表2-8可以看出,随着老年人年龄的增长,老年人的综合健康水平在逐渐下降。就整体而言,老年人的综合健康指标数值从最高的0.862降至最低的0.529,整体跨度超过0.3。就每个年龄组而言,70—74岁组老年人的综合健康水平比65—69岁组老年人下降了约0.02,70—74岁组老年人与75—79岁组老年人的综合健康水平相差0.03,75—79岁组老年人比80—84岁组老年人的综合健康水平高0.05,80—84岁组老年人与85—89岁组老年人、85—89岁组老年人与90—94岁组老年人、90—94组老年人与95—99组老年人、95—99岁组老年人与100—104岁组老年人的综合健康水平相差约0.06。其中,85—89岁组老年人与90—94岁组老年人的组别差距是最大的一组,为0.617。

为了进一步证实年龄5岁组之间在综合健康指标上的显著差异性,我们对各个年龄组之间的综合健康指标数值进行了多重比较检验。表 2 – 8 结果表明,老年人的综合健康水平在各个年龄组之间差异显著。也就是说,老年人的综合健康水平随年龄的增长呈单调递减,即老年人的综合健康水平会随着老年人年龄的增长而显著地下降。

表 2 – 8   2002 年分年龄组综合健康水平差异显著性比对

年龄 5 岁组	79—74 岁	75—79 岁	80—84 岁	85—89 岁	90—94 岁	95—99 岁	100—104 岁
65—69 岁	***	***	***	***	***	***	***
79—74 岁		***	***	***	***	***	***
75—79 岁			***	***	***	***	***
80—84 岁				***	***	***	***
85—89 岁					***	***	***
90—94 岁						***	***
95—99 岁							***

注:单因素方差分析的多重比较检验使用的是 Tamhane's T2 方法,\ 为 $p > 0.05$,* 为 $p < 0.05$,** 为 $p < 0.01$,*** 为 $p < 0.001$。

二、2005 年老年人健康水平的年龄差异

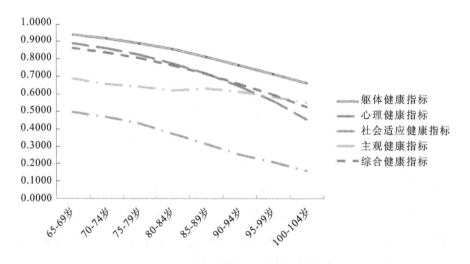

图 2 – 65   2005 年健康水平随年龄变化趋势图

从各指标的变化趋势来看,躯体健康、心理健康、社会适应健康、主观健康与综合健康水平均呈现不同程度的下降趋势。就各指标的下降幅度而言,老年人的主观健康水平最为平稳,不同年龄组的最大差距为0.14;老年人的心理健康水平下降幅度最大,65—69岁组的0.89与100—104岁组的0.45相差0.44;其余指标水平的下降幅度均在0.3左右。另外,各指标的健康指标同样存在明显差异,在任何年龄组中,社会适应健康指标的数值始终是最低的,而躯体健康指标的数值始终是最高的;而其他指标之间在不同的年龄阶段上存在交叉,在95—99岁组之前,各年龄组的心理健康指标数值要大于主观健康,而95—99岁组之后,心理健开始小于主观健康。同时,老年人的综合健康指标在各年龄组上都表现出比较高的水平,即使在最高年龄组,其综合健康指标仍然大于0.5。

(一)2005年老年人躯体健康的年龄差异

根据图2-65和表2-9可以看出,随着老年人年龄的增长,老年人的躯体健康水平在逐渐下降。就整体而言,老年人的躯体健康指标数值从最高的0.939降至最低的0.662,整体跨度超过0.27。就每个年龄组而言,70—74岁组老年人的躯体健康水平比65—69岁组老年人下降了约0.02,70—74岁组老年人与75—79岁组老年人、75—79岁组老年人与80—84岁组老年人的躯体健康水平相差约0.03,80—84岁组老年人的躯体健康水平比85—89岁组老年人高0.046,85—89岁组老年人与90—94岁组老年人的躯体健康水平相差0.047,90—94组老年人与95—99组老年人的躯体健康水平相差0.05,95—99岁组老年人与100—104岁组老年人的躯体健康水平均相差约0.051,是组别差距最大的一组。

表2-9　2005年分年龄组躯体健康水平差异显著性比对

年龄5岁组	79—74岁	75—79岁	80—84岁	85—89岁	90—94岁	95—99岁	100—104岁
65—69岁	***	***	***	***	***	***	***
79—74岁		***	***	***	***	***	***
75—79岁			***	***	***	***	***
80—84岁				***	***	***	***
85—89岁					***	***	***

续表

年龄 5 岁组	79—74 岁	75—79 岁	80—84 岁	85—89 岁	90—94 岁	95—99 岁	100—104 岁
90—94 岁						***	***
95—99 岁							***

注:单因素方差分析的多重比较检验使用的是 Tamhane's T2 方法,\ 为 p > 0.05,* 为 p < 0.05,** 为 p < 0.01,*** 为 p < 0.001。

为了进一步证实年龄 5 岁组之间在躯体健康水平上的差异显著性,我们对各个年龄组之间的躯体健康指标数值进行了多重比较检验。表 2 – 9 结果表明,老年人的躯体健康水平在各个年龄组之间差异显著。也就是说,老年人的躯体健康水平随年龄的增长呈单调递减,即老年人的躯体健康水平会随着老年人年龄的增长而显著地下降。

(二)2005 年老年人心理健康的年龄差异

根据图 2 – 65 和表 2 – 10 可以看出,随着老年人年龄的增长,老年人的心理健康水平在逐渐下降。就整体而言,老年人的心理健康指标数值从最高的 0.888 降至最低的 0.453,整体跨度超过 0.4。就每个年龄组而言,70—74 岁组老年人的心理健康水平比 65—69 岁组老年人下降了约 0.028,75—79 岁组老年人的心理健康水平比 70—74 岁组老年人下降了约 0.036,75—79 岁组老年人与 80—84 岁组老年人的心理健康水平相差 0.05,80—84 岁组老年人与 85—89 岁组老年人的心理健康水平相差 0.058,85—89 岁老年人与 90—94 岁组老年人的心理健康水平相差 0.071,90—94 组老年人与 95—99 组老年人的心理健康水平均相差 0.084,95—99 岁老年人与 100—104 岁老年人的心理健康水平相差约 0.107,是组别差距最大的一组。

为了进一步证实年龄 5 岁组之间在心理健康水平上的差异显著性,我们对各个年龄组之间的心理健康指标数值进行了多重比较检验。表 2 – 10 结果表明,老年人的心理健康水平在各个年龄组之间差异显著。也就是说,老年人的心理健康水平随年龄的增长呈单调递减,即老年人的心理健康水平会随着老年人年龄的增长而显著地下降。

表 2 - 10　2005 年分年龄组心理健康水平差异显著性比对

年龄 5 岁组	79—74 岁	75—79 岁	80—84 岁	85—89 岁	90—94 岁	95—99 岁	100—104 岁
65—69 岁	***	***	***	***	***	***	***
79—74 岁		***	***	***	***	***	***
75—79 岁			***	***	***	***	***
80—84 岁				***	***	***	***
85—89 岁					***	***	***
90—94 岁						***	***
95—99 岁							***

注:单因素方差分析的多重比较检验使用的是 Tamhane's T2 方法,\ 为 $p > 0.05$,* 为 $p < 0.05$,** 为 $p < 0.01$,*** 为 $p < 0.001$。

（三）2005 年老年人社会适应健康的年龄差异

根据图 2 - 65 和表 2 - 11 可以看出,随着老年人年龄的增长,老年人的社会适应健康水平在逐渐下降。就整体而言,老年人的社会适应健康指标数值从最高的 0.494 降至最低的 0.158,整体跨度超过 0.3。就每个年龄组而言,70—74 岁组老年人的社会适应健康水平比 65—69 岁组老年人下降了约 0.028,70—74 岁组老年人的社会适应健康水平比 75—79 岁组老年人高 0.037,90—94 组老年人与 95—99 组老年人的社会适应健康水平相差约 0.044,95—99 岁组老年人与 100—104 岁组老年人的社会适应健康水平相差约 0.05,75—79 岁组老年人与 80—84 岁组老年人、80—84 岁组老年人与 85—89 岁组老年人、85—89 岁组老年人与 90—94 岁组老年人的社会适应健康水平均相差约 0.06;但在这三组中,80—84 岁组老年人与 85—89 岁组老年人是组别差距最大的一组。

为了进一步证实年龄 5 岁组之间在社会适应健康水平上的差异显著性,我们对各个年龄组之间的社会适应健康指标数值进行了多重比较检验。表 2 - 11 结果表明,老年人的社会适应健康水平在各个年龄组之间差异显著。也就是说,老年人的社会适应健康水平随年龄的增长呈单调递减,即老年人的社会适应健康水平会随着老年人年龄的增长而显著地下降。

表 2 - 11　2005 年分年龄组社会适应健康水平差异显著性比对

年龄5岁组	79—74岁	75—79岁	80—84岁	85—89岁	90—94岁	95—99岁	100—104岁
65—69岁	***	***	***	***	***	***	***
79—74岁		***	***	***	***	***	***
75—79岁			***	***	***	***	***
80—84岁				***	***	***	***
85—89岁					***	***	***
90—94岁						***	***
95—99岁							***

注:单因素方差分析的多重比较检验使用的是 Tamhane's T2 方法,\ 为 p > 0.05,* 为 p < 0.05,** 为 p < 0.01,*** 为 p < 0.001。

(四)2005 年老年人主观健康的年龄差异

根据图 2 - 65 和表 2 - 12 可以看出,随着老年人年龄的增长,老年人的主观健康水平在逐渐下降。就整体而言,老年人的主观健康指标数值呈下降趋势,从最高的 0.687 降至最低的 0.548,整体跨度约为 0.14。就每个年龄组而言,70—74 岁组老年人与 75—79 岁组老年人的主观健康水平相差约 0.015,75—79 岁组老年人与 80—84 岁组老年人、85—89 岁组老年人与 90—94 岁组老年人的主观健康水平相差约 0.02,65—69 岁组老年人与 70—74 岁组老年人、90—94 岁组老年人与 95—99 岁组老年人、95—99 岁组老年人与 100—104 岁组老年人的主观健康水平相差约 0.03;但在 80—84 岁组老年人与 85—89 岁组老年人之间,85—89 岁组老年人的主观健康水平更高。

表 2 - 12　2005 年分年龄组主观健康水平差异显著性比对

年龄5岁组	79—74岁	75—79岁	80—84岁	85—89岁	90—94岁	95—99岁	100—104岁
65—69岁	\	**	***	***	***	***	***
79—74岁		\	\	\	**	***	***
75—79岁			\	\	\	***	***
80—84岁				\	\	\	***

续表

年龄5岁组	79—74岁	75—79岁	80—84岁	85—89岁	90—94岁	95—99岁	100—104岁
85—89岁				\		**	***
90—94岁					\		***
95—99岁							\

注:单因素方差分析的多重比较检验使用的是 Tamhane's T2 方法,\ 为 $p > 0.05$,* 为 $p < 0.05$,** 为 $p < 0.01$,*** 为 $p < 0.001$。

为了进一步证实年龄5岁组之间在主观健康水平上的差异显著性,我们对各个年龄组之间的主观健康指标数值进行了多重比较检验。表2-12结果表明,老年人的主观健康水平在部分年龄组之间差异显著。也就是说,老年人的主观健康水平随年龄的增长并非呈单调递减性。具体而言可以分为两组,低于85岁的年龄组之间仅65—69岁组与75—79岁组、80—84岁组老年人的主观健康水平有显著差异;高于85岁的年龄组之间仅85—89岁组与95—99岁组、100—104岁组有显著差异,90—94岁组与100—104岁组老年人在主观健康水平上有显著差异。而低于85岁的年龄组与高于85岁的年龄组之间是存在显著差异的,也就是说85岁以下老年人的主观健康水平显著优于85岁以上老年人的主观健康水平。

(五)2005年老年人综合健康的年龄差异

根据图2-65和表2-13可以看出,随着老年人年龄的增长,老年人的综合健康水平在逐渐下降。就整体而言,老年人的综合健康指标数值从最高的0.861降至最低的0.524,整体跨度超过0.3。就每个年龄组而言,70—74岁组老年人的综合健康水平比65—69岁组老年人下降了约0.025,70—74岁组老年人与75—79岁组老年人的综合健康水平相差0.032,75—79岁组老年人比80—84岁组老年人的综合健康水平高0.042,80—84岁组老年人的综合健康水平比85—89岁组老年人高0.05,85—89岁组老年人与90—94岁组老年人的综合健康水平相差0.056,90—94组老年人与95—99组老年人的综合健康水平相差0.06,95—99岁组老年人与100—104岁组老年人的综合健康水平相差约0.071,是组别差距是最大的一组。

表 2 – 13   2005 年分年龄组综合健康水平差异显著性比对

年龄 5 岁组	79—74 岁	75—79 岁	80—84 岁	85—89 岁	90—94 岁	95—99 岁	100—104 岁
65—69 岁	***	***	***	***	***	***	***
79—74 岁		***	***	***	***	***	***
75—79 岁			***	***	***	***	***
80—84 岁				***	***	***	***
85—89 岁					***	***	***
90—94 岁						***	***
95—99 岁							***

注:单因素方差分析的多重比较检验使用的是 Tamhane's T2 方法,\ 为 $p > 0.05$, * 为 $p < 0.05$, ** 为 $p < 0.01$, *** 为 $p < 0.001$。

为了进一步证实年龄 5 岁组之间在综合健康水平上的差异显著性,我们对各个年龄组之间的综合健康指标数值进行了多重比较检验。表 2 – 13 结果表明,老年人的综合健康水平在各个年龄组之间差异显著。也就是说,老年人的综合健康水平随年龄的增长呈单调递减,即老年人的综合健康水平会随着老年人年龄的增长而显著地下降。

三、2008 年老年人健康水平的年龄差异

从各指标的变化趋势来看,躯体健康、心理健康、社会适应健康、主观健康与综合健康水平均呈现不同程度的下降趋势。就各指标的下降幅度而言,老年人的主观健康水平最为平稳,不同年龄组的最大差距为 0.16;老年人的心理健康水平下降幅度最大,65—69 岁组的 0.89 与 100—104 岁组的 0.40 相差 0.49;其余指标水平的下降幅度均在 0.3 左右。另外,各指标的健康数值同样存在明显差异,在任何年龄组中,社会适应健康指标的数值始终是最小的,而躯体健康指标的数值始终是最大的;其他指标之间,在不同的年龄阶段上存在交叉,在 95—99 岁组之前,各年龄组的心理健康数值要大于主观健康,而 95—99 岁组之后,心理健康开始小于主观健康。同时,老年人的综合健康指标在各年龄组上都表现出比较高的水平,即使在最高年龄组,其综合健康指标仍然维持在 0.5 的水平上。

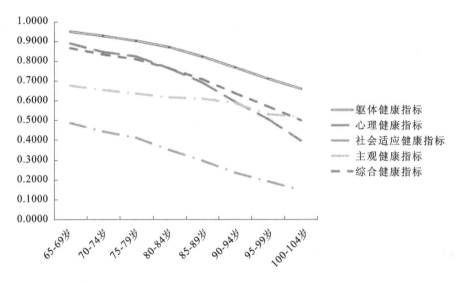

图 2 - 66　2008 年健康水平随年龄变化趋势图

（一）2008 年老年人躯体健康的年龄差异

根据图 2 - 66 和表 2 - 14 可以看出，随着老年人年龄的增长，老年人的躯体健康水平在逐渐下降。就整体而言，老年人的躯体健康指标数值从最高的 0.949 降至最低的 0.659，整体跨度约为 0.29。就每个年龄组而言，70—74 岁组老年人的躯体健康水平比 65—69 岁组老年人下降了约 0.02，70—74 岁组老年人与 75—79 岁组老年人、75—79 岁组老年人与 80—84 岁组老年人的躯体健康水平相差 0.03，80—84 岁组老年人的躯体健康水平比 85—89 岁组老年人高 0.048，95—99 岁组老年人与 100—104 岁组老年人的躯体健康水平均相差约 0.05，85—89 岁组老年人与 90—94 岁组老年人的躯体健康水平相差 0.055，90—94 组老年人与 95—99 组老年人的躯体健康水平相差 0.057，是组别差距最大的一组。

表 2 - 14　2008 年分年龄组躯体健康水平差异显著性比对

年龄5岁组	79—74 岁	75—79 岁	80—84 岁	85—89 岁	90—94 岁	95—99 岁	100—104 岁
65—69 岁	***	***	***	***	***	***	***
79—74 岁		***	***	***	***	***	***
75—79 岁			***	***	***	***	***

续表

年龄5岁组	79—74岁	75—79岁	80—84岁	85—89岁	90—94岁	95—99岁	100—104岁
80—84岁				***	***	***	***
85—89岁					***	***	***
90—94岁						***	***
95—99岁							***

注:单因素方差分析的多重比较检验使用的是 Tamhane's T2 方法,\ 为 p > 0.05, * 为 p < 0.05, ** 为 p < 0.01, *** 为 p < 0.001。

为了进一步证实年龄 5 岁组之间在躯体健康水平上的差异显著性,我们对各个年龄组之间的躯体健康指标数值进行了多重比较检验。表 2 – 14 结果表明,老年人的躯体健康水平在各个年龄组之间差异显著。也就是说,老年人的躯体健康水平随年龄的增长呈单调递减性,即老年人的躯体健康水平会随着老年人年龄的增长而显著地下降。

(二)2008 年老年人心理健康的年龄差异

根据图 2 – 66 和表 2 – 15 可以看出,随着老年人年龄的增长,老年人的心理健康水平在逐渐下降。就整体而言,老年人的心理健康指标数值从最高的 0.888 降至最低的 0.396,整体跨度约为 0.5。就每个年龄组而言,75—79 岁组老年人的心理健康水平比 70—74 岁组老年人下降了约 0.022,70—74 岁组老年人的心理健康水平比 65—69 岁组老年人下降了约 0.043,75—79 岁组老年人与 80—84 岁组老年人的心理健康水平相差 0.06,80—84 岁组老年人与 85—89 岁组老年人的心理健康水平相差 0.072,90—94 组老年人与 95—99 组老年人的心理健康水平均相差 0.087,85—89 岁组老年人与 90—94 岁组老年人的心理健康水平相差 0.098,95—99 岁老年人与 100—104 岁老年人的心理健康水平相差约 0.11,是组别差距最大的一组。

为了进一步证实年龄 5 岁组之间在心理健康水平上的差异显著性,我们对各个年龄组之间的心理健康指标数值进行了多重比较检验。表 2 – 15 结果表明,老年人的心理健康水平在各个年龄组之间差异显著。也就是说,老年人的心理健康水平随年龄的增长呈单调递减性,即老年人的心理健康水平会随着老年人年龄的增长而显著地下降。

表 2 - 15　2008 年分年龄组心理健康水平差异显著性比对

年龄 5 岁组	79—74 岁	75—79 岁	80—84 岁	85—89 岁	90—94 岁	95—99 岁	100—104 岁
65—69 岁	***	***	***	***	***	***	***
79—74 岁		***	***	***	***	***	***
75—79 岁			***	***	***	***	***
80—84 岁				***	***	***	***
85—89 岁					***	***	***
90—94 岁						***	***
95—99 岁							***

注:单因素方差分析的多重比较检验使用的是 Tamhane's T2 方法,\ 为 p > 0.05, * 为 p < 0.05, ** 为 p < 0.01, *** 为 p < 0.001。

(三)2008 年老年人社会适应健康的年龄差异

根据图 2 - 66 和表 2 - 16 可以看出,随着老年人年龄的增长,老年人的社会适应健康水平在逐渐下降。就整体而言,老年人的社会适应健康指标数值从最高的 0.486 降至最低的 0.146,整体跨度超过 0.3。就每个年龄组而言,70—74 岁组老年人的社会适应健康水平比 75—79 岁组老年人高 0.032,70—74 岁组老年人的社会适应健康水平比 65—69 岁组老年人下降了约 0.042,90—94 组老年人与 95—99 组老年人、95—99 岁组老年人与 100—104 岁组老年人的社会适应健康水平相差约 0.045,80—84 岁组老年人与 85—89 岁组老年人的社会适应健康水平相差 0.054,75—79 岁组老年人与 80—84 岁组老年人、85—89 岁组老年人与 90—94 岁组老年人的社会适应健康水平均相差约 0.061,但 75—79 岁组老年人与 80—84 岁组老年人间的差距略大于 85—89 岁组老年人与 80—84 岁组老年人间的差距。

为了进一步证实年龄 5 岁组之间在社会适应健康水平上的显著差异性,我们对各个年龄组之间的社会适应健康指标数值进行了多重比较检验。表 10 - 16 结果表明,老年人的社会适应健康水平在各个年龄组之间差异显著。也就是说,老年人的社会适应健康水平随年龄的增长呈单调递减性,即老年人的社会适应健康水平会随着老年人年龄的增长而显著地下降。

表 2-16   2008 年分年龄组社会适应健康水平差异显著性比对

年龄5岁组	79—74岁	75—79岁	80—84岁	85—89岁	90—94岁	95—99岁	100—104岁
65—69岁	***	***	***	***	***	***	***
79—74岁		***	***	***	***	***	***
75—79岁			***	***	***	***	***
80—84岁				***	***	***	***
85—89岁					***	***	***
90—94岁						***	***
95—99岁							***

注:单因素方差分析的多重比较检验使用的是 Tamhane's T2 方法,\ 为 $p > 0.05$,* 为 $p < 0.05$,** 为 $p < 0.01$,*** 为 $p < 0.001$。

(四)2008 年老年人主观健康的年龄差异

根据图 2-66 和表 2-17 可以看出,随着老年人年龄的增长,老年人的主观健康水平在逐渐下降。就整体而言,老年人的主观健康指标数值呈下降趋势,从最高的 0.676 降至最低的 0.518,整体跨度约为 0.16。就每个年龄组而言,80—84 岁组老年人与 85—89 岁组老年人的主观健康水平相差 0.007,95—99 岁组老年人与 100—104 岁组老年人的主观健康水平相差约 0.012,70—74 岁组老年人与 75—79 岁组老年人、75—79 岁组老年人与 80—84 岁组老年人、85—89 岁组老年人与 90—94 岁组老年人、65—69 岁组老年人与 70—74 岁组老年人的主观健康水平均相差约 0.02,而 90—94 岁组老年人与 95—99 岁组老年人的主观健康水平相差 0.058,是差距最大的一组。

表 2-17   2008 年分年龄组主观健康水平差异显著性比对

年龄5岁组	79—74岁	75—79岁	80—84岁	85—89岁	90—94岁	95—99岁	100—104岁
65—69岁	\	*	***	***	***	***	***
79—74岁		\	*	**	***	***	***
75—79岁			\	\	***	***	***
80—84岁				\	\	***	***

续表

年龄5岁组	79—74岁	75—79岁	80—84岁	85—89岁	90—94岁	95—99岁	100—104岁
85—89岁				\		***	***
90—94岁						***	***
95—99岁							\

注:单因素方差分析的多重比较检验使用的是 Tamhane's T2 方法,\ 为 $p > 0.05$,* 为 $p < 0.05$,** 为 $p < 0.01$,*** 为 $p < 0.001$。

为了进一步证实年龄5岁组之间在主观健康水平上的差异显著性,本书对各个年龄组之间的主观健康指标数值进行了多重比较检验。表2-17结果表明,老年人的主观健康水平在部分年龄组之间差异显著。也就是说,虽然表2-17中显示2008年老年人的主观健康水平随着年龄的增长在逐渐下降,但不能表明老年人的主观健康水平与年龄的增长呈单调递减性。具体而言,不同的年龄组与相邻年龄组之间的主观健康水平并没有显著差异,但各个年龄组与相邻年龄组之外的年龄组主观健康水平之间具有显著差异。因此,在一定程度上可以认为低龄老年人的主观健康水平优于高龄老年人。

(五)2008年老年人综合健康的年龄差异

根据图2-66和表2-18可以看出,随着老年人年龄的增长,老年人的综合健康水平在逐渐下降。就整体而言,老年人的综合健康指标数值从最高的0.865降至最低的0.499,整体跨度超过0.35。就每个年龄组而言,70—74岁组老年人与75—79岁组老年人的综合健康水平相差0.025,70—74岁组老年人的综合健康水平比65—69岁组老年人下降了约0.032,75—79岁组老年人比80—84岁组老年人的综合健康水平高0.045,80—84岁组老年人的综合健康水平比85—89岁组老年人高0.056,90—94组老年人与95—99组老年人的综合健康水平相差0.067,85—89岁组老年人与90—94岁组老年人、95—99岁组老年人与100—104岁组老年人的综合健康水平相差约0.07,是组别差距是最大的两组。

为了进一步证实年龄5岁组之间在综合健康水平上的显著差异性,我们对各个年龄组之间的综合健康指标数值进行了多重比较检验。表2-18

结果表明,老年人的综合健康水平在各个年龄组之间差异显著。也就是说,老年人的综合健康水平随年龄的增长呈单调递减性,即老年人的综合健康水平会随着老年人年龄的增长而显著地下降。

表 2－18 2008 年分年龄组综合健康水平差异显著性比对

年龄 5 岁组	79—74 岁	75—79 岁	80—84 岁	85—89 岁	90—94 岁	95—99 岁	100—104 岁
65—69 岁	***	***	***	***	***	***	***
79—74 岁		***	***	***	***	***	***
75—79 岁			***	***	***	***	***
80—84 岁				***	***	***	***
85—89 岁					***	***	***
90—94 岁						***	***
95—99 岁							***

注:单因素方差分析的多重比较检验使用的是 Tamhane's T2 方法,\ 为 $p > 0.05$, * 为 $p < 0.05$, ** 为 $p < 0.01$, *** 为 $p < 0.001$。

四、2011 年老年人健康水平的年龄差异

从各指标的变化趋势来看,躯体健康、心理健康、社会适应健康、主观健康与综合健康水平均呈现不同程度的下降趋势。就各指标的下降幅度而言,老年人的主观健康水平最为平稳,不同年龄组的最大差距为 0.14;老年人的心理健康水平下降幅度最大,65—69 岁组的 0.89 与 100—104 岁组的 0.48 相差 0.41;其余指标水平的下降幅度均在 0.3 左右。另外,各指标的健康水平同样存在明显差异,在任何年龄组中,社会适应健康指标的数值始终是最小的,而躯体健康指标的数值始终是最大的;而其他指标之间,在不同的年龄阶段上存在交叉,在 95—99 岁组之前,各年龄组的心理健康数值要大于主观健康,而 95—99 岁组之后,心理健开始小于主观健康。同时,老年人的综合健康指标在各年龄组上都表现出比较高的水平,即使在最高年龄组,其综合健康水平仍然在 0.5 以上。

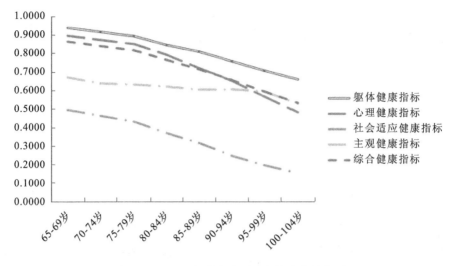

图 2 - 67　2011 年健康水平随年龄变化趋势图

（一）2011 年老年人躯体健康的年龄差异

根据图 2 - 67 和表 2 - 19 可以看出,随着老年人年龄的增长,老年人的躯体健康水平在逐渐下降。就整体而言,老年人的躯体健康指标数值从最高的 0.937 降至最低的 0.657,整体跨度约为 0.28。就每个年龄组而言,65—69 岁组老年人与 70—74 岁组老年人、70—74 岁组老年人与 75—79 岁组老年人的躯体健康水平相差约 0.02, 80—84 岁组老年人的躯体健康水平比 85—89 岁组老年人高 0.036,95—99 岁组老年人与 100—104 岁组老年人的躯体健康水平均相差约 0.048,75—79 岁组老年人与 80—84 岁组老年人的躯体健康水平相差约 0.049,90—94 组老年人与 95—99 组老年人的躯体健康水平相差 0.05,85—89 岁组老年人与 90—94 岁组老年人的躯体健康水平相差 0.052,是组别差距最大的一组。

表 2 - 19　2011 年分年龄组躯体健康水平差异显著性比对

年龄 5 岁组	79—74 岁	75—79 岁	80—84 岁	85—89 岁	90—94 岁	95—99 岁	100—104 岁
65—69 岁	***	***	***	***	***	***	***
79—74 岁		***	***	***	***	***	***
75—79 岁			***	***	***	***	***
80—84 岁				***	***	***	***

年龄5岁组	79—74岁	75—79岁	80—84岁	85—89岁	90—94岁	95—99岁	100—104岁
85—89岁					***	***	***
90—94岁						***	***
95—99岁							***

注:单因素方差分析的多重比较检验使用的是 Tamhane's T2 方法,\ 为 p > 0.05,* 为 p < 0.05,** 为 p < 0.01,*** 为 p < 0.001。

为了进一步证实年龄5岁组之间在躯体健康水平上的差异显著性,我们对各个年龄组之间的躯体健康指标数值进行了多重比较检验。表 2 – 19 结果表明,老年人的躯体健康水平在各个年龄组之间差异显著。也就是说,老年人的躯体健康水平随年龄的增长呈单调递减,即老年人的躯体健康水平会随着老年人年龄的增长而显著地下降。

(二)2011 年老年人心理健康的年龄差异

表 2 – 20　2011 年分年龄组心理健康水平差异显著性比对

年龄5岁组	79—74岁	75—79岁	80—84岁	85—89岁	90—94岁	95—99岁	100—104岁
65—69岁	***	***	***	***	***	***	***
79—74岁		***	***	***	***	***	***
75—79岁			***	***	***	***	***
80—84岁				***	***	***	***
85—89岁					***	***	***
90—94岁						***	***
95—99岁							***

注:单因素方差分析的多重比较检验使用的是 Tamhane's T2 方法,\ 为 p > 0.05,* 为 p < 0.05,** 为 p < 0.01,*** 为 p < 0.001。

根据图 2 – 67 和表 2 – 20 可以看出,随着老年人年龄的增长,老年人的心理健康水平在逐渐下降。就整体而言,老年人的心理健康指标数值从最高的 0.894 降至最低的 0.48,整体跨度约为 0.4。就每个年龄组而言,65—69 岁组老年人与 70—74 岁组老年人、70—74 岁组与 75—79 岁组老年人的心理健康水平相差约 0.02,75—79 岁组老年人与 80—84 岁组老年人的心理健康水平相差 0.06,80—84 岁组老年人与 85—89 岁组老年人、85—89 岁组老年人与 90—94 岁组老年人的心理健康水平相差约 0.07,90—94 组老年人与 95—99 组老年人的心理健康水平均相差 0.085,95—99 岁老年人与 100—104 岁老年人的心理健康水平相差约 0.086,是组别差距最大的一组。

为了进一步证实年龄 5 岁组之间在心理健康水平上的差异显著性,我们对各个年龄组之间的心理健康指标数值进行了多重比较检验。表 2－20 结果表明,老年人的心理健康水平在各个年龄组之间差异显著。也就是说,老年人的心理健康水平随年龄的增长呈单调递减,即老年人的心理健康水平会随着老年人年龄的增长而显著地下降。

(三)2011 年老年人社会适应健康的年龄差异

根据图 2－67 和表 2－21 可以看出,随着老年人年龄的增长,老年人的社会适应健康水平在逐渐下降。就整体而言,老年人的社会适应健康指标数值从最高的 0.493 降至最低的 0.152,整体跨度超过 0.3。就每个年龄组而言,65—69 岁组老年人与 70—74 岁组老年人、70—74 岁组老年人与 75—79 岁组老年人的社会适应健康水平相差约 0.03, 95—99 岁组老年人与 100—104 岁组老年人的社会适应健康水平相差约 0.043,80—84 岁组老年人与 85—89 岁组老年人、90—94 组老年人与 95—99 组老年人的社会适应健康水平相差 0.05,75—79 岁组老年人与 80—84 岁组老年人的社会适应健康水平相差 0.062,85—89 岁组老年人与 90—94 岁组老年人的社会适应健康水平均相差约 0.069,是组别差距最大的一组。

表 2－21　2011 年分年龄组社会适应健康水平差异显著性比对

年龄 5 岁组	79—74 岁	75—79 岁	80—84 岁	85—89 岁	90—94 岁	95—99 岁	100—104 岁
65—69 岁	***	***	***	***	***	***	***
79—74 岁		***	***	***	***	***	***
75—79 岁			***	***	***	***	***
80—84 岁				***	***	***	***
85—89 岁					***	***	***
90—94 岁						***	***

年龄5岁组	79—74岁	75—79岁	80—84岁	85—89岁	90—94岁	95—99岁	100—104岁
95—99岁							***

注:单因素方差分析的多重比较检验使用的是 Tamhane's T2 方法,\为 p > 0.05, * 为 p < 0.05, ** 为 p < 0.01, *** 为 p < 0.001。

为了进一步证实年龄5岁组之间在社会适应健康指标上的差异显著性,我们对各个年龄组之间的社会适应健康指标数值进行了多重比较检验。表2-21结果表明,老年人的社会适应健康水平在各个年龄组之间差异显著。也就是说,老年人的社会适应健康水平随年龄的增长呈单调递减,即老年人的社会适应健康水平会随着老年人年龄的增长而显著地下降。

(四)2011年老年人主观健康的年龄差异

根据图2-67和表2-22可以看出,随着老年人年龄的增长,老年人的主观健康水平在逐渐下降。就整体而言,老年人的主观健康指标数值呈下降趋势,从最高的0.669降至最低的0.527,整体跨度约为0.14。就每个年龄组而言,70—74岁组老年人的主观健康水平比75—79岁组老年人高0.006,75—79岁组老年人与80—84岁组老年人、90—94岁组老年人与95—99岁组老年人的主观健康水平相差约0.01,80—84岁组老年人与85—89岁组老年人的主观健康水平相差0.016,65—69岁组老年人与70—74岁组老年人的主观健康水平相差0.033,95—99岁组老年人与100—104岁组老年人的主观健康水平相差约0.067,是组间差别最大的一组;同时85—89岁组老年人与90—94岁组老年人的主观健康水平呈现逆增长趋势,90—94岁组老年人的主观健康水平比85—89岁组老年人高0.001。

表2-22　2011年分年龄组主观健康水平差异显著性比对

年龄5岁组	79—74岁	75—79岁	80—84岁	85—89岁	90—94岁	95—99岁	100—104岁
65—69岁	\	\	\	**	**	**	***
79—74岁		\	\	\	\	\	***
75—79岁			\	\	\	\	***
80—84岁				\	\	\	***

年龄 5 岁组	79—74 岁	75—79 岁	80—84 岁	85—89 岁	90—94 岁	95—99 岁	100—104 岁
85—89 岁					\	\	***
90—94 岁						\	***
95—99 岁							*

注:单因素方差分析的多重比较检验使用的是 Tamhane's T2 方法,\ 为 $p > 0.05$, * 为 $p < 0.05$, ** 为 $p < 0.01$, *** 为 $p < 0.001$。

为了进一步证实年龄 5 岁组之间在主观健康水平上的差异显著性,我们对各个年龄组之间的主观健康指标数值进行了多重比较检验。表 2 - 22 结果表明,老年人的主观健康水平在少部分年龄组之间差异显著。也就是说,虽然表中显示 2011 年老年人的主观健康指标数值随着年龄的增长在逐渐下降,但不能表明老年人的主观健康水平与年龄的增长呈单调递减。具体而言,65—69 岁组的主观健康水平与 85 岁以上的各个年龄组间有显著差异,100 岁以下的各个年龄组均与 100—104 岁组间的主观健康水平有显著差异。因此,在一定程度上可以认为中低龄老年人的主观健康水平优于高龄老年人。

（五）2011 年老年人综合健康的年龄差异

根据图 2 -67 和表 2 -23 可以看出,随着老年人年龄的增长,老年人的综合健康水平在逐渐下降。就整体而言,老年人的综合健康指标数值从最高的 0.862 降至最低的 0.531,整体跨度超过 0.3。就每个年龄组而言,70—74 岁组老年人与 75—79 岁组老年人的综合健康水平相差 0.023,70—74 岁组老年人的综合健康水平比 65—69 岁组老年人下降了约 0.024,80—84 岁组老年人的综合健康水平比 85—89 岁组老年人高 0.05,75—79 岁组老年人比 80—84 岁组老年人的综合健康水平高 0.052,85—89 岁组老年人与 90—94 岁组老年人的综合健康水平相差约 0.058,90—94 组老年人与 95—99 组老年人的综合健康水平相差 0.061,95—99 岁组老年人与 100—104 岁组老年人的综合健康水平相差约 0.062,是组别差距是最大的两组。

为了进一步证实年龄 5 岁组之间在综合健康水平上的差异显著性,我们对各个年龄组之间的综合健康指标数值进行了多重比较检验。表 2 -23

结果表明,老年人的综合健康水平在各个年龄组之间差异显著。也就是说,老年人的综合健康水平随年龄的增长呈单调递减,即老年人的综合健康水平会随着老年人年龄的增长而显著地下降。

表 2 - 23　2011 年分年龄组综合健康水平差异显著性比对

年龄 5 岁组	79—74 岁	75—79 岁	80—84 岁	85—89 岁	90—94 岁	95—99 岁	100—104 岁
65—69 岁	***	***	***	***	***	***	***
79—74 岁		***	***	***	***	***	***
75—79 岁			***	***	***	***	***
80—84 岁				***	***	***	***
85—89 岁					***	***	***
90—94 岁						***	***
95—99 岁							***

注:单因素方差分析的多重比较检验使用的是 Tamhane's T2 方法,\ 为 $p > 0.05$,* 为 $p < 0.05$,** 为 $p < 0.01$,*** 为 $p < 0.001$。

五、2014 年老年人健康水平的年龄差异

从各指标的变化趋势来看,躯体健康、心理健康、社会适应健康、主观健康与综合健康水平均呈现不同程度的下降趋势。就各指标数值的下降幅度而言,老年人的主观健康水平最为平稳,不同年龄组的最大差距为 0.19;老年人的心理健康水平下降幅度最大,65—69 岁组的 0.88 与 100—104 岁组的 0.44 间相差 0.44;其余指标水平的下降幅度均在 0.3 左右。另外,各指标的健康指标水平同样存在明显差异,在任何年龄组中,社会适应健康指标的数值始终是最小的,而躯体健康指标的数值始终是最大的;其他指标之间在不同的年龄阶段上存在交叉,在 95—99 岁组之前,各年龄组的心理健康指标数值要大于主观健康,而 95—99 岁组之后,心理健康指标数值开始小于主观健康。同时,老年人的综合健康指标在各年龄组上都表现出比较高的水平,即使在最高年龄组,其综合健康指标仍然在 0.5 以上。

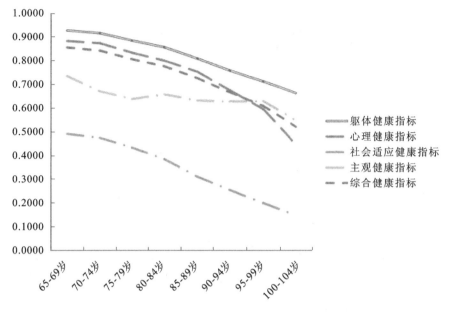

图 2 - 68　2014 年健康水平随年龄变化趋势图

（一）2014 年老年人躯体健康的年龄差异

根据图 2 - 68 和表 2 - 24 可以看出,随着老年人年龄的增长,老年人的躯体健康水平在逐渐下降。就整体而言,老年人的躯体健康指标数值从最高的 0.927 降至最低的 0.662,整体跨度约为 0.26。就每个年龄组而言,65—69 岁组老年人的躯体健康水平比 70—74 岁组老年人高 0.012,75—79 岁组老年人与 80—84 岁组老年人的躯体健康水平相差约 0.028,70—74 岁组老年人与 75—79 岁组老年人的躯体健康水平相差约 0.032,90—94 组老年人与 95—99 组老年人的躯体健康水平相差 0.046,80—84 岁组老年人的躯体健康水平比 85—89 岁组老年人高 0.047,95—99 岁组老年人与 100—104 岁组老年人的躯体健康水平均相差约 0.049,85—89 岁组老年人与 90—94 岁组老年人的躯体健康水平相差 0.051,是组别差距最大的一组。

为了进一步证实年龄 5 岁组之间在躯体健康指标上的差异显著性,本书对各个年龄组之间的躯体健康指标数值进行了多重比较检验。表 2 - 24 结果表明,除了 65—69 岁组与 70—74 岁组老年人的躯体健康水平没有显著差异外,其余年龄组间的躯体健康水平在各个年龄组之间均差异显著。也就是说老年人的躯体健康水平随年龄的增长呈单调递减,即老年人的躯体健康水平会随着老年人年龄的增长而显著地下降。

表 2 - 24　2014 年分年龄组躯体健康水平差异显著性比对

年龄 5 岁组	79—74 岁	75—79 岁	80—84 岁	85—89 岁	90—94 岁	95—99 岁	100—104 岁
65—69 岁	\	**	***	***	***	***	***
79—74 岁		***	***	***	***	***	***
75—79 岁			**	***	***	***	***
80—84 岁				***	***	***	***
85—89 岁					***	***	***
90—94 岁						***	***
95—99 岁							***

注:单因素方差分析的多重比较检验使用的是 Tamhane's T2 方法,\ 为 $p > 0.05$, * 为 $p < 0.05$, ** 为 $p < 0.01$, *** 为 $p < 0.001$。

(二)2014 年老年人心理健康的城乡差异

表 2 - 25　2014 年分年龄组心理健康水平差异显著性比对

年龄 5 岁组	79—74 岁	75—79 岁	80—84 岁	85—89 岁	90—94 岁	95—99 岁	100—104 岁
65—69 岁	\	*	***	***	***	***	***
79—74 岁		***	***	***	***	***	***
75—79 岁			**	***	***	***	***
80—84 岁				***	***	***	***
85—89 岁					***	***	***
90—94 岁						***	***
95—99 岁							***

注:单因素方差分析的多重比较检验使用的是 Tamhane's T2 方法,\ 为 $p > 0.05$, * 为 $p < 0.05$, ** 为 $p < 0.01$, *** 为 $p < 0.001$。

根据图 2 - 68 和表 2 - 25 可以看出,随着老年人年龄的增长,老年人的心理健康水平在逐渐下降。就整体而言,老年人的心理健康指标数值从最高的 0.881 降至最低的 0.443,整体跨度约为 0.44。就每个年龄组而言,

65—69 岁组老年人与 70—74 岁组老年人的躯体健康水平相差 0.01,75—79 岁组老年人与 80—84 岁组老年人的心理健康水平相差 0.033,70—74 岁组与 75—79 岁组老年人的心理健康水平相差约 0.04,80—84 岁组老年人与 85—89 岁组老年人的心理健康水平相差 0.047,85—89 岁组老年人与 90—94 岁组老年人的心理健康水平相差约 0.077,90—94 组老年人与 95—99 组老年人的心理健康水平均相差 0.081,95—99 岁老年人与 100—104 岁老年人的心理健康水平相差约 0.15,是组别差距最大的一组。

为了进一步证实年龄 5 岁组之间在心理健康指标上的差异显著性,我们对各个年龄组之间的心理健康指标数值进行了多重比较检验。表 2 – 25 结果表明,除了 65—69 岁组与 70—74 岁组老年人的心理健康水平没有显著差异外,其余年龄组间的心理健康水平在各个年龄组之间均差异显著。也就是说,老年人的心理健康水平随年龄的增长呈单调递减,即老年人的心理健康水平会随着老年人年龄的增长而显著地下降。

(三)2014 年老年人社会适应健康的年龄差异

表 2 – 26　2014 年分年龄组社会适应健康水平差异显著性比对

年龄 5 岁组	79—74 岁	75—79 岁	80—84 岁	85—89 岁	90—94 岁	95—99 岁	100—104 岁
65—69 岁	\	\	***	***	***	***	***
79—74 岁		**	***	***	***	***	***
75—79 岁			***	***	***	***	***
80—84 岁				***	***	***	***
85—89 岁					***	***	***
90—94 岁						***	***
95—99 岁							***

注:单因素方差分析的多重比较检验使用的是 Tamhane's T2 方法,\ 为 $p > 0.05$,* 为 $p < 0.05$,** 为 $p < 0.01$,*** 为 $p < 0.001$。

根据图 2 – 68 和表 2 – 26 可以看出,随着老年人年龄的增长,老年人的社会适应健康水平在逐渐下降。就整体而言,老年人的社会适应健康指标数值从最高的 0.49 降至最低的 0.146,整体跨度超过 0.3。就每个年龄组而言,65—69 岁组老年人的社会适应健康水平比 70—74 岁组老年人高0.017,

70—74 岁组老年人与 75—79 岁组老年人的社会适应健康水平相差约 0.04，75—79 岁组老年人与 80—84 岁组老年人的社会适应健康水平相差 0.049，95—99 岁组老年人与 100—104 岁组老年人的社会适应健康水平相差约 0.052，90—94 组老年人与 95—99 组老年人的社会适应健康水平相差 0.055，85—89 岁组老年人与 90—94 岁组老年人的社会适应健康水平均相差约 0.057，80—84 岁组老年人与 85—89 岁组老年人的社会适应健康水平相差 0.074，是组别差距最大的一组。

为了进一步证实年龄 5 岁组之间在社会适应健康指标上的差异显著性，我们对各个年龄组之间的社会适应健康指标数值进行了多重比较检验。表 2－26 结果表明，除了 65—69 岁组与 70—74 岁组老年人间、65—69 岁组与 75—79 岁组老年人间的社会适应健康水平没有显著差异外，其余各个年龄组之间的社会适应健康均有显著差异。也就是说，老年人的社会适应健康水平一定程度上随年龄的增长呈单调递减，即老年人的社会适应健康水平会随着老年人年龄的增长而显著地下降。

（四）2014 年老年人主观健康的年龄差异

根据图 2－68 和表 2－27 可以看出，随着老年人年龄的增长，老年人的主观健康水平在逐渐下降。就整体而言，老年人的主观健康指标数值呈下降趋势，从最高的 0.734 降至最低的 0.546，整体跨度约为 0.19。就每个年龄组而言，80—84 岁组老年人的主观健康水平比 90—94 岁组老年人高 0.004，80—84 岁组老年人与 85—89 岁组老年人的主观健康水平相差 0.026，70—74 岁组老年人的主观健康水平比 75—79 岁组老年人高 0.033，65—69 岁组老年人与 70—74 岁组老年人的主观健康水平相差约 0.064，95—99 岁组老年人与 100—104 岁组老年人的主观健康水平相差约 0.08，是组间差别最大的一组；同时 75—79 岁组老年人与 80—84 岁组老年人间、90—94 岁组老年人与 95—99 岁组老年人间的主观健康指标呈现逆增长趋势，80—84 岁组老年人比 75—79 岁组老年人高 0.02，95—99 岁组老年人比 90—94 岁组老年人高 0.001。

表 2-27　2014 年分年龄组主观健康水平差异显著性比对

年龄 5 岁组	79—74 岁	75—79 岁	80—84 岁	85—89 岁	90—94 岁	95—99 岁	100—104 岁
65—69 岁	\	*	\	*	*	*	***
79—74 岁		\	\	\	\	\	***
75—79 岁			\	\	\	\	**
80—84 岁				\	\	\	***
85—89 岁					\	\	**
90—94 岁						\	*
95—99 岁							*

注:单因素方差分析的多重比较检验使用的是 Tamhane's T2 方法,\ 为 p > 0.05, * 为 p < 0.05, ** 为 p < 0.01, *** 为 p < 0.001。

为了进一步证实年龄 5 岁组之间在主观健康水平上的差异显著性,我们对各个年龄组之间的主观健康指标数值进行了多重比较检验。表 2-27 结果表明,老年人的主观健康在少部分年龄组之间差异显著。也就是说,虽然表 2-27 中显示 2011 年老年人的主观健康水平随着年龄的增长在逐渐下降,但不能表明老年人的主观健康水平与年龄的增长呈单调递减性。具体而言,65—69 岁组的主观健康水平与 85 岁以上的各个年龄组间有显著差异,100 岁以下的各个年龄组均与 100—104 岁组有显著差异。因此,在一定程度上可以认为中低龄老年人的主观健康水平优于高龄老年人。

(五)2014 年老年人综合健康的年龄差异

根据图 2-68 和表 2-28 可以看出,随着老年人年龄的增长,老年人的综合健康水平在逐渐下降。就整体而言,老年人的综合健康指标数值从最高的 0.854 降至最低的 0.52,整体跨度超过 0.3。就每个年龄组而言,70—74 岁组老年人的综合健康水平比 65—69 岁组老年人下降了约 0.014,75—79 岁组老年人比 80—84 岁组老年人的综合健康水平高 0.03,70—74 岁组老年人与 75—79 岁组老年人的综合健康水平相差 0.036,80—84 岁组老年人的综合健康水平比 85—89 岁组老年人高 0.05, 85—89 岁组老年人与

90—94 岁组老年人、90—94 组老年人与 95—99 组老年人的综合健康水平相差约0.06,95—99 岁组老年人与 100—104 岁组老年人的综合健康水平相差约 0.088,是组别差距是最大的一组。

表 2－28　2014 年分年龄组综合健康水平差异显著性比对

年龄 5 岁组	79—74 岁	75—79 岁	80—84 岁	85—89 岁	90—94 岁	95—99 岁	100—104 岁
65—69 岁	\	**	***	***	***	***	***
79—74 岁		***	***	***	***	***	***
75—79 岁			***	***	***	***	***
80—84 岁				***	***	***	***
85—89 岁					***	***	***
90—94 岁						***	***
95—99 岁							***

注:单因素方差分析的多重比较检验使用的是 Tamhane's T2 方法,\ 为 $p > 0.05$,* 为 $p < 0.05$,** 为 $p < 0.01$,*** 为 $p < 0.001$。

为了进一步证实年龄 5 岁组之间在综合健康水平上的差异显著性,我们对各个年龄组之间的综合健康指标数值进行了多重比较检验。表 2－28 结果表明,除了 65—69 岁组老年人与 70—74 岁组老年人的综合健康水平没有显著差异外,其余各个年龄组之间均有显著差异。也就是说,老年人的综合健康水平随年龄的增长呈单调递减性,即老年人的综合健康水平会随着老年人年龄的增长而显著地下降。

六、2018 年老年人健康水平的年龄差异

从各指标的变化趋势来看,躯体健康、心理健康、社会适应健康、主观健康与综合健康水平均呈现不同程度水平的下降趋势。就各指标水平的下降幅度而言,老年人的主观健康水平最为平稳,不同年龄组的最大差距约为 0.1;老年人的心理健康水平下降幅度最大,65—69 岁组的 0.9 与 100—104 岁组的 0.5 间相差 0.4;其余指标水平的下降幅度均在 0.3 左右。另外,各指标的健康水平同样存在明显差异,在任何年龄组中,社会适应健康指标的

数值始终是最小的,躯体健康指标的数值始终是最大的;其他指标之间在不同的年龄阶段上存在交叉,在95—99岁组之前,各年龄组的心理健康指数数值要大于主观健康,而95—99岁组之后,心理健康指数数值开始小于主观健康。同时,老年人的综合健康指标在各年龄组上都表现出比较高的水平,即使在最高年龄组,其综合健康指标仍维持在0.55左右。

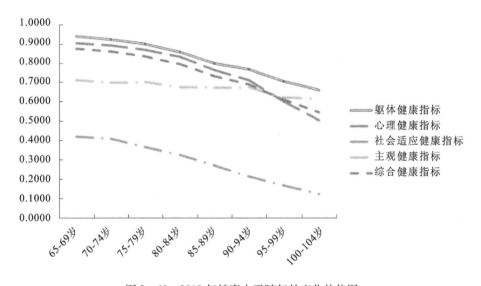

图2-69 2018年健康水平随年龄变化趋势图

（一）2018年老年人躯体健康的年龄差异

根据图2-69和表2-29可以看出,随着老年人年龄的增长,老年人的躯体健康水平在逐渐下降。就整体而言,老年人的躯体健康指标数值从最高的0.937降至最低的0.659,整体跨度约为0.28。就每个年龄组而言,65—69岁组老年人的躯体健康水平比70—74岁组老年人高了0.017,70—74岁组老年人与75—79岁组老年人的躯体健康水平相差约0.023,85—89岁组老年人与90—94岁组老年人的躯体健康水平相差0.031,75—79岁组老年人与80—84岁组老年人的躯体健康水平相差约0.042,95—99岁组老年人与100—104岁组老年人的躯体健康水平均相差约0.046,80—84岁组老年人的躯体健康水平比85—89岁组老年人高0.06,90—94组老年人与95—99组老年人的躯体健康水平相差0.062,是组别差距最大的一组。

表 2 - 29　2018 年分年龄组躯体健康水平差异显著性比对

年龄 5 岁组	79—74 岁	75—79 岁	80—84 岁	85—89 岁	90—94 岁	95—99 岁	100—104 岁
65—69 岁	***	***	***	***	***	***	***
79—74 岁		***	***	***	***	***	***
75—79 岁			***	***	***	***	***
80—84 岁				***	***	***	***
85—89 岁					***	***	***
90—94 岁						***	***
95—99 岁							***

注：单因素方差分析的多重比较检验使用的是 Tamhane's T2 方法，\ 为 $p > 0.05$，* 为 $p < 0.05$，** 为 $p < 0.01$，*** 为 $p < 0.001$。

为了进一步证实年龄 5 岁组之间在躯体健康水平上的差异显著性，我们对各个年龄组之间的躯体健康指标数值进行了多重比较检验。表 2 - 29 结果表明，老年人的躯体健康水平在各个年龄组之间差异显著。也就是说，老年人的躯体健康水平随年龄的增长呈单调递减，即老年人的躯体健康水平会随着老年人年龄的增长而显著地下降。

（二）2018 年老年人心理健康的年龄差异

根据图 2 - 69 和表 2 - 30 可以看出，随着老年人年龄的增长，老年人的心理健康水平在逐渐下降。就整体而言，老年人的心理健康指标数值从最高的 0.9 降至最低的 0.5，整体跨度约为 0.4。就每个年龄组而言，65—69 岁组老年人与 70—74 岁组老年人间、90—94 组老年人与 95—99 组老年人间的心理健康水平相差约 0.012，70—74 岁组与 75—79 岁组老年人间的心理健康水平相差约 0.02，75—79 岁组老年人与 80—84 岁组老年人间的心理健康水平相差 0.036，85—89 岁组老年人与 90—94 岁组老年人间的心理健康水平相差约 0.05，80—84 岁组老年人与 85—89 岁组老年人间的心理健康水平均相差 0.07，95—99 岁老年人与 100—104 岁老年人间的心理健康水平相差约 0.1，是组别差距最大的一组。

为了进一步证实年龄 5 岁组之间在心理健康水平上的差异显著性，我

们对各个年龄组之间的心理健康指标数值进行了多重比较检验。表 2 - 30
结果表明,除了 65—69 岁组老年人与 70—74 岁组老年人的心理健康水平没
有显著差异,其余各个年龄组之间的心理健康水平均存在显著差异。也就
是说,老年人的心理健康水平随年龄的增长呈单调递减,即老年人的心理健
康水平会随着老年人年龄的增长而显著地下降。

表 2 - 30　2018 年分年龄组心理健康水平差异显著性比对

年龄 5 岁组	79—74 岁	75—79 岁	80—84 岁	85—89 岁	90—94 岁	95—99 岁	100—104 岁
65—69 岁	\	***	***	***	***	***	***
79—74 岁		***	***	***	***	***	***
75—79 岁			***	***	***	***	***
80—84 岁				***	***	***	***
85—89 岁					***	***	***
90—94 岁						***	***
95—99 岁							***

注:单因素方差分析的多重比较检验使用的是 Tamhane's T2 方法,\ 为 p > 0.05, * 为
p < 0.05, ** 为 p < 0.01, *** 为 p < 0.001。

(三)2018 年老年人社会适应健康的年龄差异

根据图 2 -69 和表 2 -31 可以看出,随着老年人年龄的增长,老年人的
社会适应健康水平在逐渐下降。就整体而言,老年人的社会适应健康指标
数值从最高的 0.419 降至最低的 0.122,整体跨度约为 0.3。就每个年龄组
而言,65—69 岁组老年人与 70—74 岁组老年人的社会适应健康水平相差
0.011,70—74 岁组老年人与 75—79 岁组老年人、75—79 岁组老年人与
80—84 岁组老年人的社会适应健康水平相差约 0.04,90—94 组老年人与
95—99 组老年人、95—99 岁组老年人与 100—104 岁组老年人的社会适应健
康水平相差 0.045,80—84 岁组老年人与 85—89 岁组老年人的社会适应健
康水平相差 0.054,85—89 岁组老年人与 90—94 岁组老年人的社会适应健
康水平均相差约 0.057,是组别差距最大的一组。

表 2 - 31 2018 年分年龄组社会适应健康水平差异显著性比对

年龄 5 岁组	79—74 岁	75—79 岁	80—84 岁	85—89 岁	90—94 岁	95—99 岁	100—104 岁
65—69 岁	\	***	***	***	***	***	***
79—74 岁		***	***	***	***	***	***
75—79 岁			***	***	***	***	***
80—84 岁				***	***	***	***
85—89 岁					***	***	***
90—94 岁						***	***
95—99 岁							***

注:单因素方差分析的多重比较检验使用的是 Tamhane's T2 方法,\ 为 $p > 0.05$,* 为 $p < 0.05$,** 为 $p < 0.01$,*** 为 $p < 0.001$。

为了进一步证实年龄 5 岁组之间在社会适应健康水平上的差异显著性,我们对各个年龄组之间的社会适应健康指标进行了多重比较检验。表 2 - 31 结果表明,除了 65—69 岁组老年人与 70—74 岁组老年人的社会适应健康水平没有显著差异,其余各个年龄组之间的社会适应健康水平均存在显著差异。也就是说,老年人的社会适应健康水平随年龄的增长呈单调递减,即老年人的社会适应健康水平会随着老年人年龄的增长而显著地下降。

(四)2018 年老年人主观健康的年龄差异

根据图 2 - 69 和表 2 - 32 可以看出,随着老年人年龄的增长,老年人的主观健康水平在逐渐下降。就整体而言,老年人的主观健康指标数值呈下降趋势,从最高的 0.711 降至最低的 0.613,整体跨度约为 0.1。就每个年龄组而言,80—84 岁组老年人与 85—89 岁组老年人的主观健康水平相差 0.002,95—99 岁组老年人与 100—104 岁组老年人的主观健康水平相差约 0.009,65—69 岁组老年人与 70—74 岁组老年人的主观健康水平相差约 0.013,75—79 岁组老年人的社会适应健康水平比 80—84 岁组老年人高约 0.03,90—94 岁组老年人与 95—99 岁组老年人的主观健康水平相差约 0.05,是组间差别最大的一组;同时 70—74 岁组老年人与 75—79 岁组老年

人间、85—89 岁组老年人与 90—94 岁组老年人间的主观健康水平呈现逆增
长趋势,75—79 岁组老年人的主观健康水平比 70—74 岁组老年人高
0.0037,90—94 岁组老年人的主观健康水平比 85—89 岁组老年人高
0.0023。

表 2 - 32　2018 年分年龄组主观健康水平差异显著性比对

年龄 5 岁组	79—74 岁	75—79 岁	80—84 岁	85—89 岁	90—94 岁	95—99 岁	100—104 岁
65—69 岁	\	\	\	\	\	***	***
79—74 岁		\	\	\	\	***	***
75—79 岁			\	\	\	***	***
80—84 岁				\	\	\	**
85—89 岁					\	\	*
90—94 岁						\	**
95—99 岁							\

注:单因素方差分析的多重比较检验使用的是 Tamhane's T2 方法,\ 为 $p > 0.05$,* 为
$p < 0.05$,** 为 $p < 0.01$,*** 为 $p < 0.001$。

为了进一步证实年龄 5 岁组之间在主观健康水平上的差异显著性,我
们对各个年龄组之间的主观健康指标进行了多重比较检验。表 2 - 32 结果
表明,老年人的主观健康水平在少部分年龄组之间差异显著。也就是说,虽
然表 2 - 32 中显示 2018 年老年人的主观健康水平整体呈现出下降趋势,但
不能表明老年人的主观健康水平与年龄的增长呈单调递减性。具体而言,
65—79 岁三组的主观健康水平与 95 岁以上的两个年龄组有显著差异,80—
94 岁三组的主观健康水平与 100—104 岁组有显著差异。因此,在一定程度
上可以认为中低龄老年人的主观健康水平优于高龄老年人。

(五)2018 年老年人综合健康的年龄差异

根据图 2 - 69 和表 2 - 33 可以看出,随着老年人年龄的增长,老年人的
综合健康水平在逐渐下降。就整体而言,老年人的综合健康指标数值从最
高的 0.874 降至最低的 0.544,整体跨度超过 0.3。就每个年龄组而言,70—
74 岁组老年人的综合健康水平比 65—69 岁组老年人下降了约 0.014,70—

74 岁组老年人与 75—79 岁组老年人的综合健康水平相差 0.026,75—79 岁组老年人比 80—84 岁组老年人的综合健康水平高 0.041,85—89 岁组老年人与 90—94 岁组老年人的综合健康水平相差约 0.043,80—84 岁组老年人的综合健康水平比 85—89 岁组老年人高 0.062,95—99 岁组老年人与 100—104 岁组老年人的综合健康水平相差约 0.066,90—94 组老年人与 95—99 组老年人的综合健康水平相差 0.079,是组别差距是最大的一组。

表 2 - 33 2018 年分年龄组综合健康水平差异显著性比对

年龄 5 岁组	79—74 岁	75—79 岁	80—84 岁	85—89 岁	90—94 岁	95—99 岁	100—104 岁
65—69 岁	**	***	***	***	***	***	***
79—74 岁		***	***	***	***	***	***
75—79 岁			***	***	***	***	***
80—84 岁				***	***	***	***
85—89 岁					***	***	***
90—94 岁						***	***
95—99 岁							***

注:单因素方差分析的多重比较检验使用的是 Tamhane's T2 方法,\ 为 $p > 0.05$,* 为 $p < 0.05$,** 为 $p < 0.01$,*** 为 $p < 0.001$。

为了进一步证实年龄 5 岁组之间在综合健康水平上的差异显著性,我们对各个年龄组之间的综合健康指标数值进行了多重比较检验。表 2 - 33 结果表明,老年人的综合健康水平在各个年龄组之间差异显著。也就是说,老年人的综合健康随年龄的增长呈单调递减性,即老年人的综合健康水平会随着老年人年龄的增长而显著地下降。

第四节 健康水平的职业差异

本节从职业差异的角度,分别展示了历年调查结果所反映的老年人的躯体健康、心理健康、社会适应健康、主观健康以及综合健康等状况。具体节结构见图 2 - 70。

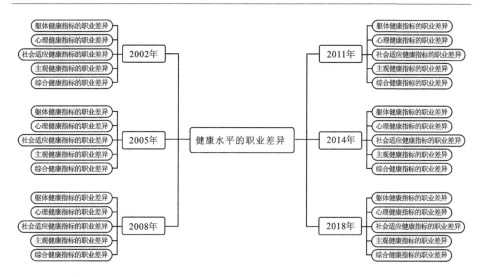

图 2 - 70　老年人健康水平的职业差异结构图

从分职业的老年人健康指标历年数据来看,老年人各指标的健康水平在不同职业之间存在差异,而且通过相应的群组类别之间相关性检验,发现职业之间的差异性是具有统计推断性的。也就是说,历年老年人在躯体健康、心理健康、社会适应健康、主观健康和综合健康水平上的职业差异是显著存在的。

表 2 - 34　不同职业老年人健康水平分布表

	职业	躯体健康指标		心理健康指标		社会适应指标		主观健康指标		综合健康指标	
		Mean	Chi-Square	Mean	Chi-Square	Mean	Chi-Square	Mean	Chi-Square	Mean	Chi-Square
2002年	专业技术人员	0.8530		0.8345		0.4932		0.7090		0.8008	
	政府和机构管理人员	0.8678		0.8588		0.5265		0.7176		0.8210	
	职工、服务人员或工人	0.8286		0.7744		0.3775		0.6402		0.7514	
	自雇用者	0.8289		0.7339		0.3139		0.6521		0.7299	
	农林牧渔业人员	0.8081	585.48 ***	0.6748	1337.66 ***	0.2838	1536.73 ***	0.5944	173.94 ***	0.6926	1258.12 ***
	家务劳动者	0.7368		0.6011		0.2275		0.5839		0.6243	
	军人	0.8063		0.7406		0.3672		0.6540		0.7276	
	未雇用者	0.7350		0.6116		0.2256		0.6061		0.6279	
	其他	0.8195		0.7522		0.3500		0.6343		0.7355	

续表

年份	职业	躯体健康指标 Mean	Chi-Square	心理健康指标 Mean	Chi-Square	社会适应指标 Mean	Chi-Square	主观健康指标 Mean	Chi-Square	综合健康指标 Mean	Chi-Square
2005年	专业技术人员	0.8461		0.8364		0.4988		0.6805		0.7978	
	政府和机构管理人员	0.8468		0.8526		0.5093		0.6963		0.8058	
	职工、服务人员或工人	0.8266		0.7735		0.4025		0.6404		0.7530	
	自雇用者	0.8248		0.7296		0.3450		0.6316		0.7291	
	农林牧渔业人员	0.8134	552.71***	0.6768	1183.72***	0.2928	1498.43***	0.6102	89.58***	0.6975	1076.03***
	家务劳动者	0.7210		0.5947		0.2285		0.5756		0.6141	
	军人	0.7837		0.7253		0.3773		0.6146		0.7106	
	未雇用者	0.7316		0.6141		0.2367		0.5833		0.6276	
	其他	0.8184		0.7357		0.3419		0.6477		0.7285	
2008年	专业技术人员	0.8378		0.7987		0.4378		0.6616		0.7723	
	政府和机构管理人员	0.8492		0.8201		0.4611		0.6762		0.7889	
	职工、服务人员或工人	0.8190		0.7473		0.3719		0.6425		0.7362	
	自雇用者	0.8232		0.7263		0.3159		0.6198		0.7234	
	农林牧渔业人员	0.8093	505.47***	0.6311	1087.54***	0.2722	1050.98***	0.5795	126.55***	0.6751	939.01***
	家务劳动者	0.7160		0.5347		0.2133		0.5612		0.5872	
	军人	0.8186		0.7736		0.3512		0.6604		0.7441	
	未雇用者	0.7354		0.5709		0.2446		0.6116		0.6154	
	其他	0.8309		0.7087		0.3263		0.5979		0.7209	
2011年	专业技术人员	0.8331	82.73***	0.8349	349.47***	0.4660	387.09***	0.6991	89.54***	0.7880	270.24***
	政府和机构管理人员	0.8191		0.8324		0.4778		0.7049		0.7819	
	职工、服务人员或工人	0.8178		0.7980		0.3965		0.6641		0.7580	
	自雇用者	0.8080		0.7043		0.3249		0.5776		0.7074	
	农林牧渔业人员	0.8158		0.7086		0.3052		0.5892		0.7110	
	家务劳动者	0.7520		0.6455		0.2634		0.6076		0.6529	
	军人	0.8058		0.7370		0.3868		0.5617		0.7247	
	未雇用者	0.7186		0.6820		0.2673		0.5586		0.6490	
	其他	0.8284		0.7883		0.3894		0.6581		0.7585	

续表

职业	躯体健康指标		心理健康指标		社会适应指标		主观健康指标		综合健康指标	
	Mean	Chi-Square	Mean	Chi-Square	Mean	Chi-Square	Mean	Chi-Square	Mean	Chi-Square
2014年 专业技术人员	0.8352		0.8385		0.4937		0.7096		0.7938	
政府和机构管理人员	0.8491		0.8492		0.4720		0.7427		0.8033	
职工、服务人员或工人	0.8133		0.7929		0.4023		0.6323		0.7534	
自雇用者	0.8077		0.7622		0.3333		0.5704		0.7294	
农林牧渔业人员	0.8206	45.74***	0.7247	167.27***	0.3156	230.52***	0.6290	33.09***	0.7219	140.25***
家务劳动者	0.7760		0.6897		0.2826		0.6403		0.6842	
军人	0.8005		0.7156		0.3576		0.6146		0.7130	
未雇用者	0.7265		0.7333		0.2510		0.5679		0.6703	
其他	0.8277		0.7862		0.3984		0.6748		0.7590	
2018年 专业技术人员	0.8310		0.8680		0.3899		0.7258		0.8062	
政府和机构管理人员	0.8255		0.8535		0.3904		0.7402		0.7988	
职工、服务人员或工人	0.8115		0.8032		0.3524		0.7051		0.7665	
自雇用者	0.8335		0.8132		0.3009		0.7010		0.7731	
农林牧渔业人员	0.8272	50.19***	0.7394	377.00***	0.2572	460.83***	0.6496	69.13***	0.7343	247.64***
家务劳动者	0.7843		0.6950		0.2329		0.6624		0.6941	
军人	0.8129		0.8282		0.3192		0.7371		0.7727	
未雇用者	0.7559		0.6822		0.2147		0.6775		0.6735	
其他	0.8208		0.7784		0.3301		0.6948		0.7581	

注：Chi-Square 为列变量在分组变量上的差异检验，多分类变量使用的是非参数检验（Kruskal-Wallis H），其值为对应的 Chin-Square 统计值。* 为 $p < 0.05$，** 为 $p < 0.01$，*** 为 $p < 0.001$。

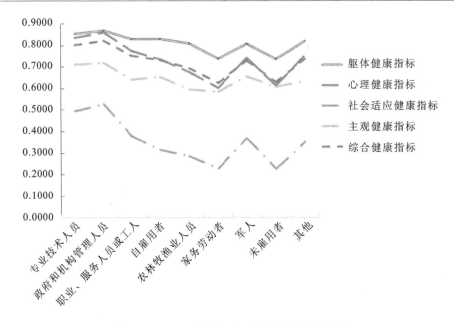

图 2 – 71 2002 年健康水平随职业变化趋势图

一、2002 年老年人健康水平的职业差异

从健康水平随职业变化趋势图来看,躯体健康、心理健康、社会适应健康、主观健康以及综合健康水平指标数值在职业类别上的变动分布趋势基本是一致的。具体而言,专业技术人员、政府和机构管理人员的各项健康均为职业类别中水平最高的两种职业,并且出现各健康指标的一个峰值;包括职工、服务人员或工人、自雇用者、农林牧渔业人员以及家务劳动者的四种职业中,其各项健康水平都呈现整体下降趋势,并且出现各健康指标水平的一个谷值;军人的各项健康水平在谷值后回升,成为又一个峰值,而未雇用者的各项健康指标又跌落至第二个谷值。另外,从各健康指标的水平高低比较而言,躯体健康指标水平始终是最高的,社会适应健康指标水平始终是最低的,在各个职业上都明显低于其他健康指标。就职业差异而言,主观健康指标水平的职业类别差异最小,社会适应健康指标的职业类别差异最大。在四种分健康指标中,综合健康指标与心理健康指标在各职业类别之间的分布趋势最为接近。

（一）2002 年老年人躯体健康的职业差异

根据图 2 - 71 和表 2 - 35 可以看出，各个职业的躯体健康指标总体处于较高水平。其中，政府、机构或管理人员的躯体健康指标数值最大，为0.868；未雇用者的躯体健康指标数值最小，为 0.735。从职业的社会地位角度出发，可以发现高社会地位职业群体（专业技术人员、政府和机构管理人员）的躯体健康指标数值都在 0.85 以上，是躯体健康水平最高的职业阶层；中社会地位职业群体（职工、服务人员或工人、自雇用者、军人）的躯体健康水平处于 0.80 与 0.83 之间，是躯体健康中等水平的职业阶层；而低社会地位职业群体（农林牧渔业人员、家务劳动者以及未雇用者）中，只有农林牧渔业人员躯体健康水平较高，家务劳动者与未雇用者的躯体健康指标数值均为 0.74，是躯体健康水平最差的职业阶层。通过不同阶层职业的躯体健康平均值可得，高社会地位职业群体的躯体健康为 0.86，中社会地位职业群体的躯体健康为 0.82，低社会地位职业群体的躯体健康为 0.76，存在比较明显的健康状况不平等现象。

为了进一步证实职业类别之间在躯体健康指标上的差异显著性，我们对各个职业类别之间的躯体健康指标数值进行了多重比较检验。表 2 - 35结果表明，高社会地位职业群体与低社会地位职业群体之间在躯体健康水平上有显著差异；同时在大部分情况下，中社会地位职业群体与低社会地位职业群体之间、高社会地位职业群体与中社会地位职业群体之间在躯体健康水平上有显著差异。也就是说，高社会地位职业群体的躯体健康水平高于中社会地位职业群体与低社会地位职业群体，中社会地位职业群体的躯体健康水平高于低社会地位职业群体。

表 2 - 35　2002 年分职业类别躯体健康水平差异显著性比对

职业类别	政府和机构管理人员	职工、服务人员或工人	自雇用者	农林牧渔业人员	家务劳动者	军人	未雇用者	其他
专业技术人员	\	***	***	***	***	*	***	***
政府和机构管理人员		***	***	***	***	**	***	***
职工、服务人员或工人			\	***	***	\	*	\
自雇用者				*	***	\	\	\

续表

职业类别	政府和机构管理人员	职工、服务人员或工人	自雇用者	农林牧渔业人员	家务劳动者	军人	未雇用者	其他
农林牧渔业人员					***	\	\	***
家务劳动者						***	\	***
军人							\	\
未雇用者								\

注:单因素方差分析的多重比较检验使用的是 Tamhane's T2 方法,\ 为 p > 0.05,* 为 p < 0.05,** 为 p < 0.01,*** 为 p < 0.001。

(二)2002 年老年人心理健康的职业差异

表 2 - 36 2002 年分职业类别心理健康水平差异显著性比对

职业类别	政府和机构管理人员	职工、服务人员或工人	自雇用者	农林牧渔业人员	家务劳动者	军人	未雇用者	其他
专业技术人员	\	**	\	***	***	\	**	\
政府和机构管理人员		***	*	***	***	*	***	**
职工、服务人员或工人			\	***	***	\	*	\
自雇用者				\	***	\	*	\
农林牧渔业人员					***	\	\	\
家务劳动者						**	\	***
军人							\	\
未雇用者								\

注:单因素方差分析的多重比较检验使用的是 Tamhane's T2 方法,\ 为 p > 0.05,* 为 p < 0.05,** 为 p < 0.01,*** 为 p < 0.001。

根据图 2 - 71 和表 2 - 36 可以看出,各个职业的心理健康状况总体处于较高水平。其中,政府和机构管理人员的心理健康指标数值最大,为 0.859;家务劳动者的心理健康指标数值最小,为 0.601。从职业的社会地位角度出发,可以发现高社会地位职业群体(专业技术人员、政府和机构管理人员)的心理健康指标数值都在 0.8 以上,是心理健康水平最高的职业阶层;中社会地位职业群体(职工、服务人员或工人、自雇用者、军人)的心理健康指标数值为0.75左右,是心理健康水平中等的职业阶层;而低社会地位职业群体(农林牧渔业人员、家务劳动者以及未雇用者)中,只有农林牧渔业人员心理健康指标数值为0.67,家务劳动者与未雇用者的心理健康指标数值均为0.6,是心理健康水平最低的职业阶层。通过不同阶层职业的心理健康平均值可得,高社会地位职业群体的心理健康指标数值为0.85,中社会地位职业群体的心理健康指标数值为0.75,低社会地位职业群体的心理健康指标数值为0.63,存在比较明显的健康不平等现象。

为了进一步证实职业类别之间在心理健康指标上的差异显著性,我们对各个职业类别之间的心理健康指标数值进行了多重比较检验。表2-36结果表明,高社会地位职业群体与中社会地位职业群体、低社会地位职业群体之间的心理健康水平有显著差异;同时在大部分情况下,中社会地位职业群体与低社会地位职业群体之间的心理健康水平有显著差异。也就是说,高社会地位职业群体的心理健康水平高于中社会地位职业群体与低社会地位职业群体,中社会地位职业群体的心理健康水平高于低社会地位职业群体。

(三)2002年老年人社会适应健康的职业差异

根据图2-71和表2-37可以看出,各个职业的社会适应健康指标总体处于较低水平。其中,政府和机构管理人员的社会适应健康指标数值最大,为0.527;未雇用者的社会适应健康指标数值最小,为0.227。从职业的社会地位角度出发,可以发现高社会地位职业群体(专业技术人员、政府和机构管理人员)的社会适应健康指标数值都在0.5左右,是社会适应健康水平最高的职业阶层;中社会地位职业群体(职工、服务人员或工人、自雇用者、军人)的社会适应健康指标数值均在0.3以上,是社会适应健康水平中等的职业阶层;而低社会地位职业群体(农林牧渔业人员、家务劳动者以及未雇用者)中,只有农林牧渔业人员社会适应健康指标数值为0.28,家务劳动者与未雇用者的社会适应健康指标数值均为0.23,是社会适应健康水平最低的职业阶层。通过不同阶层职业的社会适应健康平均值可得,高社会地位职业群体的社会适应健康指标数值为0.51,中社会地位职业群体的社会适应健康指标数值为0.35,低社会地位职业群体的社会适应健康为0.25,存在比较明显的健康不平等现象。

　　为了进一步证实职业类别之间在社会适应健康指标上的差异显著性，本书对各个职业类别之间的社会适应健康指标数值进行了多重比较检验。表 2 – 37 结果表明，高社会地位职业群体与中社会地位职业群体、低社会地位职业群体之间在社会适应健康水平上有显著差异；在大部分情况下，中社会地位职业群体与低社会地位职业群体之间在社会适应健康水平上有显著差异。也就是说，高社会地位职业群体的社会适应健康水平高于中社会地位职业群体与低社会地位职业群体，中社会地位职业群体的社会适应健康水平高于低社会地位职业群体。

表 2 – 37　2002 年分职业类别社会适应健康水平差异显著性比对

职业类别	政府和机构管理人员	职工、服务人员或工人	自雇用者	农林牧渔业人员	家务劳动者	军人	未雇用者	其他
专业技术人员	\	***	\	***	***	\	\	\
政府和机构管理人员		***	\	***	***	\	\	*
职工、服务人员或工人			\	***	***	\	\	\
自雇用者				\	\	\	\	\
农林牧渔业人员					\	\	\	\
家务劳动者						\	\	\
军人							\	\
未雇用者								\

　　注：单因素方差分析的多重比较检验使用的是 Tamhane's T2 方法，\ 为 $p > 0.05$，* 为 $p < 0.05$，** 为 $p < 0.01$，*** 为 $p < 0.001$。

（四）2002 年老年人主观健康的职业差异

　　根据图 2 – 71 和表 2 – 38 可以看出，各个职业的主观健康状况总体处于中等水平。其中，政府和机构管理人员的主观健康指标数值最大，为 0.718；家务劳动者的主观健康指标数值最小，为 0.584。从职业的社会地位角度出发，可以发现高社会地位职业群体（专业技术人员、政府和机构管理人员）的主观健康指标数值都在 0.7 左右，是主观健康水平最高的职业阶层；中社会地位职业群体(职工、服务人员或工人、自雇用者、军人)的主观健康指标数值均在 0.65 左右,是主观健康水平中等的职业阶层;而低社会地位职业群体(农林牧渔业人员、家务劳动者以及未雇用者)的主观健康指标数值均约为 0.6,是主观健康水平最低的职业阶层。通过不同阶层职业的主观健康平均值可得,高社会地位职业群体的主观健康指标数值为 0.71,中社会地位职业群体的主观健康指标数值为 0.65,低社会地位职业群体的主观健康指标数值为 0.59,存在比较明显的健康不平等现象。

为了进一步证实职业类别之间在主观健康指标上的差异显著性,我们对各个职业类别之间的主观健康指标数值进行了多重比较检验。表 2 – 38 结果表明,在部分情况下,高社会地位职业群体与中社会地位职业群体、低社会地位职业群体之间在主观健康水平上有显著差异;同时中社会地位职业群体中的职工、服务人员或工人与低社会地位职业群体中的农林牧渔业人员和家务劳动者之间在主观健康水平上有显著差异。因此,在一定程度上可以认为,高社会地位职业群体的主观健康水平高于中社会地位职业群体与低社会地位职业群体,中社会地位职业群体的主观健康水平高于低社会地位职业群体。

表 2 – 38 2002 年分职业类别主观健康水平差异显著性比对

职业类别	政府和机构管理人员	职工、服务人员或工人	自雇用者	农林牧渔业人员	家务劳动者	军人	未雇用者	其他
专业技术人员	\	***	***	***	***	***	***	***
政府和机构管理人员		***	***	***	***	***	***	***
职工、服务人员或工人			***	***	***	\		\
自雇用者				\	***	\	\	\
农林牧渔业人员					***	**	\	***
家务劳动者						***	\	***
军人							**	\
未雇用者								**

注:单因素方差分析的多重比较检验使用的是 Tamhane's T2 方法,\ 为 $p > 0.05$,* 为 $p < 0.05$,** 为 $p < 0.01$,*** 为 $p < 0.001$。

（五）2002年老年人综合健康的职业差异

根据图2-71和表2-39可以看出，各个职业的综合健康状况总体处于较高水平。其中，政府、机构或管理人员的综合健康指标数值最高，为0.821；家务劳动者的综合健康指标数值最低，为0.624。从职业的社会地位角度出发，可以发现高社会地位职业群体（专业技术人员、政府和机构管理人员）的综合健康都在0.8左右，是主观健康水平最高的职业阶层；中社会地位职业群体（职工、服务人员或工人、自雇用者、军人）的综合健康指标数值在0.73与0.75之间，是综合健康水平中等的职业阶层；而低社会地位职业群体（农林牧渔业人员、家务劳动者以及未雇用者）中只有农林牧渔业人员的综合健康指标数值为0.69，家务劳动者与未雇用者的综合健康指标数值均为0.62，是综合健康水平最低的职业阶层。通过不同阶层职业的综合健康平均值可得，高社会地位职业群体的综合健康指标数值为0.81，中社会地位职业群体的综合健康指标数值为0.74，低社会地位职业群体的综合健康指标数值为0.65，存在比较明显的健康状况不平等现象。

为了进一步证实职业类别之间在综合健康指标上的差异显著性，我们对各个职业类别之间的综合健康指标数值进行了多重比较检验。表2-39结果表明，高社会地位职业群体与中社会地位职业群体、低社会地位职业群体之间在综合健康水平上有显著差异；同时在大部分情况下，中社会地位职业群体与低社会地位职业群体之间在综合健康水平上有显著差异。也就是说，高社会地位职业群体的综合健康水平高于中社会地位职业群体与低社会地位职业群体，中社会地位职业群体的综合健康水平高于低社会地位职业群体。

表2-39　2002年分职业类别综合健康水平差异显著性比对

职业类别	政府和机构管理人员	职工、服务人员或工人	自雇用者	农林牧渔业人员	家务劳动者	军人	未雇用者	其他
专业技术人员	\	***	***	***	***	**	***	***
政府和机构管理人员		***	***	***	***	***	***	***
职工、服务人员或工人			\	***	***	\	**	\

续表

职业类别	政府和机构管理人员	职工、服务人员或工人	自雇用者	农林牧渔业人员	家务劳动者	军人	未雇用者	其他
自雇用者			\	***	\	\	\
农林牧渔业人员				***	\	\	*
家务劳动者					***	\	***
军人						\	\
未雇用者							*

注:单因素方差分析的多重比较检验使用的是 Tamhane's T2 方法,\ 为 p > 0.05,* 为 p < 0.05,** 为 p < 0.01,*** 为 p < 0.001。

二、2005 年老年人健康水平的职业差异

从健康水平随职业变化趋势图来看,躯体健康、心理健康、社会适应健康、主观健康以及综合健康水平指标数值在职业类别上的变动分布趋势基本是一致的。具体而言,专业技术人员、政府和机构管理人员的各项健康均为职业类别中水平最高的两种职业,并且出现各健康指标水平的一个峰值;包括职工、服务人员或工人、自雇用者、农林牧渔业人员以及家务劳动者的四种职业中,其各项健康指标数值都呈现整体下降趋势,并且出现各健康指标水平的一个谷值;军人的各项健康水平在谷值后回升,形成又一个峰值,而未雇用者的各项健康指标数值又跌落至第二个谷值。另外,从各健康指标的水平高低比较而言,躯体健康指标水平始终是最高的,社会适应健康指标水平始终是最低的,在各个职业上都明显低于其他健康指标。就职业差异而言,主观健康指标的职业类别差异最小,社会适应健康指标的职业类别差异最大。在四种分健康指标中,综合健康指标与心理健康指标在各职业类别之间的数值分布最为接近。

(一)2005 年老年人躯体健康的职业差异

根据图 2-72 和表 2-40 可以看出,各个职业的躯体健康状况总体处于较高水平。其中,政府和机构管理人员的躯体健康指标数值最大,为0.847;

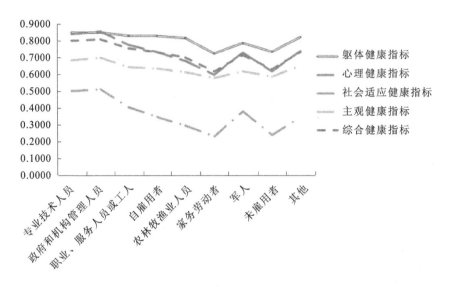

图 2 - 72　2005 年健康水平随职业变化趋势图

家务劳动者的躯体健康指标数值最小,为 0.721。从职业的社会地位角度出发,可以发现高社会地位职业群体(专业技术人员、政府和机构管理人员)的躯体健康指标数值都在 0.85 左右,是躯体健康水平最高的职业阶层;中社会地位职业群体(职工、服务人员或工人、自雇用者、军人)的躯体健康指标数值处于 0.78 与 0.83 之间,是躯体健康水平中等的职业阶层;而低社会地位职业群体(农林牧渔业人员、家务劳动者以及未雇用者)中,只有农林牧渔业人员躯体健康指标数值较高,家务劳动者与未雇用者的躯体健康指标数值均在 0.7 左右,是躯体健康水平最低的职业阶层。通过不同阶层职业的躯体健康平均值可得,高社会地位职业群体的躯体健康指标数值为 0.85,中社会地位职业群体的躯体健康指标数值为 0.81,低社会地位职业群体的躯体健康指标数值为 0.76,存在比较明显的健康不平等现象。

　　为了进一步证实职业类别之间在躯体健康指标上的差异显著性,我们对各个职业类别之间的躯体健康指标数值进行了多重比较检验。表 2 - 40 结果表明,高社会地位职业群体与低社会地位职业群体之间在躯体健康水平上有显著差异;同时在大部分情况下,中社会地位职业群体与低社会地位职业群体之间在躯体健康水平上有显著差异。也就是说,高社会地位职业群体与中社会地位职业群体的躯体健康水平高于低社会地位职业群体。

表 2 - 40　2005 年分职业类别躯体健康水平差异显著性比对

职业类别	政府和机构管理人员	职工、服务人员或工人	自雇用者	农林牧渔业人员	家务劳动者	军人	未雇用者	其他
专业技术人员	\	\	\	***	***	\	***	\
政府和机构管理人员		\	\	***	***	\	***	\
职工、服务人员或工人			\	*	***	\	***	\
自雇用者				\	***	\	**	\
农林牧渔业人员					***	\	**	\
家务劳动者						\	\	***
军人							\	\
未雇用者								**

注:单因素方差分析的多重比较检验使用的是 Tamhane's T2 方法,\ 为 $p > 0.05$,* 为 $p < 0.05$,** 为 $p < 0.01$,*** 为 $p < 0.001$。

（二）2005 年老年人心理健康的职业差异

根据图 2 - 72 和表 2 - 41 可以看出,各个职业的心理健康状况总体处于较高水平。其中,政府、机构或管理人员的心理健康指标数值最大,为 0.853;家务劳动者的心理健康指标数值最小,为 0.595。从职业的社会地位角度出发,可以发现高社会地位职业群体(专业技术人员、政府和机构管理人员)的心理健康指标数值都在 0.5 左右,是心理健康水平最高的职业阶层;中社会地位职业群体(职工、服务人员或工人、自雇用者、军人)的心理健康指标数值为 0.75 左右,是心理健康水平中等的职业阶层;而低社会地位职业群体(农林牧渔业人员、家务劳动者以及未雇用者)中,只有农林牧渔业人员心理健康指标数值为 0.68,家务劳动者与未雇用者的心理健康指标数值均为 0.6,是心理健康水平最低的职业阶层。通过不同阶层职业的心理健康平均值可得,高社会地位职业群体的心理健康指标数值为 0.84,中社会地位职业群体的心理健康指标数值为 0.74,低社会地位职业群体的心理健康指标数值为 0.63,存在比较明显的健康不平等现象。

表 2 - 41　2005 年分职业类别心理健康水平差异显著性比对

职业类别	政府和机构管理人员	职工、服务人员或工人	自雇用者	农林牧渔业人员	家务劳动者	军人	未雇用者	其他
专业技术人员	\	***	***	***	***	*	***	***
政府和机构管理人员		***	***	***	***	*	***	***
职工、服务人员或工人			\	***	***	\	***	\
自雇用者				*	***	\	\	\
农林牧渔业人员					***	\	\	*
家务劳动者						**	\	***
军人							\	\
未雇用者								*

注:单因素方差分析的多重比较检验使用的是 Tamhane's T2 方法,\ 为 $p > 0.05$, * 为 $p < 0.05$, ** 为 $p < 0.01$, *** 为 $p < 0.001$。

为了进一步证实职业类别之间在心理健康指标上的差异显著性,我们对各个职业类别之间的心理健康指标数值进行了多重比较检验。表 2 - 41 结果表明,高社会地位职业群体与中社会地位职业群体、低社会地位职业群体之间在心理健康水平上有显著差异;在大部分情况下,中社会地位职业群体与低社会地位职业群体之间在心理健康水平上有显著差异。也就是说,高社会地位职业群体的心理健康水平高于中社会地位职业群体与低社会地位职业群体,中社会地位职业群体的心理健康水平高于低社会地位职业群体。

(三)2005 年老年人社会适应健康的职业差异

根据图 2 - 72 和表 2 - 42 可以看出,各个职业的社会适应健康状况总体处于较低水平。其中,政府和机构管理人员的社会适应健康指标数值最大,为 0.509;家务劳动者的社会适应健康指标数值最小,为 0.227。从职业的社会地位角度出发,可以发现高社会地位职业群体(专业技术人员、政府和机构管理人员)的社会适应健康指标数值都在 0.5 左右,是社会适应健康水平最高的职业阶层;中社会地位职业群体(职工、服务人员或工人、自雇用者、军人)的社会适应健康指标数值均在 0.34 以上,是社会适应健康水平中等的职业阶层;而低社会地位职业群体(农林牧渔业人员、家务劳动者以及未雇用者)中,只有农林牧渔业人员社会适应健康指标数值为 0.29,家务劳动者与未雇用者的社会适应健康指标数值均为 0.23,是社会适应健康水平最低的职业阶层。通过不同阶层职业的社会适应健康平均值可得,高社会地位职业群体的社会适应健康指标数值为 0.5,中社会地位职业群体的社会适应健康指标数值为 0.37,低社会地位职业群体的社会适应健康指标数值为 0.25,存在比较明显的健康不平等现象。

表 2 - 42   2005 年分职业类别社会适应健康水平差异显著性比对

职业类别	政府和机构管理人员	职工、服务人员或工人	自雇用者	农林牧渔业人员	家务劳动者	军人	未雇用者	其他
专业技术人员	\	***	***	***	***	***	***	***
政府和机构管理人员		***	***	***	***	***	***	***
职工、服务人员或工人			***	***	***	\	***	***
自雇用者				**	***	\	**	\
农林牧渔业人员					***	*	\	**
家务劳动者						***	\	***
军人							**	\
未雇用者								**

注:单因素方差分析的多重比较检验使用的是 Tamhane's T2 方法,\ 为 $p > 0.05$,* 为 $p < 0.05$,** 为 $p < 0.01$,*** 为 $p < 0.001$。

为了进一步证实职业类别之间在社会适应健康指标上的差异显著性,我们对各个职业类别之间的社会适应健康指标数值进行了多重比较检验。表 2 - 42 结果表明,高社会地位职业群体与中社会地位职业群体、低社会地位职业群体之间在社会适应健康水平上有显著差异,同时中社会地位职业群体与低社会地位职业群体之间在社会适应健康水平上有显著差异。也就是说,高社会地位职业群体的社会适应健康水平高于中社会地位职业群体与低社会地位职业群体,中社会地位职业群体的社会适应健康水平高于低社会地位职业群体。

（四）2005 年老年人主观健康的职业差异

根据图 2-72 和表 2-43 可以看出,各个职业的主观健康状况总体处于中等水平。其中,专业技术人员的主观健康指标数值最大,为 0.68;家务劳动者的主观健康指标数值最小,为 0.58。从职业的社会地位角度出发,可以发现高社会地位职业群体(专业技术人员、政府和机构管理人员)的主观健康指标数值都在 0.7 左右,是主观健康水平最高的职业阶层;中社会地位职业群体(职工、服务人员或工人、自雇用者、军人)的主观健康指标数值位于 0.61 与 0.63 之间,是主观健康水平中等的职业阶层;而低社会地位职业群体(农林牧渔业人员、家务劳动者以及未雇用者)的主观健康指标数值均约为 0.6,是主观健康水平最低的职业阶层。通过不同阶层职业的主观健康平均值可得,高社会地位职业群体的主观健康指标数值为 0.69,中社会地位职业群体的主观健康指标数值为 0.63,低社会地位职业群体的主观健康指标数值为 0.59,存在比较明显的健康不平等现象。

表 2-43　2005 年分职业类别主观健康水平差异显著性比对

职业类别	政府和机构管理人员	职工、服务人员或工人	自雇用者	农林牧渔业人员	家务劳动者	军人	未雇用者	其他
专业技术人员	\	\	\	***	***	\	\	\
政府和机构管理人员		**	\	***	***	\	\	\
职工、服务人员或工人			\	**	***	\	\	\
自雇用者				\	\	\	\	\
农林牧渔业人员					*	\	\	\
家务劳动者						\	\	*
军人							\	\
未雇用者								\

注:单因素方差分析的多重比较检验使用的是 Tamhane's T2 方法,\ 为 p > 0.05,* 为 p < 0.05,** 为 p < 0.01,*** 为 p < 0.001。

为了进一步证实职业类别之间在主观健康水平上的差异显著性,我们对各个职业类别之间的主观健康指标数值进行了多重比较检验。表2－43结果表明,在部分情况下,高社会地位职业群体与中社会地位职业群体、低社会地位职业群体之间在主观健康水平上有显著差异;中社会地位职业群体中的职工、服务人员或工人与低社会地位职业群体中的农林牧渔业人员和家务劳动者之间在主观健康水平上有显著差异。因此,在一定程度上可以认为,高社会地位职业群体的主观健康水平高于中社会地位职业群体与低社会地位职业群体,中社会地位职业群体的主观健康水平高于低社会地位职业群体。

（五）2005 年老年人综合健康的职业差异

表2－44　2005 年分职业类别综合健康水平差异显著性比对

职业类别	政府和机构管理人员	职工、服务人员或工人	自雇用者	农林牧渔业人员	家务劳动者	军人	未雇用者	其他
专业技术人员	\	***	***	***	***	**	***	***
政府和机构管理人员		***	***	***	***	**	***	***
职工、服务人员或工人			\	***	***	\	\	\
自雇用者				\	***	\	**	\
农林牧渔业人员					***	\	\	\
家务劳动者						***	\	***
军人							\	\
未雇用者								**

注:单因素方差分析的多重比较检验使用的是 Tamhane's T2 方法,\ 为 $p > 0.05$,* 为 $p < 0.05$,** 为 $p < 0.01$,*** 为 $p < 0.001$。

根据图2－72 和表2－44 可以看出,各个职业的综合健康状况总体处于较高水平。其中,政府、机构或管理人员的综合健康指标数值最大,为0.806;家务劳动者的综合健康指标数值最小,为0.614。从职业的社会地位角度出发,可以发现高社会地位职业群体(专业技术人员、政府和机构管理人员)的综合健康指标数值都在0.8 左右,是主观健康水平最高的职业阶层;中社会地位职业群体(职工、服务人员或工人、自雇用者、军人)的综合健康指标数值在 0.71 与 0.75 之间,是综合健康水平中等的职业阶层;而低社会地位职业群体(农林牧渔业人员、家务劳动者以及未雇用者)中只有农林牧渔业人员的综合健康指标数值为 0.69,家务劳动者与未雇用者的综合健康指标数值均为 0.62 左右,是综合健康水平最低的职业阶层。通过不同阶层职业的综合健康平均值可得,高社会地位职业群体的综合健康指标数值为 0.8,中社会地位职业群体的综合健康指标数值为 0.73,低社会地位职业群体的综合健康指标数值为 0.65,存在比较明显的健康不平等现象。

为了进一步证实职业类别之间在综合健康水平上的差异显著性,我们对各个职业类别之间的综合健康指标数值进行了多重比较检验。表 2 - 44 结果表明,高社会地位职业群体与中社会地位职业群体、低社会地位职业群体之间在综合健康水平上有显著差异;在大部分情况下,中社会地位职业群体与低社会地位职业群体之间在综合健康水平上有显著差异。也就是说,高社会地位职业群体的综合健康水平高于中社会地位职业群体与低社会地位职业群体,中社会地位职业群体的综合健康水平高于低社会地位职业群体。

三、2008 年老年人健康水平的职业差异

从健康水平随职业变化趋势图来看,躯体健康、心理健康、社会适应健康、主观健康以及综合健康水平指标数值在职业类别上的变动分布是基本一致的。具体而言,专业技术人员和政府、机构或管理人员的各项健康指标均在职业类别中水平最高,并且在各健康指标的水平趋势中都出现了一个峰值;包括职工、服务人员或工人、自雇用者、农林牧渔业人员以及家务劳动者的四种职业中,其各项健康水平都呈现整体下降趋势,并且在各健康水平趋势中都出现了一个谷值;军人的各项健康水平趋势在谷值后回升,形成又一个峰值,而未雇用者的各项健康水平又跌落至第二个谷值。另外,从各健康指标数值的大小比较而言,躯体健康指标数值始终是最大的,社会适应健康指标数值始终是最小的,其水平在各个职业上都明显低于其他健康指标。就职业差异而言,主观健康指标的职业类别差异最小,心理健康指标的职业类别差异最大。在四种分健康指标中,综合健康指标与心理健康指标在各

职业类别之间的数值分布最为接近。

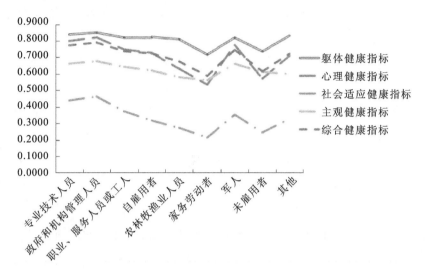

图 2-73　2008 年健康水平随职业变化趋势图

（一）2008 年老年人躯体健康的职业差异

表 2-45　2008 年分职业类别躯体健康水平差异显著性比对

职业类别	政府和机构管理人员	职工、服务人员或工人	自雇用者	农林牧渔业人员	家务劳动者	军人	未雇用者	其他
专业技术人员	\	\	\	**	***	\	***	\
政府和机构管理人员		**	\	***	***	\	***	\
职工、服务人员或工人			\	\	***	\	***	\
自雇用者				\	***	\	***	\
农林牧渔业人员					***	\	**	\
家务劳动者						***	\	***
军人							*	\
未雇用者								***

注：单因素方差分析的多重比较检验使用的是 Tamhane's T2 方法，\ 为 p > 0.05，。* 为 p < 0.05，** 为 p < 0.01，*** 为 p < 0.001。

根据图 2 - 73 和表 2 - 45 可以看出,各个职业的躯体健康总体处于较高水平。其中,政府、机构或管理人员的躯体健康指标数值最大,为 0.839;家务劳动者的躯体健康指标数值最小,为 0.735。从职业的社会地位角度出发,可以发现高社会地位职业群体(专业技术人员、政府和机构管理人员)的躯体健康指标数值都在 0.84 以上,是躯体健康水平最高的职业阶层;中社会地位职业群体(职工、服务人员或工人、自雇用者、军人)的躯体健康指标数值为 0.82,是躯体健康水平中等的职业阶层;低社会地位职业群体(农林牧渔业人员、家务劳动者以及未雇用者)中,只有农林牧渔业人员躯体健康水平较高,家务劳动者与未雇用者的躯体健康指标数值均在 0.7 左右,是躯体健康水平最低的职业阶层。通过不同阶层职业的躯体健康平均值可得,高社会地位职业群体的躯体健康指标数值为 0.84,中社会地位职业群体的躯体健康指标数值为 0.82,低社会地位职业群体的躯体健康指标数值为 0.75,存在比较明显的健康不平等现象。

为了进一步证实职业类别之间在躯体健康水平上的差异显著性,我们对各个职业类别之间的躯体健康指标数值进行了多重比较检验。表 2 - 45 结果表明,高社会地位职业群体与低社会地位职业群体之间在躯体健康水平上有显著差异;在大部分情况下,中社会地位职业群体与低社会地位职业群体之间、高社会地位职业群体与中社会地位职业群体之间在躯体健康水平上有显著差异。也就是说,高社会地位职业群体的躯体健康水平高于中社会地位职业群体与低社会地位职业群体,中社会地位职业群体的躯体健康水平高于低社会地位职业群体。

(二)2008 年老年人心理健康的职业差异

根据图 2 - 73 和表 2 - 46 可以看出,各个职业的心理健康状况总体处于较高水平。其中,政府、机构或管理人员的心理健康指标数值最大,为 0.82;家务劳动者的心理健康指标数值最小,为 0.535。从职业的社会地位角度出发,可以发现高社会地位职业群体(专业技术人员、政府和机构管理人员)的心理健康指标数值都在 0.8 左右,是心理健康水平最高的职业阶层;中社会地位职业群体(职工、服务人员或工人、自雇用者、军人)的心理健康指标数值为 0.75 左右,是心理健康水平中等的职业阶层;低社会地位职业群体(农林牧渔业人员、家务劳动者以及未雇用者)中,只有农林牧渔业人员心理健康指标数值为 0.63,家务劳动者与未雇用者的心理健康指标数值均在 0.55 左右,是心理健康水平最低的职业阶层。通过不同阶层职业的心理健康平均值可得,高社会地位职业群体的心理健康指标数值为 0.81,中社会地位职业群体的心理健康指标数值为 0.75,低社会地位职业群体的心理健康指标数值为 0.58,存在比较明显的健康不平等现象。

表 2 - 46　2008 年分职业类别心理健康水平差异显著性比对

职业类别	政府和机构管理人员	职工、服务人员或工人	自雇用者	农林牧渔业人员	家务劳动者	军人	未雇用者	其他
专业技术人员	\	***	**	***	***	\	***	**
政府和机构管理人员		***	***	***	***	\	***	***
职工、服务人员或工人			\	***	***	\	***	\
自雇用者				***	***	\	***	\
农林牧渔业人员					***	***	\	***
家务劳动者						***	\	***
军人							***	\
未雇用者								**

注:单因素方差分析的多重比较检验使用的是 Tamhane's T2 方法,\ 为 $p > 0.05$,* 为 $p < 0.05$,** 为 $p < 0.01$,*** 为 $p < 0.001$。

为了进一步证实职业类别之间在心理健康水平上的差异显著性,我们对各个职业类别之间的心理健康指标数值进行了多重比较检验。表 2 - 46 结果表明,高社会地位职业群体与低社会地位职业群体之间在心理健康水平上有显著差异,中社会地位职业群体与低社会地位职业群体之间的心理健康水平上有显著差异;高社会地位职业群体与除军人外的其他中社会地位职业群体之间在心理健康水平上有显著差异。也就是说,高社会地位职业群体的心理健康水平高于中社会地位职业群体与低社会地位职业群体,中社会地位职业群体的心理健康水平高于低社会地位职业群体。

（三）2008 年老年人社会适应健康的职业差异

表 2 - 47　2008 年分职业类别社会适应健康水平差异显著性比对

职业类别	政府和机构管理人员	职工、服务人员或工人	自雇用者	农林牧渔业人员	家务劳动者	军人	未雇用者	其他
专业技术人员	\	***	***	***	***	***	***	***
政府和机构管理人员		***	***	***	***	***	***	***
职工、服务人员或工人			***	***	***	\	***	*
自雇用者				**	***	\	\	\
农林牧渔业人员					***	**	\	\
家务劳动者						***	\	***
军人							**	\
未雇用者								*

注：单因素方差分析的多重比较检验使用的是 Tamhane's T2 方法，\ 为 $p > 0.05$，* 为 $p < 0.05$，** 为 $p < 0.01$，*** 为 $p < 0.001$。

根据图 2 - 73 和表 2 - 47 可以看出，各个职业的社会适应健康状况总体处于较低水平。其中，政府、机构或管理人员的社会适应健康指标数值最大，为 0.461；家务劳动者的社会适应健康指标数值最小，为 0.213。从职业的社会地位角度出发，可以发现高社会地位职业群体（专业技术人员、政府和机构管理人员）的社会适应健康指标数值都在 0.45 左右，是社会适应健康水平最好的职业阶层；中社会地位职业群体（职工、服务人员或工人、自雇用者、军人）的社会适应健康指标数值均在 0.3 以上，是社会适应健康水平中等的职业阶层；而低社会地位职业群体（农林牧渔业人员、家务劳动者以及未雇用者）中，只有农林牧渔业人员社会适应健康指标数值为 0.27，家务劳动者与未雇用者的社会适应健康指标数值为 0.21 和 0.24，是社会适应健康水平最低的职业阶层。通过不同阶层职业的社会适应健康平均值可得，高社会地位职业群体的社会适应健康指标数值为 0.45，中社会地位职业群体的社会适应健康指标数值为 0.35，低社会地位职业群体的社会适应健康指标数值为 0.24，存在比较明显的健康不平等现象。

为了进一步证实职业类别之间在社会适应健康水平上的差异显著性，我们对各个职业类别之间的社会适应健康指标数值进行了多重比较检验。表 2-47 结果表明，高社会地位职业群体与中社会地位职业群体、低社会地位职业群体之间在社会适应健康水平上有显著差异，中社会地位职业群体与低社会地位职业群体之间在社会适应健康水平上有显著差异。也就是说，高社会地位职业群体的社会适应健康水平高于中社会地位职业群体与低社会地位职业群体，中社会地位职业群体的社会适应健康水平高于低社会地位职业群体。

（四）2008 年老年人主观健康的职业差异

表 2-48　2008 年分职业类别主观健康水平差异显著性比对

职业类别	政府和机构管理人员	职工、服务人员或工人	自雇用者	农林牧渔业人员	家务劳动者	军人	未雇用者	其他
专业技术人员	\	\	\	***	***	\	\	\
政府和机构管理人员		\	\	***	***	\	\	\
职工、服务人员或工人			\	***	***	\	\	\
自雇用者				\	\	\	\	\
农林牧渔业人员					\	\	\	\
家务劳动者						\	\	\
军人							\	\
未雇用者								\

注：单因素方差分析的多重比较检验使用的是 Tamhane's T2 方法，\ 为 $p > 0.05$，* 为 $p < 0.05$，** 为 $p < 0.01$，*** 为 $p < 0.001$。

根据图 2-73 和表 2-48 可以看出，各个职业的主观健康状况总体处于中等水平。其中，政府和机构管理人员的主观健康指标数值最大，为 0.676；家务劳动者的主观健康指标数值最小，为 0.561。从职业的社会地位角度出发，可以发现高社会地位职业群体（专业技术人员、政府和机构管理人员）的主观健康指标数值都在 0.67 左右，是主观健康水平最高的职业阶层；中社会地位职业群体(职工、服务人员或工人、自雇用者、军人)的主观健康指标数值均在 0.65 左右,是主观健康水平中等的职业阶层;低社会地位职业群体(农林牧渔业人员、家务劳动者以及未雇用者)只有未雇用者的主观健康指标数值均为 0.61,其余职业的主观健康指标数值均在 0.57 左右,是主观健康水平最低的职业阶层。通过不同阶层职业的主观健康平均值可得,高社会地位职业群体的主观健康指标数值为 0.67,中社会地位职业群体的主观健康指标数值为 0.66,低社会地位职业群体的主观健康指标数值为 0.58,存在比较明显的健康不平等现象。

为了进一步证实职业类别之间在主观健康指标上的差异显著性,我们对各个职业类别之间的主观健康指标数值进行了多重比较检验。表 2 - 48 结果表明,在部分情况下,高社会地位职业群体与低社会地位职业群体之间在主观健康水平上有显著差异;中社会地位职业群体中的职工、服务人员或工人与低社会地位职业群体中的农林牧渔业人员和家务劳动者之间在主观健康水平上有显著差异。因此,在一定程度上,可以认为高社会地位职业群体的主观健康水平高于中社会地位职业群体与低社会地位职业群体,中社会地位职业群体的主观健康水平高于低社会地位职业群体。

(五)2008 年老年人综合健康的职业差异

根据图 2 - 73 和表 2 - 49 可以看出,各个职业的综合健康状况总体处于较高水平。其中,政府和机构管理人员的综合健康指标数值最大,为 0.789;家务劳动者的综合健康指标数值最小,为 0.587。从职业的社会地位角度出发,可以发现高社会地位职业群体(专业技术人员、政府和机构管理人员)的综合健康指标数值都在 0.78 左右,是主观健康水平最高的职业阶层;中社会地位职业群体(职工、服务人员或工人、自雇用者、军人)的综合健康指标数值在 0.72 与 0.74 之间,是综合健康水平中等的职业阶层;而低社会地位职业群体(农林牧渔业人员、家务劳动者以及未雇用者)中只有农林牧渔业人员的综合健康指标数值为 0.68,家务劳动者与未雇用者的综合健康指标数值均在 0.6 左右,是综合健康水平最低的职业阶层。通过不同阶层职业的综合健康平均值可得,高社会地位职业群体的综合健康指标数值为 0.78,中社会地位职业群体的综合健康指标数值为 0.73,低社会地位职业群体的综合健康指标数值为 0.63,存在比较明显的健康不平等现象。

为了进一步证实职业类别之间在综合健康指标上的差异显著性,我们对各个职业类别之间的综合健康指标数值进行了多重比较检验。表2－49结果表明,高社会地位职业群体与低社会地位职业群体之间在综合健康水平上有显著差异,中社会地位职业群体与低社会地位职业群体之间在综合健康水平上有显著差异;在大部分情况下,高社会地位职业群体与中社会地位职业群体之间在综合健康水平上有显著差异。也就是说,高社会地位职业群体的综合健康水平高于中社会地位职业群体与低社会地位职业群体,中社会地位职业群体的综合健康水平高于低社会地位职业群体。

表2－49 2008年分职业类别综合健康水平差异显著性比对

职业类别	政府和机构管理人员	职工、服务人员或工人	自雇用者	农林牧渔业人员	家务劳动者	军人	未雇用者	其他
专业技术人员	\	***	**	***	***	\	***	*
政府和机构管理人员		***	***	***	***	\	***	***
职工、服务人员或工人			\	***	***	\	***	\
自雇用者				***	***	\	***	\
农林牧渔业人员					***	***	\	**
家务劳动者						***	\	***
军人							***	\
未雇用者								***

注:单因素方差分析的多重比较检验使用的是 Tamhane's T2 方法,\ 为 $p>0.05$,* 为 $p<0.05$,** 为 $p<0.01$,*** 为 $p<0.001$。

四、2011 年老年人健康水平的职业差异

从图2－74来看,躯体健康、心理健康、社会适应健康、主观健康以及综合健康指标在职业类别上的数值变动分布基本是一致的。具体而言,专业技术人员和政府、机构或管理人员的各项健康均为职业类别中水平最高的

两种职业,并且出现各健康指标水平的一个峰值;包括职工、服务人员或工人、自雇用者、农林牧渔业人员以及家务劳动者的四种职业中,其各项健康指标都水平呈现整体下降趋势,并且出现各健康指标水平的一个谷值;军人的各项健康水平在谷值后回升,形成又一个峰值,而未雇用者的各项健康指标水平又跌落至第二个谷值。另外,从各健康指标的数值大小比较而言,除专业技术人员与政府机构或管理人员两种职业心理健康指标数值最大外,躯体健康指标数值始终是最大的,社会适应健康指标数值始终是最小的,在各个职业上都明显小于其他健康指标。就职业差异而言,躯体健康指标的职业类别差异最小,社会适应健康指标的职业类别差异最大。在四种分健康指标中,综合健康指标与心理健康指标在各职业类别之间的数值分布最为接近。

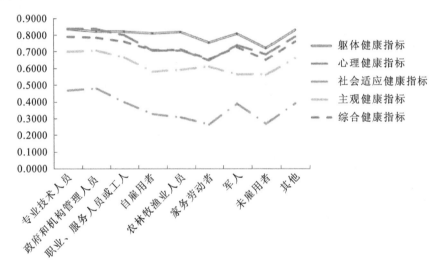

图 2 - 74   2011 年健康水平随职业变化趋势图

(一)2011 年老年人躯体健康的职业差异

根据图 2 - 74 和表 2 - 50 可以看出,各个职业的躯体健康总体处于较高水平。其中,专业技术人员的躯体健康指标数值最大,为 0.833;未雇用者的躯体健康指标数值最小,为 0.719。从职业的社会地位角度出发,可以发现高社会地位职业群体(专业技术人员、政府和机构管理人员)的躯体健康指标数值都在 0.82 左右,是躯体健康水平最高的职业阶层;中社会地位职业群体(职工、服务人员或工人、自雇用者、军人)的躯体健康指标数值在 0.81,

是躯体健康水平中等的职业阶层;而低社会地位职业群体(农林牧渔业人员、家务劳动者以及未雇用者)中,只有农林牧渔业人员躯体健康水平较高,家务劳动者与未雇用者的躯体健康指标数值分别为 0.75 和 0.72,是躯体健康水平最低的职业阶层。通过不同阶层职业的躯体健康平均值可得,高社会地位职业群体的躯体健康指标数值为 0.83,中社会地位职业群体的躯体健康指标数值为 0.81,低社会地位职业群体的躯体健康指标数值为 0.76,存在一定的健康不平等现象。

为了进一步证实职业类别之间在躯体健康指标上的差异显著性,我们对各个职业类别之间的躯体健康指标数值进行了多重比较检验。表 2 - 50 结果表明,在部分情况下,高社会地位职业群体与低社会地位职业群体之间在躯体健康水平上有显著差异,中社会地位职业群体与低社会地位职业群体之间在躯体健康水平上有显著差异。也就是说,高社会地位职业群体与中社会地位职业群体的躯体健康水平高于低社会地位职业群体。

表 2 - 50 2011 年分职业类别躯体健康水平差异显著性比对

职业类别	政府和机构管理人员	职工、服务人员或工人	自雇用者	农林牧渔业人员	家务劳动者	军人	未雇用者	其他
专业技术人员	\	\	\	\	***	\	\	\
政府和机构管理人员		\	\	\	***	\	\	\
职工、服务人员或工人			\	\	***	\	\	\
自雇用者				\	*	\	\	\
农林牧渔业人员					***	.	\	\
家务劳动者						\	\	***
军人							\	\
未雇用者								\

注:单因素方差分析的多重比较检验使用的是 Tamhane's T2 方法,\ 为 $p > 0.05$,* 为 $p < 0.05$,** 为 $p < 0.01$,*** 为 $p < 0.001$。

(二)2011 年老年人心理健康的职业差异

表 2-51　2011 年分职业类别心理健康水平差异显著性比对

职业类别	政府和机构管理人员	职工、服务人员或工人	自雇用者	农林牧渔业人员	家务劳动者	军人	未雇用者	其他
专业技术人员	\	\	**	***	***	\	\	\
政府和机构管理人员		\	**	***	***	\	\	\
职工、服务人员或工人			*	***	***	\	\	\
自雇用者				\	\	\	\	\
农林牧渔业人员					**	\	\	**
家务劳动者						\	\	***
军人							\	\
未雇用者								\

注:单因素方差分析的多重比较检验使用的是 Tamhane's T2 方法,\ 为 $p > 0.05$,* 为 $p < 0.05$,** 为 $p < 0.01$,*** 为 $p < 0.001$。

根据图 2-74 和表 2-51 可以看出,各个职业的心理健康总体处于较高水平。其中,专业技术人员的心理健康指标数值最大,为 0.835;家务劳动者的心理健康指标数值最小,为 0.646。从职业的社会地位角度出发,可以发现高社会地位职业群体(专业技术人员、政府和机构管理人员)的心理健康指标数值都在 0.83 左右,是心理健康水平最高的职业阶层;中社会地位职业群体(职工、服务人员或工人、自雇用者、军人)的心理健康指标数值为跨度较大,在 0.7 与 0.8 之间,是心理健康水平中等的职业阶层;而低社会地位职业群体(农林牧渔业人员、家务劳动者以及未雇用者)中,只有农林牧渔业人员心理健康指标数值为 0.71,家务劳动者与未雇用者的心理健康指标数值均在 0.65 左右,是心理健康水平最低的职业阶层。通过不同阶层职业的心理健康平均值可得,高社会地位职业群体的心理健康指标数值为 0.83,中社会地位职业群体的心理健康指标数值为 0.75,低社会地位职业群体的心理健康指标数值为 0.68,存在比较明显的健康不平等现象。

为了进一步证实职业类别之间在心理健康水平上的差异显著性，我们对各个职业类别之间的心理健康指标数值进行了多重比较检验。表 2-51 结果表明，在部分情况下，高社会地位职业群体与低社会地位职业群体之间在心理健康水平上有显著差异，中社会地位职业群体与低社会地位职业群体之间在心理健康水平上有显著差异；高社会地位职业群体与中社会地位职业群体中的自雇用者之间在心理健康水平上有显著差异。也就是说，高社会地位职业群体的心理健康水平高于中社会地位职业群体与低社会地位职业群体，中社会地位职业群体的心理健康水平高于低社会地位职业群体。

（三）2011 年老年人社会适应健康的职业差异

表 2-52　2011 年分职业类别社会适应健康水平差异显著性比对

职业类别	政府和机构管理人员	职工、服务人员或工人	自雇用者	农林牧渔业人员	家务劳动者	军人	未雇用者	其他
专业技术人员	\	***	***	***	***	\	**	\
政府和机构管理人员		***	***	***	***	\	**	*
职工、服务人员或工人			*	***	***	\	\	\
自雇用者				\	\	\	\	\
农林牧渔业人员					**	\	\	**
家务劳动者						**	\	***
军人							\	\
未雇用者								\

注：单因素方差分析的多重比较检验使用的是 Tamhane's T2 方法，\ 为 $p > 0.05$，* 为 $p < 0.05$，** 为 $p < 0.01$，*** 为 $p < 0.001$。

根据图 2-74 和表 2-52 可以看出，各个职业的社会适应健康状况总体处于较低水平。其中，政府和机构管理人员的社会适应健康指标数值最大，为 0.478；家务劳动者的社会适应健康指标数值最小，为 0.263。从职业的社会地位角度出发，可以发现高社会地位职业群体（专业技术人员、政府和机构管理人员）的社会适应健康指标数值都在 0.47 左右，是社会适应健康水平最高的职业阶层;中社会地位职业群体(职工、服务人员或工人、自雇用者、军人)中除自雇用者的社会适应健康指标数值为 0.32 外,其余职业的社会适应健康指标数值均在 0.39 左右,是社会适应健康水平中等的职业阶层;而低社会地位职业群体(农林牧渔业人员、家务劳动者以及未雇用者)中,只有农林牧渔业人员社会适应健康指标数值为 0.3,家务劳动者与未雇用者的社会适应健康指标数值均在 0.26 左右,是社会适应健康水平最低的职业阶层。通过不同阶层职业的社会适应健康平均值可得,高社会地位职业群体的社会适应健康指标数值为 0.47,中社会地位职业群体的社会适应健康指标数值为 0.37,低社会地位职业群体的社会适应健康指标数值为 0.28,存在比较明显的健康不平等现象。

为了进一步证实职业类别之间在社会适应健康水平上的差异显著性,我们对各个职业类别之间的社会适应健康指标数值进行了多重比较检验。表 2 - 52 结果表明,高社会地位职业群体与低社会地位职业群体之间在社会适应健康水平上有显著差异;大部分情况下,高社会地位职业群体与中社会地位职业群体、中社会地位职业群体与低社会地位职业群体之间在社会适应健康水平上有显著差异。也就是说,高社会地位职业群体的社会适应健康水平高于中社会地位职业群体与低社会地位职业群体,中社会地位职业群体的社会适应健康水平高于低社会地位职业群体。

(四)2011 年老年人主观健康的职业差异

根据图 2 - 74 和表 2 - 53 可以看出,各个职业的主观健康状况总体处于中等水平。其中,政府和机构管理人员的主观健康指标数值最大,为 0.705;未雇用者的主观健康指标数值最小,为 0.559。从职业的社会地位角度出发,可以发现高社会地位职业群体(专业技术人员、政府和机构管理人员)的主观健康指标数值都在 0.7 左右,是主观健康水平最高的职业阶层;中社会地位职业群体(职工、服务人员或工人、自雇用者、军人)中除了职工、服务人员或工人的主观健康指标数值为 0.66,自雇用者与军人的主观健康指标数值均在 0.56 左右,是主观健康水平中等的职业阶层;而低社会地位职业群体(农林牧渔业人员、家务劳动者以及未雇用者)的主观健康指标数值在 0.55 与 0.6 之间,是主观健康水平最低的职业阶层。通过不同阶层职业的主观健康平均值可得,高社会地位职业群体的主观健康指标数值为 0.7,中社会地位职业群体的主观健康指标数值为 0.6,低社会地位职业群体的主观健康指标数值为 0.58,存在比较明显的健康不平等现象。

表 2 - 53　2011 年分职业类别主观健康水平差异显著性比对

职业类别	政府和机构管理人员	职工、服务人员或工人	自雇用者	农林牧渔业人员	家务劳动者	军人	未雇用者	其他
专业技术人员	\	\	*	***	**	\	\	\
政府和机构管理人员		\	*	***	*	\	\	\
职工、服务人员或工人			\	***	\	\	\	\
自雇用者				\	\	\	\	\
农林牧渔业人员					\	\	\	\
家务劳动者						\	\	\
军人							\	\
未雇用者								\

注:单因素方差分析的多重比较检验使用的是 Tamhane's T2 方法,\ 为 p > 0.05,* 为 p < 0.05,** 为 p < 0.01,*** 为 p < 0.001。

　　为了进一步证实职业类别之间在主观健康水平上的差异显著性,我们对各个职业类别之间的主观健康指标数值进行了多重比较检验。表 2 - 53 结果表明,在部分情况下,高社会地位职业群体与低社会地位职业群体之间的主观健康水平有显著差异;同时中社会地位职业群体中的职工、服务人员或工人与低社会地位职业群体中的农林牧渔业人员之间的主观健康水平有显著差异。因此,在一定程度上可以认为高社会地位职业群体的主观健康水平高于中社会地位职业群体与低社会地位职业群体,中社会地位职业群体的主观健康水平高于低社会地位职业群体。

　　(五)2011 年老年人综合健康的职业差异

　　根据图 2 - 74 和表 2 - 54 可以看出,各个职业的综合健康状况总体处于较高水平。其中,专业技术人员的综合健康指标数值最大,为 0.788;未雇用者的综合健康指标数值最小,为 0.649。从职业的社会地位角度出发,可以发现高社会地位职业群体(专业技术人员、政府和机构管理人员)的综合健康指标数值都在 0.78 左右,是主观健康水平最好的职业阶层;中社会地位职业群体(职工、服务人员或工人、自雇用者、军人)的综合健康指标数值在 0.7 与 0.75 之间,是综合健康水平中等的职业阶层;而低社会地位职业群体(农林牧渔业人员、家务劳动者以及未雇用者)中只有农林牧渔业人员的综合健康指标数值为 0.71,家务劳动者与未雇用者的综合健康指标数值均在 0.65 左右,是综合健康水平最低的职业阶层。通过不同阶层职业的综合健康平均值可得,高社会地位职业群体的综合健康指标数值为 0.78,中社会地位职业群体的综合健康指标数值为 0.73,低社会地位职业群体的综合健康指标数值为 0.67,存在比较明显的健康状况不平等现象。

表 2 - 54　2011 年分职业类别综合健康水平差异显著性比对

职业类别	政府和机构管理人员	职工、服务人员或工人	自雇用者	农林牧渔业人员	家务劳动者	军人	未雇用者	其他
专业技术人员	\	\	**	***	***	\	*	\
政府和机构管理人员		\	*	***	***	\	*	\
职工、服务人员或工人			\	***	***	\	\	\
自雇用者				\	\	\	\	\
农林牧渔业人员					***	\	\	\
家务劳动者						\	\	***
军人							\	\
未雇用者								\

注:单因素方差分析的多重比较检验使用的是 Tamhane's T2 方法,\ 为 $p > 0.05$,* 为 $p < 0.05$,** 为 $p < 0.01$,*** 为 $p < 0.001$。

为了进一步证实职业类别之间在综合健康水平上的差异显著性,本书对各个职业类别之间的综合健康指标数值进行了多重比较检验。表 2 - 54 结果表明,高社会地位职业群体与低社会地位职业群体之间在综合健康水平上有显著差异;同时在大部分情况下,中社会地位职业群体与低社会地位职业群体之间在综合健康水平上有显著差异,高社会地位职业群体与中社会地位职业群体之间在综合健康水平上有显著差异。也就是说,高社会地位职业群体的综合健康水平高于中社会地位职业群体与低社会地位职业群体,中社会地位职业群体的综合健康水平高于低社会地位职业群体。

五、2014 年老年人健康水平的职业差异

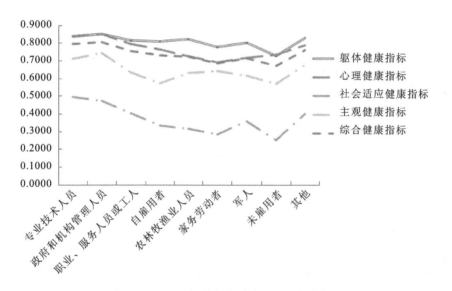

图 2 - 75　2014 年健康水平随职业变化趋势图

从图 2 - 75 来看,躯体健康、心理健康、社会适应健康、主观健康以及综合健康水平指标在职业类别上的变动分布基本是一致的。具体而言,专业技术人员和政府、机构或管理人员的各项健康指标均为职业类别中水平最高的,并且出现各健康指标的一个峰值;包括职工、服务人员或工人、自雇用者、农林牧渔业人员以及家务劳动者的四种职业中,其各项健康指标都呈现整体下降趋势,并且出现各健康指标的一个谷值;军人的各项健康指标在谷值后回升,成为又一个峰值,而未雇用者的各项健康指标又跌落至第二个谷值。另外,从各健康指标的水平大小比较而言,除专业技术人员与政府和机构管理人员两种职业心理健康指标数值是最高外,

躯体健康指标数值始终是最高的,社会适应健康指标数值始终是最低的,在各个职业上都明显低于其他健康指标。就职业差异而言,躯体健康指标的职业类别差异最小,社会适应健康指标的职业类别差异最大。在四种分健康指标中,综合健康指标与心理健康指标在各职业类别之间的数值分布最为接近。

（一）2014 年老年人躯体健康的职业差异

表 2 - 55　2014 年分职业类别躯体健康水平差异显著性比对

职业类别	政府和机构管理人员	职工、服务人员或工人	自雇用者	农林牧渔业人员	家务劳动者	军人	未雇用者	其他
专业技术人员	\	\	\	\	*	\	\	\
政府和机构管理人员		\	\	*	***	\	\	\
职工、服务人员或工人			\	\	\	\	\	\
自雇用者				\	\	\	\	\
农林牧渔业人员					**	\	\	\
家务劳动者						\	\	\
军人							\	\
未雇用者								\

注:单因素方差分析的多重比较检验使用的是 Tamhane's T2 方法,\ 为 $p > 0.05$,* 为 $p < 0.05$,** 为 $p < 0.01$,*** 为 $p < 0.001$。

根据图 2 - 75 和表 2 - 55 可以看出,各个职业的躯体健康状况总体处于较高水平。其中,政府、机构或管理人员的躯体健康指标数值最大,为0.849;未雇用者的躯体健康指标数值最小,为 0.727。从职业的社会地位角度出发,可以发现高社会地位职业群体(专业技术人员、政府和机构管理人员)的躯体健康指标数值都在 0.83 左右,是躯体健康水平最高的职业阶层;中社会地位职业群体(职工、服务人员或工人、自雇用者、军人)的躯体健康指标数值在 0.81 左右,是躯体健康水平中等的职业阶层;低社会地位职业群体(农林牧渔业人员、家务劳动者以及未雇用者)

中,只有农林牧渔业人员躯体健康水平较高,家务劳动者与未雇用者的躯体健康水平均在0.75左右,是躯体健康水平最低的职业阶层。通过不同阶层职业的躯体健康平均值可得,高社会地位职业群体的躯体健康指标数值为0.84,中社会地位职业群体的躯体健康指标数值为0.81,低社会地位职业群体的躯体健康指标数值为0.77,存在比较明显的健康状况不平等现象。

为了进一步证实职业类别之间在躯体健康水平上的差异显著性,我们对各个职业类别之间的躯体健康指标数值进行了多重比较检验。表2-55结果表明,在部分情况下,高社会地位职业群体与低社会地位职业群体之间的躯体健康水平差异显著。也就是说,高社会地位职业群体的躯体健康水平高于低社会地位职业群体。

（二）2014年老年人心理健康的职业差异

表2-56 2014年分职业类别心理健康水平差异显著性比对

职业类别	政府和机构管理人员	职工、服务人员或工人	自雇用者	农林牧渔业人员	家务劳动者	军人	未雇用者	其他
专业技术人员	\	\	\	***	***	\	\	\
政府和机构管理人员		\	\	***	***	\	\	\
职工、服务人员或工人			\	***	***	\	\	\
自雇用者				\	\	\	\	\
农林牧渔业人员					\	\	\	\
家务劳动者						\	\	\
军人							\	\
未雇用者								\

注:单因素方差分析的多重比较检验使用的是Tamhane's T2方法,\为p>0.05,*为p<0.05,**为p<0.01,***为p<0.001。

根据图2-75和表2-56可以看出,各个职业的心理健康状况总体处于较高水平。其中,政府和机构管理人员的心理健康指标数值最大,为

0.85;家务劳动者的心理健康指标数值最小,为0.69。从职业的社会地位角度出发,可以发现高社会地位职业群体(专业技术人员、政府和机构管理人员)的心理健康指标数值都在0.84左右,是心理健康水平最高的职业阶层;中社会地位职业群体(职工、服务人员或工人、自雇用者、军人)的心理健康指标数值在0.71与0.79之间,是心理健康水平中等的职业阶层;而低社会地位职业群体(农林牧渔业人员、家务劳动者以及未雇用者)的心理健康指标数值均在0.7左右,是心理健康水平最低的职业阶层。通过不同阶层职业的心理健康平均值可得,高社会地位职业群体的心理健康指标数值为0.84,中社会地位职业群体的心理健康指标数值为0.76,低社会地位职业群体的心理健康指标数值为0.72,存在比较明显的健康状况不平等现象。

为了进一步证实职业类别之间在心理健康水平上的差异显著性,我们对各个职业类别之间的心理健康指标数值进行了多重比较检验。表2-56结果表明,高社会地位职业群体与低社会地位职业群体之间的心理健康水平有显著差异;中社会地位职业群体中的职工、服务人员或工人与低社会地位职业群体中的农林牧渔业人员、家务从事者之间的心理健康水平有显著差异。也就是说,高社会地位职业群体的心理健康水平高于低社会地位职业群体,并且中社会地位职业群体的心理健康水平高于低社会地位职业群体。

(三)2014年老年人社会适应健康的职业差异

根据图2-75和表2-57可以看出,各个职业的社会适应健康状况总体处于较低水平。其中,专业技术人员的社会适应健康指标数值最大,为0.494;未雇用者的社会适应健康指标数值最小,为0.251。从职业的社会地位角度出发,可以发现高社会地位职业群体(专业技术人员、政府和机构管理人员)的社会适应健康指标数值都在0.48左右,是社会适应健康水平最高的职业阶层;中社会地位职业群体(职工、服务人员或工人、自雇用者、军人)的社会适应健康指标数值均在0.3以上,职工、服务人员或工人甚至达到了0.4,是社会适应健康水平中等的职业阶层;而低社会地位职业群体(农林牧渔业人员、家务劳动者以及未雇用者)中,只有农林牧渔业人员社会适应健康指标数值为0.32,家务劳动者与未雇用者的社会适应健康指标数值为 0.28 和 0.25,是社会适应健康水平最低的职业阶层。通过不同阶层职业的社会适应健康平均值可得,高社会地位职业群体的社会适应健康指标数值为 0.48,中社会地位职业群体的社会适应健康指标数值为 0.36,低社会地位职业群体的社会适应健康指标数值为 0.28,存在比较明显的健康状况不平等现象。

表 2-57　2014 年分职业类别社会适应健康水平差异显著性比对

职业类别	政府和机构管理人员	职工、服务人员或工人	自雇用者	农林牧渔业人员	家务劳动者	军人	未雇用者	其他
专业技术人员	\	***	***	***	***	\	***	\
政府和机构管理人员		\	***	***	***	\	***	\
职工、服务人员或工人			\	***	***	\	**	\
自雇用者				\	\	\	\	\
农林牧渔业人员					\	\	\	\
家务劳动者						\	\	**
军人							\	\
未雇用者								*

注:单因素方差分析的多重比较检验使用的是 Tamhane's T2 方法,\ 为 p > 0.05,* 为 p < 0.05,** 为 p < 0.01,*** 为 p < 0.001。

为了进一步证实职业类别之间在社会适应健康水平上的差异显著性,我们对各个职业类别之间的社会适应健康指标数值进行了多重比较检验。表 2-57 结果表明,高社会地位职业群体低社会地位职业群体之间的社会适应健康水平有显著差异;同时在部分情况下,高社会地位职业群体与中社会地位职业群体、中社会地位职业群体与低社会地位职业群体之间的社会适应健康水平有显著差异。也就是说,高社会地位职业群体的社会适应健康水平高于中社会地位职业群体与低社会地位职业群体,中社会地位职业群体的社会适应健康水平高于低社会地位职业群体。

（四）2014 年老年人主观健康的职业差异

表 2 - 58　2014 年分职业类别主观健康水平差异显著性比对

职业类别	政府和机构管理人员	职工、服务人员或工人	自雇用者	农林牧渔业人员	家务劳动者	军人	未雇用者	其他
专业技术人员	\	\	*	*	\	\	\	\
政府和机构管理人员		**	**	***	*	\	\	\
职工、服务人员或工人			\	\	\	\	\	\
自雇用者				\	\	\	\	\
农林牧渔业人员					\	\	\	\
家务劳动者						\	\	\
军人							\	\
未雇用者								\

注:单因素方差分析的多重比较检验使用的是 Tamhane's T2 方法,\ 为 $p > 0.05$, * 为 $p < 0.05$, ** 为 $p < 0.01$, *** 为 $p < 0.001$。

根据图 2 - 75 和表 2 - 58 可以看出,各个职业的主观健康状况总体处于中等水平。其中,政府和机构管理人员的主观健康指标数值最大,为 0.743;未雇用者的主观健康指标数值最小,为 0.568。从职业的社会地位角度出发,可以发现高社会地位职业群体(专业技术人员、政府和机构管理人员)的主观健康都在 0.7 以上,是主观健康水平最高的职业阶层;中社会地位职业群体(职工、服务人员或工人、自雇用者、军人)的主观健康指标数值均在 0.57 与 0.63 之间,是主观健康水平中等的职业阶层;而低社会地位职业群体(农林牧渔业人员、家务劳动者以及未雇用者)只有未雇用者的主观健康指标数值均为 0.57,其余职业的主观健康指标数值均在 0.63 左右,是主观健康水平最低的职业阶层。通过不同阶层职业的主观健康平均值可得,高社会地位职业群体的主观健康指标数值为 0.73,中社会地位职业群体的主观健康指标数值为 0.6,低社会地位职业群体的主观健康指标数值为 0.61,存在比较明显的健康不平等现象。

为了进一步证实职业类别之间在主观健康水平上的差异显著性,我们对各个职业类别之间的主观健康指标数值进行了多重比较检验。表 2 - 58 结果表明,在部分情况下,高社会地位职业群体与中社会地位职业群体、低社会地位职业群体之间的主观健康水平有显著差异。因此,在一定程度上可以认为高社会地位职业群体的主观健康水平高于中社会地位职业群体与低社会地位职业群体。

(五)2014 年老年人综合健康的职业差异

表 2 - 59　2014 年分职业类别综合健康水平差异显著性比对

职业类别	政府和机构管理人员	职工、服务人员或工人	自雇用者	农林牧渔业人员	家务劳动者	军人	未雇用者	其他
专业技术人员	\	\	\	***	***	\	*	\
政府和机构管理人员		*	\	***	***	\	**	\
职工、服务人员或工人			\	**	***	\	\	\
自雇用者				\	\	\	\	\
农林牧渔业人员					*	\	\	\
家务劳动者						\	\	*
军人							\	\
未雇用者								\

注:单因素方差分析的多重比较检验使用的是 Tamhane's T2 方法,\ 为 $p > 0.05$,* 为 $p < 0.05$,** 为 $p < 0.01$,*** 为 $p < 0.001$。

根据图 2 - 75 和表 2 - 59 可以看出,各个职业的综合健康状况总体处于较高水平。其中,政府和机构管理人员的综合健康指标数值最大,为 0.803;未雇用者的综合健康指标数值最小,为 0.67。从职业的社会地位角度出发,可以发现高社会地位职业群体(专业技术人员、政府和机构管理人员)的综合健康指标数值都在 0.8 左右,是主观健康水平最高的职业阶层;中社会地位职业群体(职工、服务人员或工人、自雇用者、军人)的综合健康指标数值在 0.71 与 0.75 之间,是综合健康水平中等的职业阶层;

而低社会地位职业群体(农林牧渔业人员、家务劳动者以及未雇用者)中只有农林牧渔业人员的综合健康指标数值为 0.72,家务劳动者与未雇用者的综合健康指标数值均在 0.67 左右,是综合健康水平最低的职业阶层。通过不同阶层职业的综合健康平均值可得,高社会地位职业群体的综合健康指标数值为 0.8,中社会地位职业群体的综合健康指标数值为 0.73,低社会地位职业群体的综合健康指标数值为 0.69,存在比较明显的健康不平等现象。

为了进一步证实职业类别之间在综合健康水平上的差异显著性,我们对各个职业类别之间的综合健康指标数值进行了多重比较检验。表 2 - 59 结果表明,高社会地位职业群体与低社会地位职业群体之间的综合健康水平有显著差异;在部分情况下,高社会地位职业群体与中社会地位职业群体、中社会地位职业群体与低社会地位职业群体之间的综合健康水平有显著差异。也就是说,高社会地位职业群体的综合健康水平高于中社会地位职业群体与低社会地位职业群体,中社会地位职业群体的综合健康水平高于低社会地位职业群体。

六、2018 年老年人健康水平的职业差异

从健康水平随职业变化趋势图来看,躯体健康、心理健康、社会适应健康、主观健康以及综合健康水平指标在职业类别上的变动分布基本是一致的。具体而言,专业技术人员、政府和机构管理人员的各项健康指标均为职业类别中水平最高的,并且出现各健康指标的一个峰值;包括职工、服务人员或工人、自雇用者、农林牧渔业人员以及家务劳动者的四种职业中,其各项健康指标都呈现整体下降趋势,并且出现各健康指标的一个谷值;军人的各项健康水平在谷值后回升,成为又一个峰值,而未雇用者的各项健康指标又跌落至第二个谷值。另外,从各健康指标的水平大小比较而言,除专业技术人员、政府机构或管理人员和军人三种职业心理健康指标数值最大外,躯体健康指标数值始终是最大的,社会适应健康指标数值始终是最小的,在各个职业上都明显低于其他健康指标。就职业差异而言,主观健康指标的职业类别差异最小,心理健康指标的职业类别差异最大。在四种分健康指标中,综合健康指标与心理健康指标在各职业类

别之间的数值分布最为接近。

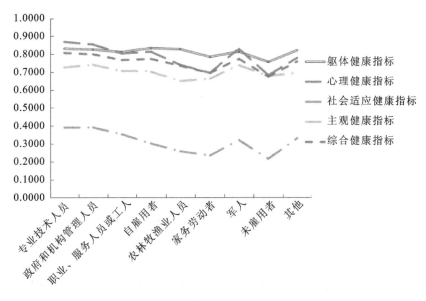

图 2-76　2018 年健康水平随职业变化趋势图

（一）2018 年老年人躯体健康的职业差异

根据图 2-76 和表 2-60 可以看出，各个职业的躯体健康状况总体处于较高水平。其中，专业技术人员的躯体健康指标数值最大，为 0.831；未雇用者的躯体健康指标数值最小，为 0.756。从职业的社会地位角度出发，可以发现高社会地位职业群体（专业技术人员、政府和机构管理人员）的躯体健康指标数值都在 0.83 左右，是躯体健康水平最高的职业阶层；中社会地位职业群体（职工、服务人员或工人、自雇用者、军人）的躯体健康指标数值在 0.81 与 0.83 之间，是躯体健康水平中等的职业阶层；而低社会地位职业群体（农林牧渔业人员、家务劳动者以及未雇用者）中，只有农林牧渔业人员躯体健康水平较高，家务劳动者与未雇用者的躯体健康指标数值均在 0.75 左右，是躯体健康水平最低的职业阶层。通过不同阶层职业的躯体健康平均值可得，高社会地位职业群体的躯体健康指标数值为 0.83，中社会地位职业群体的躯体健康指标数值为 0.82，低社会地位职业群体的躯体健康指标数值为 0.79，存在比较明显的健康状况不平等现象。

表 2-60　2018 年分职业类别躯体健康水平差异显著性比对

职业类别	政府和机构管理人员	职工、服务人员或工人	自雇用者	农林牧渔业人员	家务劳动者	军人	未雇用者	其他
专业技术人员	\	\	\	\	**	\	**	\
政府和机构管理人员		\	\	\	**	\	**	\
职工、服务人员或工人			\	\	\	\	\	\
自雇用者				\	*	\	**	\
农林牧渔业人员					***	\	**	\
家务劳动者						\	\	\
军人							\	\
未雇用者								\

注:单因素方差分析的多重比较检验使用的是 Tamhane's T2 方法,\ 为 $p > 0.05$, * 为 $p < 0.05$, ** 为 $p < 0.01$, *** 为 $p < 0.001$。

为了进一步证实职业类别之间在躯体健康水平上的差异显著性,我们对各个职业类别之间的躯体健康指标数值进行了多重比较检验。表 2-60 结果表明,在部分情况下,高社会地位职业群体与低社会地位职业群体之间的躯体健康水平有显著差异,中社会地位职业群体与低社会地位职业群体之间的躯体健康水平有显著差异。也就是说,高社会地位职业群体的躯体健康水平高于低社会地位职业群体,中社会地位职业群体的躯体健康水平高于低社会地位职业群体。

(二)2018 年老年人心理健康的职业差异

根据图 2-76 和表 2-61 可以看出,各个职业的心理健康状况总体处于较高水平。其中,专业技术人员的心理健康指标数值最高,为 0.868;未雇用者的心理健康指标数值最低,为 0.682。从职业的社会地位角度出发,可以发现高社会地位职业群体(专业技术人员、政府和机构管理人员)的心理健康指标数值都在 0.85 左右,是心理健康水平最高的职业阶层;中社会地位职业群体(职工、服务人员或工人、自雇用者、军人)的心理健康指标数值在 0.8 与 0.83 之间,是心理健康水平中等的职业阶层;而低社会地位职业群体(农林牧渔业人员、家务劳动者以及未雇用者)中,只有农林牧渔业人员心理健康指标数值为0.74,家务劳动者与未雇用者的心理健康指标数值均在0.68左右,是心理健康水平最低的职业阶层。通过不同阶层职业的心理健康平均值可得,高社会地位职业群体的心理健康指标数值为0.86,中社会地位职业群体的心理健康指标数值为0.81,低社会地位职业群体的心理健康指标数值为0.71,存在比较明显的健康状况不平等现象。

表2-61　2018年分职业类别心理健康水平差异显著性比对

职业类别	政府和机构管理人员	职工、服务人员或工人	自雇用者	农林牧渔业人员	家务劳动者	军人	未雇用者	其他
专业技术人员	\	***	\	***	***	\	***	**
政府和机构管理人员		**	\	***	***	\	**	\
职工、服务人员或工人			\	***	***	\	**	\
自雇用者				***	***	\	**	\
农林牧渔业人员					\	**	\	\
家务劳动者						***	\	*
军人							**	\
未雇用者								\

注:单因素方差分析的多重比较检验使用的是 Tamhane's T2 方法,\ 为 p > 0.05, * 为 p < 0.05, ** 为 p < 0.01, *** 为 p < 0.001。

为了进一步证实职业类别之间在心理健康指标上的差异显著性,我们对各个职业类别之间的心理健康指标数值进行了多重比较检验。表2-61结果表明,高社会地位职业群体与低社会地位职业群体之间的心理健康水平有显著差异,中社会地位职业群体与低社会地位职业群体之间的心理健康水平有显著差异;高社会地位职业群体与中社会地位职业群体中的职工、服务人员或工人之间的心理健康水平有显著差异。也就是说,高社会地位职业群体的心理健康水平高于中社会地位职业群体与低社会地位职业群体,中社会地位职业群体的心理健康水平高于低社会地位职业群体。

(三)2018 年老年人社会适应健康的职业差异

根据图 2 – 76 和表 2 – 62 可以看出,各个职业的社会适应健康状况总体处于较低水平。其中,政府、机构或管理人员的社会适应健康指标数值最大,为 0.39;未雇用者的社会适应健康指标数值最小,为 0.22。从职业的社会地位角度出发,可以发现高社会地位职业群体(专业技术人员、政府和机构管理人员)的社会适应健康指标数值都在 0.39 左右,是社会适应健康水平最高的职业阶层;中社会地位职业群体(职工、服务人员或工人、自雇用者、军人)的社会适应健康指标数值均在 0.3 以上,是社会适应健康水平中等的职业阶层;而低社会地位职业群体(农林牧渔业人员、家务劳动者以及未雇用者)中,只有农林牧渔业人员社会适应健康指标数值为 0.26,家务劳动者与未雇用者的社会适应健康指标数值为 0.23 和 0.21,是社会适应健康水平最低的职业阶层。通过不同阶层职业的社会适应健康平均值可得,高社会地位职业群体的社会适应健康指标数值为 0.39,中社会地位职业群体的社会适应健康指标数值为 0.32,低社会地位职业群体的社会适应健康指标数值为 0.23,存在比较明显的健康不平等现象。

为了进一步证实职业类别之间在社会适应健康水平上的差异显著性,我们对各个职业类别之间的社会适应健康指标数值进行了多重比较检验。表 2 – 62 结果表明,高社会地位职业群体与低社会地位职业群体之间的社会适应健康水平有显著差异;同时在大多数情况下,高社会地位职业群体与中社会地位职业群体、中社会地位职业群体与低社会地位职业群体之间的社会适应健康水平有显著差异。也就是说,高社会地位职业群体的社会适应健康水平高于中社会地位职业群体与低社会地位职业群体,并且中社会地位职业群体的社会适应健康水平高于低社会地位职业群体。

表 2-62　2018 年分职业类别社会适应健康水平差异显著性比对

职业类别	政府和机构管理人员	职工、服务人员或工人	自雇用者	农林牧渔业人员	家务劳动者	军人	未雇用者	其他
专业技术人员	\	*	***	***	***	\	***	\
政府和机构管理人员		\	***	***	***	\	***	\
职工、服务人员或工人			\	***	***	\	***	\
自雇用者				\	**	\	*	\
农林牧渔业人员					\	\	\	**
家务劳动者						*	\	***
军人							*	\
未雇用者								***

注:单因素方差分析的多重比较检验使用的是 Tamhane's T2 方法,\ 为 $p > 0.05$, * 为 $p < 0.05$, ** 为 $p < 0.01$, *** 为 $p < 0.001$。

(四)2018 年老年人主观健康的职业差异

根据图 2-76 和表 2-63 可以看出,各个职业的主观健康状况总体处于中等水平。其中,政府和机构管理人员的主观健康指标数值最大,为 0.74;农林牧渔业人员的主观健康指标数值最小,为 0.65。从职业的社会地位角度出发,可以发现高社会地位职业群体(专业技术人员、政府和机构管理人员)的主观健康都在 0.73 左右,是主观健康水平最高的职业阶层;中社会地位职业群体(职工、服务人员或工人、自雇用者、军人)的主观健康指标数值均在 0.70 与 0.74 之间,是主观健康水平中等的职业阶层;而低社会地位职业群体(农林牧渔业人员、家务劳动者以及未雇用者)只有未雇用者的主观健康指标数值均在 0.65 与 0.68 之间,是主观健康水平最低的职业阶层。通过不同阶层职业的主观健康平均值可得,高社会地位职业群体的主观健康指标数值为 0.73,中社会地位职业群体的主观健康指标数值为 0.71,低社会地位职业群体的主观健康指标数值为 0.66,存在比较明显的健康不平等现象。

为了进一步证实职业类别之间在主观健康水平上的差异显著性,我们对各个职业类别之间的主观健康指标数值进行了多重比较检验。表2-63结果表明,高社会地位职业群体与低社会地位职业群体中的农林牧渔业人员与家务劳动者之间的主观健康水平有显著差异;同时中社会地位职业群体中的职工、服务人员或工人与低社会地位职业群体中的农林牧渔业人员和家务劳动者之间的主观健康水平有显著差异。因此,在一定程度上可以认为高社会地位职业群体与中社会地位职业群体的主观健康水平高于低社会地位职业群体。

表2-63 2018年分职业类别主观健康水平差异显著性比对

职业类别	政府和机构管理人员	职工、服务人员或工人	自雇用者	农林牧渔业人员	家务劳动者	军人	未雇用者	其他
专业技术人员	\	\	\	***	\	\	\	\
政府和机构管理人员		\	\	***	*	\	\	\
职工、服务人员或工人			\	***	\	\	\	\
自雇用者				\	\	\	\	\
农林牧渔业人员					\	\	\	\
家务劳动者						\	\	\
军人							\	\
未雇用者								\

注:单因素方差分析的多重比较检验使用的是 Tamhane's T2 方法,\ 为 $p > 0.05$,* 为 $p < 0.05$,** 为 $p < 0.01$,*** 为 $p < 0.001$。

(五)2018年老年人综合健康的职业差异

根据图2-76和表2-64可以看出,各个职业的综合健康状况总体处于较高水平。其中,专业技术人员的综合健康指标数值最大,为0.806;未雇用者的综合健康指标数值最小,为0.674。从职业的社会地位角度出发,可以发现高社会地位职业群体(专业技术人员、政府和机构管理人员)的综合健康指标数值都在0.8左右,是主观健康水平最高的职业阶层;中社会地位职业群体(职工、服务人员或工人、自雇用者、军人)的综合健康指标数值在 0.77 左右,是综合健康水平中等的职业阶层;而低社会地位职业群体(农林牧渔业人员、家务劳动者以及未雇用者)中只有农林牧渔业人员的综合健康指标数值为 0.73,家务劳动者与未雇用者的综合健康指标数值均在 0.68 左右,是综合健康水平最低的职业阶层。通过不同阶层职业的综合健康平均值可得,高社会地位职业群体的综合健康指标数值为 0.8,中社会地位职业群体的综合健康指标数值为 0.77,低社会地位职业群体的综合健康指标数值为 0.7,存在比较明显的健康状况不平等现象。

表 2 - 64　2018 年分职业类别综合健康水平差异显著性比对

职业类别	政府和机构管理人员	职工、服务人员或工人	自雇用者	农林牧渔业人员	家务劳动者	军人	未雇用者	其他
专业技术人员	\	***	\	***	***	\	***	\
政府和机构管理人员		*	\	***	***	\	***	\
职工、服务人员或工人			\	***	***	\	***	\
自雇用者				\	***	\	**	\
农林牧渔业人员					**	\	\	\
家务劳动者						**	\	**
军人							*	\
未雇用者								\

注:单因素方差分析的多重比较检验使用的是 Tamhane's T2 方法,\ 为 $p > 0.05$,* 为 $p < 0.05$,** 为 $p < 0.01$,*** 为 $p < 0.001$。

　　为了进一步证实职业类别之间在综合健康水平上的差异显著性,我们对各个职业类别之间的综合健康指标数值进行了多重比较检验。表 2 - 64 结果表明,高社会地位职业群体与低社会地位职业群体之间的综合健康水平有显著差异;同时在大部分情况下,高社会地位职业群体与中社会地位职业群体、中社会地位职业群体与低社会地位职业群体之间的综合健康水平有显著差异。也就是说,高社会地位职业群体的综合健康水平高于中社会地位职业群体与低社会地位职业群体,中社会地位职业群体的综合健康水平高于低社会地位职业群体。

第三章　老年群组健康水平差异的年份对比研究

　　本章主要探讨同一群组类别下,各项健康指标随时间推移而发生的变化,解决不同年份之间老年人健康水平孰升孰降的问题。具体而言,本章通过构建分群组条件下的各健康指标与不同年份之间的列联表,以及对应的折线图与雷达图,从而获得群组类别条件下各健康指标随时间变化的发展趋势。本章结构见图3-1。

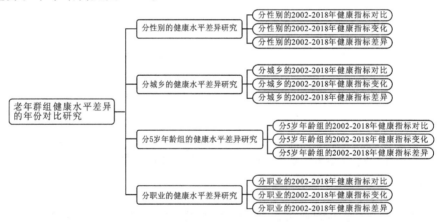

图3-1　老年人健康水平差异的年份对比结构图

第一节　分性别的健康水平差异研究

　　本节通过构建分性别的各健康指标与不同年份之间的折线图与列联表,获得性别群组单类别的各健康指标随时间变化而产生的变化发展趋势。

一、分性别的 2002—2018 年健康指标对比

表 3 - 1　不同年份的分性别健康指标对比

女性	2002 年	2005 年	2008 年	2011 年	2014 年	2018 年
躯体健康指标	0.7751	0.7795	0.7753	0.7849	0.7911	0.7980
心理健康指标	0.6464	0.6473	0.5931	0.6766	0.6900	0.7192
社会适应健康指标	0.2669	0.2793	0.2578	0.2873	0.2988	0.2604
主观健康指标	0.5911	0.6011	0.5707	0.5889	0.6197	0.6623
综合健康指标	0.6642	0.6684	0.6428	0.6823	0.6926	0.7137
男性	2002 年	2005 年	2008 年	2011 年	2014 年	2018 年
躯体健康指标	0.8476	0.8453	0.8454	0.8447	0.8483	0.8423
心理健康指标	0.7651	0.7667	0.7353	0.7861	0.7996	0.8047
社会适应健康指标	0.3720	0.3797	0.3437	0.3782	0.3825	0.3157
主观健康指标	0.6406	0.6418	0.6254	0.6327	0.6551	0.6812
综合健康指标	0.7566	0.7569	0.7407	0.7633	0.7714	0.7756

上一章的研究表明,男、女性老年人的各项健康指标数值在不同年份上的分布具有相似性。根据表 3 - 1 可得,男、女性老年人的大部分健康指标数值从总体上看是随着时间推移而升高的,即男、女性老年人的健康水平与往年相比在逐渐提高。就女性老年人的躯体健康指标数值而言,从 2002 年的 0.7751 提高至 2005 年的 0.7795,在 2008 年又降至 0.7751,但 2008—2018 年间逐步提高;而男性老年人的躯体健康指标数值在 2002—2018 年间出现小幅度波动的情况。就心理健康、主观健康与综合健康指标而言,2002—2005 年,男、女性老年人的三项健康指标数值均有提高,2005—2008 年时均有降低,而 2008—2018 年间逐步提高。就社会适应健康指标而言,2002 年—2005 年时男、女性老年人的社会适应健康指标数值均有提高,2005—2008 年时均有降低,2008—2014 年间逐步提高,而 2014—2018 年间又均有降低。总体上,女性老年人的躯体健康水平以及男、女性老年人的心理健康、主观健康及综合健康水平都发生了先提高后降低再提高的变化过程,并且这些健康指标均在 2018 年达到峰值;而男性老年人的躯体健康及男、女性老年人的社会适应健康指标数值则发生了先提高后降低再提高再

降低的变化过程,并且这些健康指标数值均在 2008 年达到谷值。

另外,从男、女性老年人各项健康指标的变化幅度来看,躯体健康指标是男、女性老年人变化幅度最小的,心理健康指标是男、女性老年人变化幅度最大的。对于女性老年人而言,躯体健康指标的变化幅度为 0.0229,也就是 2018 年的峰值 0.7980 与 2002 年的谷值 0.7751 之间的差值;心理健康指标的变化幅度为 0.1261,也就是 2018 年的峰值 0.7192 与 2008 年的谷值 0.5931 之间的差值。对于男性老年人而言,躯体健康指标的变化幅度为 0.006,也就是 2014 年的峰值 0.8483 与 2018 年的谷值 0.8423 之间的差值;心理健康指标的变化幅度为 0.0694,也就是 2018 年的峰值 0.8047 与 2008 年的谷值 0.7353 之间的差值。

二、分性别的 2002—2018 年健康指标变化

从图 3 - 2、3 - 3 可以看出,2002—2018 年间,男、女性老年人躯体健康的变化轨迹最为平缓,男性老年人的躯体健康指标数值在 0.845 上下波动,女性老年人的躯体健康指标数值在 0.78 上下波动。2002—2018 年间,男、女性的心理健康、主观健康和综合健康指标呈现出上升的趋势;但 2008 年略有下降,各项健康指标均达到最低值。2002—2018 年间,男、女性老年人的社会适应健康呈现波动变化,2002—2005 年为上升趋势,2005—2008 年呈下降趋势,2008—2014 年间又呈逐步上升趋势,而 2014—2018 年又呈下降趋势;从整体上看,男、女性老年人的社会适应健康指标呈现下降趋势。

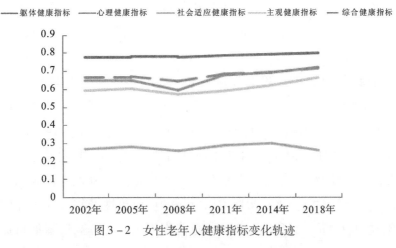

图 3 - 2　女性老年人健康指标变化轨迹

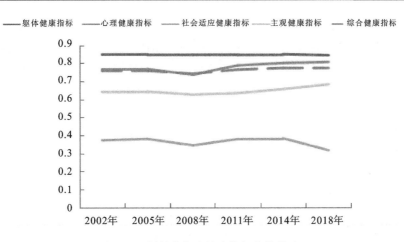

——躯体健康指标　——心理健康指标　——社会适应健康指标　——主观健康指标　——综合健康指标

图 3 - 3　男性老年人健康指标变化轨迹

三、分性别的 2002—2018 年健康指标差异

表 3 - 2　女性老年人健康指标的差异显著性

	年份	2005	2008	2011	2014	2018
躯体健康指标	2002	\	\	*	***	***
	2005		*	\	*	***
	2008			***	***	***
	2011				\	**
	2014					\
心理健康指标	2002	\	***	***	***	***
	2005		***	***	***	***
	2008			***	***	***
	2011				\	***
	2014					**
社会适应健康指标	2002	**	*	***	***	\
	2005		***	\	**	***
	2008			***	***	\
	2011				\	***
	2014					***

续表

年份		2005	2008	2011	2014	2018
主观健康指标	2002	\	**	\	**	***
	2005		***	\	\	***
	2008			\	***	***
	2011				**	***
	2014					***
综合健康指标	2002	\	***	***	***	***
	2005		***	**	***	***
	2008			***	***	***
	2011				\	***
	2014					***

注:单因素方差分析的多重比较检验时,若方差同质使用 LSD 方法,即最小显著性差异(Least Significant Difference)法;若方差不同质,则使用 Tamhane's T2 方法。\为 p > 0.05 ,* 为 p < 0.05 ,** 为 p < 0.01 ,*** 为 p < 0.001 。

　　为了明确分性别的各健康指标在年份之间的差异是否具有显著性,我们进一步利用了多重比较检验,对分性别的各健康指标数值在年份之间的差异进行了相关性检验。具体差异显著性情况见表 3 - 2 和 3 - 3 。

　　从女性老年人的躯体健康指标与年份之间的相关性检验结果可以看出,2002 年与 2011 年、2014 年与 2018 年的躯体健康指标数值存在显著性差异,2005 年与 2008 年、2014 年与 2018 年的躯体健康指标数值存在显著性差异,2008 年与 2011 年、2014 年与 2018 年的躯体健康指标数值存在显著性差异,2011 年与 2018 年之间的躯体健康指标数值差异也具有显著性;同时,2002 年与 2005 年、2008 年的躯体健康指标数值间不存在显著性差异,2005 年与 2011 年、2011 年与 2014 年、2014 年与 2018 年的躯体健康指标数值也不存在显著性差异。这表明,2002 年至 2008 年之间的躯体健康状况具有同质性,躯体健康水平相对较低;2011 年至 2018 年之间的躯体健康状况具有同质性,躯体健康水平相对较高。也就是说,随着年份的逐渐推移,女性老年人的躯体健康水平显著提高。

从女性老年人的心理健康指标与年份之间的相关性检验结果可以看出,2002 年与 2005 年、2011 年与 2014 年的心理健康数值不存在显著性差异,而其他年份之间的心理健康数值间均存在显著性差异。这表明,女性老年人的心理健康水平存在 V 字形的变化轨迹,2002 年与 2005 年的心理健康水平相当,2008 年下降到了谷值,2011 年的心理健康水平逐渐回升,2018 年达到峰值。也就是说,随着年份的逐渐推移,女性老年人的心理健康水平显著提高。

从女性老年人的社会适应健康指标与年份之间的相关性检验结果可以看出,2002 年与 2018 年、2005 年与 2011 年、2008 年与 2018 年及 2011 年与 2014 年之间的社会适应健康指标数值都不存在显著性差异,而其他年份之间的社会适应健康指标数值间均存在显著性差异。这表明,女性老年人的社会适应健康水平存在 M 字形的变化轨迹,从 2002 年开始,女性老年人的社会适应健康经历了显著上升、显著下降、显著上升、显著下降,最终在 2018 年降至谷值的过程。也就是说,随着年份的推移,女性老年人的社会适应健康呈现波动变化。

从女性老年人的主观健康指标数值与年份之间的相关性检验结果可以看出,2002 年与 2005 年的主观健康指标数值不存在显著性差异,2002 年、2005 年以及 2008 年与 2011 年的主观健康指标数值之间都不存在显著性差异,2005 年与 2014 年的主观健康指标数值不存在显著性差异,而其他年份之间的主观健康指标数值间均存在显著性差异。这表明,女性老年人的主观健康水平虽然在 2008 年降至谷值,但随着年份的推移仍有显著升高。

最后,从女性老年人的综合健康指标与年份之间的相关性检验结果可以看出,2002 年与 2005 年的综合健康数值不存在显著性差异,2011 年与 2014 年的综合健康数值同样不存在显著性差异,而其他年份之间的综合健康数值间都存在显著性差异。这表明女性老年人的主观健康水平存在 V 字形的变化轨迹,2002 年与 2005 年的综合健康水平相当,2008 年下降到了谷值,2011 年的心理健康水平逐渐回升,直到 2018 年达到峰值。也就是说,随着年份的逐渐推移,女性老年人的综合健康水平显著提高。

表 3 - 3　男性老年人健康指标的差异显著性

	年份	2005	2008	2011	2014	2018
躯体健康指标	2002	\	\	\	\	\
	2005		\	\	\	\
	2008			\	\	\
	2011				\	\
	2014					\
心理健康指标	2002	\	***	**	***	***
	2005		***	**	***	***
	2008			***	***	***
	2011				\	*
	2014					\
社会适应健康指标	2002	\	***	\	\	***
	2005		***	\	\	***
	2008			***	***	***
	2011				\	***
	2014					***
主观健康指标	2002	\	\	\	\	***
	2005		\	\	\	***
	2008			\	**	***
	2011				\	***
	2014					***
综合健康指标	2002	\	***	\	*	***
	2005		***	\	*	***
	2008			***	***	***
	2011				\	*
	2014					\

注:单因素方差分析的多重比较检验时,若方差同质使用 LSD 方法,即最小显著性差异(Least Significant Difference)法;若方差不同质,则使用 Tamhane's T2 方法。\ 为 $p > 0.05$,* 为 $p < 0.05$,** 为 $p < 0.01$,*** 为 $p < 0.001$。

从男性老年人的躯体健康指标与年份之间的相关性检验结果可以看出,各个年份之间的躯体健康指标数值间都不存在显著性差异。因此我们可以认为,2002 年至 2018 年的躯体健康状况具有同质性,男性老年人的躯体健康水平一直处于较高水平。也就是说,随着年份的逐渐推移,男性老年人的躯体健康保持在稳定状态,不存在提高或降低趋势。

从男性老年人的心理健康指标与年份之间的相关性检验结果可以看出,2002 年与 2005 年、2011 年与 2014 年、2014 年与 2018 年的心理健康指标数值间不存在显著性差异,而其他年份的心理健康指标数值间均存在显著性差异。这表明,男性老年人的心理健康水平的变化与女性老年人相似,都存在 V 字形的变化轨迹,2002 年与 2005 年的心理健康水平相当,2008 年下降到了谷值,而从 2011 年开始逐渐回升。也就是说,随着年份的逐渐推移,男性老年人的心理健康水平显著提高。

从男性老年人的社会适应健康指标与年份之间的相关性检验结果可以看出,2002 年 2005 年、2011 年、2014 年的社会适应健康指标数值不存在显著性差异,2005 年与 2011 年、2014 年的社会适应健康指标数值不存在显著性差异,2011 年与 2014 年的社会适应健康指标数值间也不存在显著性差异,而其他年份的社会适应健康指标数值间均存在显著性差异。这表明,男性老年人的社会适应健康水平存在 N 字形状的变化轨迹,2002 年与 2005 年的社会适应健康水平相当,2008 年时又下降,2011 年时又回升,但在 2018 年时又降至谷值。也就是说,随着年份的推移,男性老年人的社会适应健康水平呈现波动变化。

从男性老年人的主观健康指标与年份之间的相关性检验结果可以看出,2018 年的主观健康指标数值与其他年份均存在显著性差异,2008 与 2014 年之间也存在显著性差异。这表明在 2002—2018 年间,男性老年人的主观健康水平基本维持在稳定状态。也就是说,随着年份的推移,男性老年人的主观健康水平从整体上看有提高的趋势,但这一趋势在 2014—2018 年才逐渐显现。

最后,从男性老年人的综合健康指标与年份之间的相关性检验结果可以看出,2002 年与 2005 年、2011 年的综合健康指标数值不存在显著性差异,2005 年与 2011 年的综合健康指标数值同样不存在显著性差异,2011 年与

2014 年的综合健康指标数值不存在显著性差异,还有 2014 年与 2018 年的综合健康指标数值也同样不存在显著性差异,而其他年份的综合健康指标数值间都存在显著性差异。这表明,男性老年人的主观健康水平存在 V 字形的变化轨迹,2002 年与 2005 年的综合健康水平相当,2008 年下降到了谷值,2011 年的心理健康水平逐渐回升,并且在 2011 与 2018 年间基本保持稳定。也就是说,随着年份的逐渐推移,女性老年人的综合健康水平虽然在 2008 年降至谷值,但整体上呈现出缓慢提高的趋势。

第二节　分城乡的健康水平差异研究

本节通过构建分城乡的各健康指标与不同年份之间的折线图与列联表,获得城乡群组单类别的各健康指标随时间变化而产生的变化发展趋势。

一、分城乡的 2002—2018 年健康指标对比

表 3 - 4　不同年份的分城乡健康指标对比

农村	2002 年	2005 年	2008 年	2011 年	2014 年	2018 年
躯体健康指标	0.8106	0.8179	0.8102	0.8200	0.8208	0.8330
心理健康指标	0.6782	0.6851	0.6353	0.7091	0.7218	0.7459
社会适应健康指标	0.2949	0.3042	0.2764	0.3060	0.3196	0.2659
主观健康指标	0.5928	0.6115	0.5770	0.5938	0.6336	0.6535
综合健康指标	0.6962	0.7040	0.6775	0.7135	0.7215	0.7409
城市	2002 年	2005 年	2008 年	2011 年	2014 年	2018 年
躯体健康指标	0.8016	0.7963	0.7987	0.8052	0.8147	0.8135
心理健康指标	0.7206	0.7174	0.6839	0.7452	0.7613	0.7775
社会适应健康指标	0.3326	0.3468	0.3230	0.3524	0.3569	0.3063
主观健康指标	0.6356	0.6281	0.6205	0.6244	0.6389	0.6854
综合健康指标	0.7133	0.7109	0.6967	0.7259	0.7375	0.7504

上一章的研究表明,城乡老年人的各项健康指标在不同年份上的分布具有相似性。根据表 3 - 4 可得,城乡老年人的大部分健康水平从总体上看

是随着时间推移而升高的,即城乡老年人的健康状况与往年相比在逐渐改善。就农村老年人的躯体健康状况而言,数值从 2002 年的 0.8106 提高至 2005 年的 0.8179,在 2008 年又降至 0.8102,但 2008—2018 年间,农村老年人的躯体健康数值是逐步提高的;城市老年人的躯体健康数值从 2002 年的 0.8016 降至 2005 年的 0.7963,2005—2014 年间又逐渐提高,2018 年时又略微下降。就农村老年人的心理健康数值而言,从 2002 年的 0.6782 升至 2005 年的 0.6851,在 2008 年又降至 0.6353,但在 2008—2018 年间,农村老年人的心理健康数值逐步提高,而城市老年人的心理健康数值是在 2002—2008 年间逐渐下降,但从 2008—2018 年又逐渐提高。就农村及城市老年人的社会适应健康数值而言,2002—2005 年均提高了约 0.01,2008 年又下降了约 0.02,2008—2014 年间均逐渐提高,但 2018 年都下降至谷值。就农村老年人的主观健康和综合健康状况而言,2002—2005 年间的两项健康指标数值提高了约 0.01,2008 年又下降了约 0.03,2008—2018 年间逐渐提高;而城市老年人的两项健康指标数值在 2002—2008 年间逐渐下降,在 2008—2018 年间逐渐提高。总体上,农村老年人的躯体健康、心理健康、主观健康及综合健康指标数值经历了先提高后降低再提高的变化过程,城市老年人的心理健康、主观健康及综合健康指标数值发生了先降低再提高的变化,并且城乡老年人的这些指标数值均在 2018 年达到峰值;城乡老年人的社会适应健康指标数值经历了先提高后下降再提高再下降的变化过程,并且在 2018 年降至谷值;最后,城市老年人的躯体健康水平经历了先下降后上升再下降的变化过程。

　　另外,从城乡老年人各项健康指标的变化幅度来看,躯体健康是变化幅度最小的,心理健康是变化幅度最大的。对于农村老年人而言,躯体健康指标的变化幅度为 0.0228,也就是 2018 年的峰值 0.8330 与 2008 年的谷值 0.8102 之间的差值;心理健康指标的变化幅度为 0.1106,也就是 2018 年的峰值 0.7459 与 2008 年的谷值 0.6353 之间的差值。对于城市老年人而言,躯体健康指标的变化幅度为 0.0184,也就是 2014 年的峰值 0.8147 与 2005 年的谷值 0.7963 之间的差值;心理健康指标的变化幅度为 0.0936,也就是 2018 年的峰值 0.7775 与 2008 年的谷值 0.6839 之间的差值。城乡老年人其余健康指标的变化幅度均在 0.055 左右。

二、分城乡的 2002—2018 年健康指标变化

从图 3 - 4、3 - 5 可以看出,2002—2018 年间,城乡老年人躯体健康指标数值的变化轨迹最为平缓,其中城市老年人的躯体健康指标数值在 0.8 上下波动,农村老年人的躯体健康指标数值在 0.82 上下波动。2002—2018 年间,城乡老年人的心理健康、主观健康和综合健康等指标呈现出上升的变化趋势,但 2008 年略有下降,各项健康指标均达到最低值。2002—2018 年间,城乡老年人的社会适应健康水平呈现波动变化,2002—2005 年为上升趋势,

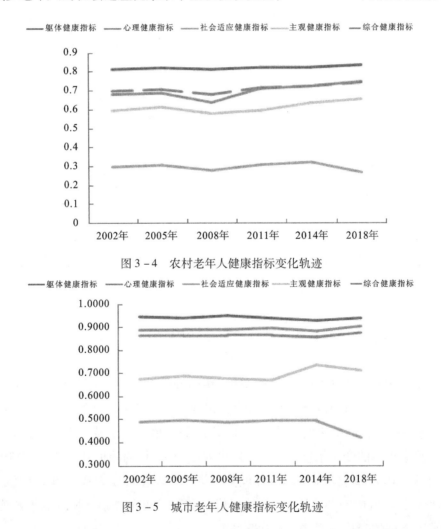

图 3 - 4　农村老年人健康指标变化轨迹

图 3 - 5　城市老年人健康指标变化轨迹

2005—2008 年呈下降趋势,2008—2014 年间又呈逐步上升趋势,而 2014—2018 年又呈下降趋势;从整体上看,城乡老年人的社会适应健康水平呈现下降趋势。

三、分城乡的 2002—2018 年健康指标差异

为了明确分城乡老年人的各健康指标在年份之间的差异是否具有显著性,本书进一步利用了多重比较检验方法,对分城乡老年人的各健康指标在年份之间的差异进行了相关性检验。具体差异显著性情况见表 3 – 5、3 – 6。

表 3 – 5 农村老年人健康指标的差异显著性

	年份	2005	2008	2011	2014	2018
躯体健康指标	2002	\	\	*	\	***
	2005		***	\	\	***
	2008			***	**	***
	2011				\	**
	2014					*
心理健康指标	2002	\	***	***	***	***
	2005		***	***	***	***
	2008			***	***	***
	2011				\	***
	2014					*
社会适应健康指标	2002	\	***	\	***	***
	2005		***	\	*	***
	2008			***	***	\
	2011				\	***
	2014					***

年份		2005	2008	2011	2014	2018
主观健康指标	2002	**	*	\	***	***
	2005		***	\	\	***
	2008			\	***	***
	2011				***	***
	2014					\
综合健康指标	2002	\	***	***	***	***
	2005		***	\	***	***
	2008			***	***	***
	2011				\	***
	2014					**

注:单因素方差分析的多重比较检验时,若方差同质使用 LSD 方法,即最小显著性差异(Least Significant Difference)法;若方差不同质,则使用 Tamhane's T2 方法。\ 为 $p > 0.05$,* 为 $p < 0.05$,** 为 $p < 0.01$,*** 为 $p < 0.001$。

从农村老年人的躯体健康指标与年份之间的相关性检验结果可以看出,2002 年与 2005 年、2008 年与 2014 年不存在显著性差异,2005 年与 2011年、2014 年不存在显著性差异,2011 年与 2014 年不存在显著性差异,而其他年份之间均存在显著性差异。这表明,2002 年与 2005 年之间、2011 年与 2014 年之间的躯体健康状况具有同质性,农村老年人的躯体健康水平在 2008 年显著降低,在 2011 年和 2018 年则显著提高。也就是说,随着年份的逐渐推移,农村老年人的躯体健康水平显著提高。

从农村老年人的心理健康指标与年份之间的相关性检验结果可以看出,2002 年与 2005 年、2011 年与 2014 年不存在显著性差异,而其他年份之间均存在显著性差异。这表明,农村老年人的心理健康水平存在 V 字形的变化轨迹,2002 年与 2005 年的心理健康水平相当,2008 年下降到了谷值,2011 年逐渐回升,2018 年达到峰值。也就是说,随着年份的逐渐推移,农村老年人的心理健康水平显著提高。

　　从农村老年人的社会适应健康指标数值与年份之间的相关性检验结果可以看出,2002 年与 2005 年、2011 年之间不存在显著性差异,2005 年与 2011 年、2008 年与 2018 年及 2011 年与 2014 年之间不存在显著性差异,而其他年份之间均存在显著性差异。这表明,农村老年人的社会适应健康水平存在 M 字形的变化轨迹,在 2008 年显著下降,在 2011 年显著上升,并且在 2018 年又显著下降至谷值。也就是说,随着年份的推移,农村老年人的社会适应健康呈现波动变化。

　　从农村老年人的主观健康指标与年份之间的相关性检验结果可以看出,2002 年、2005 年及 2008 年与 2011 年之间都不存在显著性差异,2005 年与 2014 年不存在显著性差异,而其他年份之间均存在显著性差异。这表明,农村老年人的主观健康水平虽然在 2008 年降至谷值,但随着年份的推移显著升高。

　　最后,从女性老年人的综合健康指标与年份之间的相关性检验结果可以看出,2002 年与 2005 年间不存在显著性差异,2005 年与 2011 年间不存在显著性差异,2011 年与 2014 年间同样不存在显著性差异,而其他年份之间都存在显著性差异。这表明,农村老年人的主观健康水平存在 V 字形的变化轨迹,2002 年与 2005 年水平相当,2008 年下降到了谷值,2011 年逐渐回升,直到 2018 年达到峰值。也就是说,随着年份的逐渐推移,农村老年人的综合健康水平显著提高。

　　从城市老年人的躯体健康指标与年份之间的相关性检验结果可以看出,2002 年、2005 年、2008 年与 2011 年四个年份中,只有 2008 年与 2011 年之间存在显著性差异,其余年份之间均不存在显著性差异,并且 2011 年、2014 年与 2018 年相互之间均不存在显著性差异,同时 2002 年、2005 年、2008 年分别与 2014 年、2018 年有显著性差异。这说明,2002 年至 2008 年城市老年人躯体健康状况具有同质性,2011 年至 2018 年城市老年人躯体健康状况具有同质性。也就是说,虽然城市老年人的躯体健康水平在 2008 年降至谷值,但相比于 2008 年之前,2008 年之后显著提高。

　　从城市老年人的心理健康指标与年份之间的相关性检验结果可以看出,2002 年与 2005 年、2011 年与 2014 年、2014 年与 2018 年,心理健康数值不存在显著性差异,而其他年份之间均存在显著性差异。这表明,城市老年人的心理健康水平的变化与农村老年人相似,都存在 V 字形的变化轨迹:2002 年与 2005 年水平相当,2008 年下降到了谷值,而从 2011 年开始逐渐回升。也就是说,随着年份的逐渐推移,城市老年人的心理健康水平显著提高。

从城市老年人的社会适应健康指标与年份之间的相关性检验结果可以看出,2002 年 2008 年、2005 年与 2011 年、2014 年间不存在显著性差异,2011 年与 2014 年间的也不存在显著性差异,而其他年份间均存在显著性差异。这表明,城市老年人的社会适应健康水平存在 N 字形状的变化轨迹,2002 年至 2008 年逐渐提高,2008 年时下降,2011 年时又回升,但在 2018 年时再次降至谷值。也就是说,随着年份的推移,城市老年人的社会适应健康水平呈现波动变化。

表 3 - 6　城市老年人健康指标的差异显著性

	年份	2005	2008	2011	2014	2018
躯体健康指标	2002	\	\	\	*	**
	2005		\	\	***	***
	2008			*	***	***
	2011				\	\
	2014		ˎ			\
心理健康指标	2002	\	***	***	***	***
	2005		***	***	***	***
	2008			***	***	***
	2011				\	***
	2014					\
社会适应健康指标	2002	**	\	***	***	***
	2005		***	\	\	***
	2008			***	***	**
	2011				\	***
	2014					***

续表

年份		2005	2008	2011	2014	2018
主观健康指标	2002	\	\	\	\	***
	2005		\	\	\	***
	2008			\	\	***
	2011				\	***
	2014					***
综合健康指标	2002	\	***	*	***	***
	2005		***	**	***	***
	2008			***	***	***
	2011				\	***
	2014					\

注:单因素方差分析的多重比较检验时,若方差同质使用 LSD 方法,即最小显著性差异(Least Significant Difference)法;若方差不同质,则使用 Tamhane's T2 方法。\为 $p > 0.05$,* 为 $p < 0.05$,** 为 $p < 0.01$,*** 为 $p < 0.001$。

从城市老年人的主观健康指标与年份之间的相关性检验结果可以看出,2018 年的主观健康与其他年份均存在显著性差异,而其他年份之间的主观健康均不存在显著性差异。这表明在 2002—2018 年间,城市老年人的主观健康水平基本维持在稳定状态,也就是说,从整体上看是随着年份的推移有提高的趋势的,但这一趋势在 2018 年才逐渐显现。

最后,从城市老年人的综合健康指标与年份之间的相关性检验结果可以看出,2002 年与 2005 年间不存在显著性差异,2011 年与 2014 年间也不存在显著性差异,2014 年与 2018 年间同样不存在显著性差异,而其他年份间都存在显著性差异。这表明,城市老年人的主观健康水平存在 V 字形的变化轨迹,2002 年与 2005 年水平相当,2008 年下降到了谷值,2011 年逐渐回升,并且 2011 与 2018 年间基本保持稳定。也就是说,随着年份的逐渐推移,城市老年人的综合健康水平虽然在 2008 年降至谷值,但整体上呈现出缓慢提高的趋势。

第三节　分 5 岁年龄组的健康水平差异研究

本节通过构建分年龄组的各健康指标与不同年份之间的折线图与列联表,获得年龄群组单类别的各健康指标随时间变化而产生的变化发展趋势。

一、分 5 岁年龄组的 2002—2018 年健康指标对比

表 3 - 7　不同年份的分年龄组健康指标对比

65—69 岁组	2002 年	2005 年	2008 年	2011 年	2014 年	2018 年
躯体健康指标	0.9440	0.9385	0.9486	0.9371	0.9269	0.9371
心理健康指标	0.8866	0.8881	0.8883	0.8943	0.8814	0.9020
社会适应健康指标	0.4874	0.4941	0.4857	0.4933	0.4901	0.4187
主观健康指标	0.6733	0.6866	0.6755	0.6688	0.7339	0.7105
综合健康指标	0.8620	0.8611	0.8647	0.8620	0.8543	0.8736
70—74 岁组	2002 年	2005 年	2008 年	2011 年	2014 年	2018 年
躯体健康指标	0.9270	0.9167	0.9274	0.9147	0.9150	0.9204
心理健康指标	0.8625	0.8600	0.8453	0.8710	0.8719	0.8905
社会适应健康指标	0.4577	0.4666	0.4433	0.4611	0.4731	0.4079
主观健康指标	0.6669	0.6554	0.6533	0.6360	0.6699	0.6976
综合健康指标	0.8413	0.8360	0.8330	0.8378	0.8408	0.8592
75—79 岁组	2002 年	2005 年	2008 年	2011 年	2014 年	2018 年
躯体健康指标	0.8972	0.8883	0.9014	0.8918	0.8834	0.8977
心理健康指标	0.8327	0.8234	0.8229	0.8490	0.8321	0.8675
社会适应健康指标	0.4168	0.4298	0.4115	0.4299	0.4320	0.3645
主观健康指标	0.6484	0.6409	0.6353	0.6305	0.6368	0.7013
综合健康指标	0.8107	0.8042	0.8081	0.8149	0.8051	0.8335

续表

80—84 岁组	2002 年	2005 年	2008 年	2011 年	2014 年	2018 年
躯体健康指标	0.8519	0.8560	0.8694	0.8433	0.8551	0.8560
心理健康指标	0.7795	0.7731	0.7626	0.7903	0.7987	0.8314
社会适应健康指标	0.3663	0.3712	0.3499	0.3679	0.3834	0.3239
主观健康指标	0.6368	0.6182	0.6164	0.6191	0.6566	0.6734
综合健康指标	0.7632	0.7626	0.7627	0.7625	0.7745	0.7930
85—89 岁组	2002 年	2005 年	2008 年	2011 年	2014 年	2018 年
躯体健康指标	0.8059	0.8098	0.8218	0.8076	0.8077	0.7971
心理健康指标	0.7151	0.7150	0.6907	0.7191	0.7518	0.7625
社会适应健康指标	0.2975	0.3113	0.2961	0.3150	0.3098	0.2697
主观健康指标	0.5994	0.6294	0.6090	0.6036	0.6307	0.6719
综合健康指标	0.7081	0.7126	0.7070	0.7125	0.7251	0.7311
90—94 岁组	2002 年	2005 年	2008 年	2011 年	2014 年	2018 年
躯体健康指标	0.7532	0.7630	0.7666	0.7555	0.7572	0.7663
心理健康指标	0.6339	0.6436	0.5931	0.6507	0.6751	0.7105
社会适应健康指标	0.2402	0.2523	0.2348	0.2459	0.2530	0.2127
主观健康指标	0.6008	0.6123	0.5874	0.6046	0.6271	0.6742
综合健康指标	0.6464	0.6564	0.6366	0.6545	0.6660	0.6886
95—99 岁组	2002 年	2005 年	2008 年	2011 年	2014 年	2018 年
躯体健康指标	0.7077	0.7126	0.7099	0.7056	0.7112	0.7047
心理健康指标	0.5459	0.5594	0.5057	0.5660	0.5945	0.6015
社会适应健康指标	0.1935	0.2085	0.1903	0.1951	0.1981	0.1672
主观健康指标	0.5640	0.5823	0.5297	0.5938	0.6284	0.6216
综合健康指标	0.5853	0.5950	0.5698	0.5931	0.6079	0.6099

续表

100—104 岁组	2002 年	2005 年	2008 年	2011 年	2014 年	2018 年
躯体健康指标	0.6622	0.6616	0.6588	0.6574	0.6623	0.6589
心理健康指标	0.4664	0.4529	0.3960	0.4805	0.4437	0.5031
社会适应健康指标	0.1535	0.1579	0.1458	0.1524	0.1462	0.1218
主观健康指标	0.5498	0.5482	0.5178	0.5272	0.5463	0.6129
综合健康指标	0.5290	0.5242	0.4992	0.5309	0.5197	0.5443

上一节的研究结果表明,各个年龄组的老年人健康指标在不同年份上的分布具有相似性。根据表 3 - 7 可知,除了社会适应健康指标与部分年龄组的躯体健康指标,其余年龄组的健康指标数值从总体上看是随着时间推移而升高的,即大部分年龄组的老年人健康状况与往年相比在逐渐改善。

就 65—69 岁组老年人的躯体健康指标数值而言,从 2002 年的 0.9440 降至 2005 年的 0.9385,2008 年又升至峰值 0.9486,至 2014 年逐渐下降至 0.9269,2018 年又回升至 2011 年的 0.9371。就 65—69 岁组老年人的心理健康指标数值而言,从 2002 年的 0.8866 上升至 2011 年的 0.8943,在 2014 年又降至 0.8814,2018 年又提高至峰值 0.9020。就 65—69 岁组老年人的社会适应健康指标数值而言,从 2002 年的 0.4874 升至 2005 年的 0.4941,2008 年又降至 0.4857,2011 年又升至 0.4933,2018 年降至谷值 0.4187。就 65—69 岁组老年人的主观健康指标数值而言,从 2002 年的 0.6733 升至 2005 年的 0.6866,2008 年至 2011 年逐渐下降至 0.6688,2014 年又升至 0.7339,2018 年又降至 0.7105。就 65—69 岁组老年人的综合健康指标数值而言,2002 年的 0.8620 降至 2005 年的 0.8611,2008 年升至 0.8647,又逐渐降至 2014 年的 0.8543,2018 年又升至峰值 0.8736。

就 70—74 岁组老年人的躯体健康指标数值而言,从 2002 年的 0.9270 降至 2005 年的 0.9167,2008 年又升至峰值 0.9274,2011 年降至 0.9147,又逐渐升至 2018 年的 0.9204。就 70—74 岁组老年人的心理健康指标数值而言,从 2002 年的 0.8625 逐渐降至 2008 年的 0.8453,又逐渐升至 2018 年的峰值 0.8905。就 70—74 岁组老年人的社会适应健康指标数值而言,从 2002 年的 0.4577 至 2008 年的 0.4433,又上升至 2014 年的 0.4731,2018 年又降至谷值 0.4079。就 70—74 岁组老年人的主观健康指标数值而言,从 2002 年的 0.6669 逐渐降至 2011 年的 0.6360,又逐渐升至 2018 年的峰值 0.6976。就 70—74 岁组老年人的综合健康指标数值而言,从 2002 年的 0.8413 降至 2008 年的 0.8330,又逐渐升至 2018 年的峰值 0.8592。

就 75—79 岁组老年人的躯体健康指标数值而言,从 2002 年的 0.8972 降至 2005 年的 0.8883,2008 年又升至峰值 0.9014,又逐渐降至 2014 年的 0.8834,2018 年又升至 0.8977。就 75—79 岁组老年人的心理健康指标数值 而言,从 2002 年的 0.8327 降至 2005 年的 0.8234,又逐渐升至 2011 年的 0.8490,2014 年降至 0.8321,2018 年又升至峰值 0.8675。就 75—79 岁组老 年人的社会适应健康指标数值而言,从 2002 年的 0.4168 升至 2005 年的 0.4298,2008 年降至 0.4115,又逐渐升至 2014 年的 0.4320,2018 年降至谷 值 0.3645。就 75—79 岁组老年人的主观健康指标数值而言,从 2002 年的 0.6484 逐渐降至 2011 年的 0.6305,又逐渐升至 2018 年的峰值 0.7013。就 75—79 岁组老年人的综合健康指标数值而言,从 2002 年的 0.8107 降至 2005 年的 0.8042,又逐渐升至 2011 年的 0.8149,2014 年降至 0.8051,2018 年又升至峰值 0.8335。

就 80—84 岁组老年人的躯体健康指标数值而言,从 2002 年的 0.8519 升至 2005 年的 0.8560,2008 年又升至峰值 0.8694,又逐渐降至 2014 年的 0.8551,2018 年又升至 0.8560。就 80—84 岁组老年人的心理健康数值而 言,从 2002 年的 0.7795 逐渐降至 2005 年的 0.7731,又逐渐升至 2011 年的 0.7903,2014 年降至 0.7987,2018 年又升至峰值 0.8314。就 80—84 岁组老 年人的社会适应健康指标数值而言,从 2002 年的 0.3663 升至 2005 年的 0.3712,2008 年降至 0.3499,又逐渐升至 2014 年的 0.3834,2018 年降至谷 值 0.3239。就 80—84 岁组老年人的主观健康数值而言,从 2002 年的 0.6368 逐渐降至 2011 年的 0.6191,又逐渐升至 2018 年的峰值 0.6734。就 80—84 岁组老年人的综合健康指标数值而言,从 2002 年的 0.7632 降至 2005 年的 0.7626,又逐渐升至 2011 年的 0.7625,2014 年升至 0.7745,2018 年又升至 峰值 0.7930。

就 85—89 岁组老年人的躯体健康指标数值而言,从 2002 年的 0.8059 逐渐升至 2008 年的 0.8218,又逐渐降至 2018 年的谷值 0.7971。就 85—89

岁组老年人的心理健康指标数值而言,从 2002 年的 0.7151 逐渐降至 2008 年的 0.6907,又逐渐升至 2018 年的峰值 0.7625。就 85—89 岁组老年人的社会适应健康指标数值而言,从 2002 年的 0.2975 升至 2005 年的 0.3113,2008 年降至 0.2961,2011 年又升至 0.3150,又逐渐降至 2018 年的谷值 0.2697。就 85—89 岁组老年人的主观健康指标数值而言,从 2002 年的 0.5994 升至 2005 年的 0.6294,又逐渐降至 2011 年的 0.6036,又逐渐升至 2018 年的峰值 0.6719。就 85—89 岁组老年人的综合健康指标数值而言,2002 年的 0.7081 升至 2005 年的 0.7126,2008 年又降至 0.7070,又逐渐升至 2018 年的峰值 0.7311。

就 90—94 岁组老年人的躯体健康指标数值而言,从 2002 年的 0.7532 逐渐升至 2008 年的 0.7666,2011 年降至 0.7555 后又逐渐提高至 2018 年的 0.7663。就 90—94 岁组老年人的心理健康指标数值而言,从 2002 年的 0.6339 升至 2005 年的 0.6436,2008 年降至 0.5931,又逐渐升至 2018 年的峰值 0.7105。就 90—94 岁组老年人的社会适应健康指标数值而言,从 2002 年的 0.2402 升至 2005 年的 0.2523,2008 年降至 0.2348,又逐渐升至 2014 年的 0.2530,2018 年降至谷值 0.2127。就 90—94 岁组老年人的主观健康指标数值而言,从 2002 年的 0.6008 升至 2005 年的 0.6123,2008 年降至 0.5874,又逐渐升至 2018 年的峰值 0.6742。就 90—94 岁组老年人的综合健康指标数值而言,从 2002 年的 0.6464 升至 2005 年的 0.6564,2008 年降至 0.6366,又逐渐升至 2018 年的峰值 0.6886。

就 95—99 岁组老年人的躯体健康指标数值而言,从 2002 年的 0.7077 升至 2005 年的 0.7126,再逐渐降至 2011 年的 0.7056,2014 年又升至 0.7112,2018 年降至谷值 0.7047。就 95—99 岁组老年人的心理健康指标数值而言,从 2002 年的 0.5459 升至 2005 年的 0.5594,2008 年降至 0.5057,再逐渐升至 2018 年的峰值 0.6015。就 95—99 岁组老年人的社会适应健康指标数值而言,从 2002 年的 0.1935 升至 2005 年的 0.2085,2008 年降至 0.1903,又逐渐升至 2014 年的 0.1981,2018 年降至谷值 0.1672。就 95—99 岁组老年人的主观健康指标数值而言,从 2002 年的 0.5640 升至 2005 年的 0.5823,2008 年降至谷值 0.5297,再逐渐升至 2014 年的峰值 0.6284,2018 年又降至 0.6216。就 95—99 岁组老年人的综合健康指标数值而言,从 2002

年的0.5853升至2005年的0.5950,再逐渐降至2011年的0.5931,又逐渐升至2018年的峰值0.6099。

就100—104岁组老年人的躯体健康指标数值而言,从2002年的0.6622逐渐降至2011年的0.6574,2014年升至0.6623,2018年又降至0.6589。就100—104岁组老年人的心理健康指标数值而言,从2002年的0.4664升至2005年的0.4529,2008年降至0.3960,2011年再升至0.4805,2014年又降至0.4437,2108年时升至峰值0.5031。就100—104岁组老年人的社会适应健康指标数值而言,从2002年的0.1535升至2005年的0.1579,2008年降至0.1458,2011年升至0.1524后又逐渐降至2018年的谷值0.1218。就100—104岁组老年人的主观健康指标数值而言,从2002年的0.5498逐渐降至2008年的0.5178,再逐渐升至2018年的峰值0.6129。就100—104岁组老年人的综合健康指标数值而言,从2002年的0.5290降至2008年的0.4992,2011年回升至0.5309,2014年再降至0.5197,2018年又提高至峰值0.5443。

总体上,各个年龄组的老年人健康水平在2002—2018年间至少经历过一次或升或降的波动变化。具体的五种变化过程包括:先降低后提高再降低再提高、先提高后降低再提高再降低、先提高后降低再提高、先降低后提高再降低以及先降低后提高。

另外,从各个年龄组的老年人健康指标的变化幅度来看,躯体健康指标是绝大部分年龄组老年人的各项健康指标中变化幅度最小的,而心理健康指标、社会适应健康指标及主观健康指标是不同年龄组老年人的健康指标中变化幅度最大的。其中,变化幅度最大的是90—94岁组老年人的心理健康指标,体现为2018年的峰值0.7105与2008年的谷值0.5931之间的差值;变化幅度最小的是100—104岁组老年人的躯体健康指标,体现为2014的峰值0.6623与2011年的谷值0.6574之间的差值。其余年龄组的各项健康指标的变化幅度均在0.02或0.07左右。

二、分5岁年龄组的2002—2018年健康指标变化

从图3-6可以看出,躯体健康、心理健康及综合健康指标数值的变化较为平缓;躯体健康数值在0.94左右波动,心理健康数值在0.89左右波动,

综合健康数值在0.86左右波动。而社会适应健康数值在2014年出现明显波动,主观健康数值从2011年起出现明显波动。另外,从折线图可以看出躯体健康、心理健康以及综合健康水平呈现上升趋势,而社会适应健康与主观健康水平呈现下降趋势。

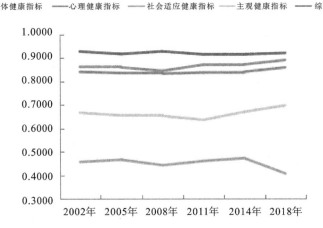

图3-6 65—69岁组老年人健康指标变化轨迹

从图3-7可以看出,躯体健康、和综合健康指标数值的变化较为平缓;躯体健康指标数值在0.92左右波动,综合健康指标数值在0.84左右波动。而心理健康指标数值在2008年至2014年间出现明显波动,社会适应健康指标数值在2008年至2014年间出现明显波动,主观健康指标数值在2011年出现明显波动。另外,从折线图可以看出,躯体健康、心理健康、主观健康及

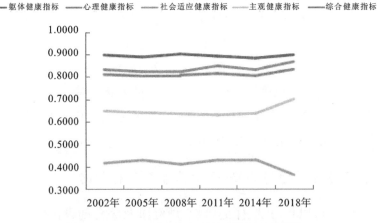

图3-7 70—74岁组老年人健康指标变化轨迹

综合健康水平呈现上升趋势,而社会适应健康水平呈现下降趋势。从图 3 - 8 可以看出,躯体健康和综合健康指标数值的变化较为平缓;躯体健康在 0.89 左右波动,综合健康在 0.81 左右波动。而心理健康指标数值在 2008 年至 2018 年间出现细微波动,社会适应健康指标数值在 2014 年出现明显波动,主观健康指标数值在 2014 年出现明显波动。另外,从折线图可以看出躯体健康、心理健康、主观健康及综合健康水平呈现上升趋势,而社会适应健康水平呈现下降趋势。

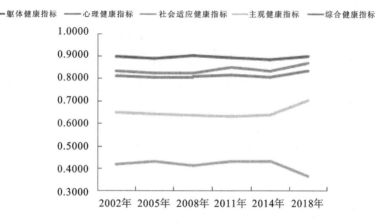

图 3 - 8　75—79 岁组老年人健康指标变化轨迹

从图 3 - 9 可以看出,躯体健康和综合健康指标数值的变化较为平缓;躯体健康指标数值在 0.85 左右波动,综合健康指标数值在 0.76 左右波动。

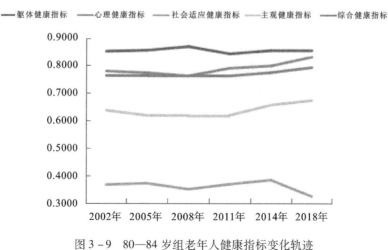

图 3 - 9　80—84 岁组老年人健康指标变化轨迹

而心理健康指标数值在 2011 与 2014 年出现波动,社会适应健康指标数值在 2008 与 2014 年出现明显波动,主观健康指标数值 2011 年出现明显波动。另外,从折线图可以看出心理健康、主观健康和综合健康水平呈现上升趋势,社会适应健康水平呈现下降趋势,躯体健康水平则维持在相对稳定的状态。

从图 3 – 10 可以看出,躯体健康和综合健康指标数值的变化较为平缓;躯体健康指标数值在 0.8 左右波动,综合健康指标数值在 0.71 左右波动。而心理健康指标数值在 2008 年出现波动,社会适应健康指标数值在 2008 与 2014 年出现细微波动,主观健康数值 2005 年与 2011 年出现明显波动。另外,从折线图可以看出,心理健康、主观健康和综合健康水平呈现上升趋势,社会适应健康水平呈现下降趋势,躯体健康则维持在相对稳定的状态。

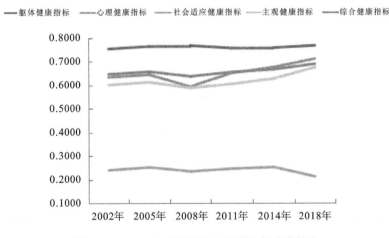

图 3 – 10 85—89 岁组老年人健康指标变化轨迹

从图 3 – 11 可以看出,躯体健康指标数值的变化较为平缓,一直在 0.76 左右波动。而心理健康指标数值在 2005 年与 2008 年出现明显波动,社会适应健康指标数值在 2008 年与 2014 年出现细微波动,主观健康指标数值在 2005 年与 2008 年出现细微波动,综合健康指标数值则在 2008 年出现细微波动。另外,从折线图可以看出躯体健康、心理 健康、主观健康和综合健康水平呈现上升趋势,社会适应健康水平呈现下降趋势。

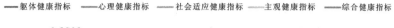

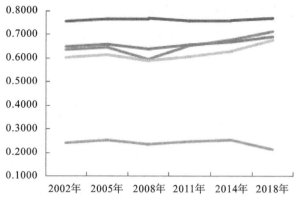

图 3 - 11　90—94 岁组老年人健康指标变化轨迹

从图 3 - 12 可以看出,躯体健康指标数值的变化较为平缓,在 0.71 左右波动。而心理健康和主观健康指标数值在 2005 年、2008 年和 2014 年出现明显波动,社会适应健康指标数值在 2014 出现细微波动,综合健康指标数值 2008 年出现细微波动。另外,从折线图可以看出心理健康、主观健康和综合健康水平呈现上升趋势,社会适应健康水平呈现平缓的下降趋势,躯体健康水平则维持在相对稳定的状态。

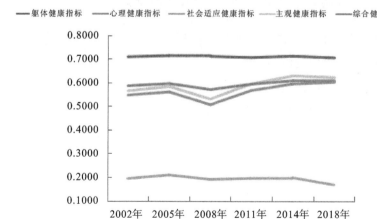

图 3 - 12　95—99 岁组老年人健康指标变化轨迹

从图 3 - 13 可以看出,躯体健康指标数值的变化较为平缓,在 0.66 左右波动。而心理健康指标数值在 2008 年、2011 年和 2014 年出现明显波动,社会适应健康指标数值在 2014 出现细微波动,主观健康指标数值在 2008 年出现明显波动,综合健康指标数值在 2008 年、2011 年和 2014 年出现细微波动。另外,从折线图可以看出心理健康、主观健康和综合健康水平呈现上升趋势,社会适应健康水平呈现平缓的下降趋势,躯体健康水平则维持在相对稳定的状态。

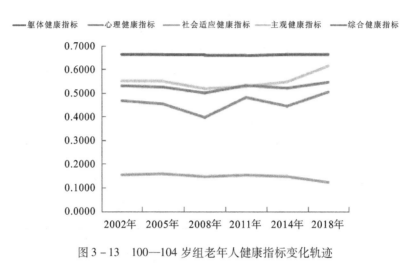

图 3 - 13   100—104 岁组老年人健康指标变化轨迹

三、分 5 岁年龄组的 2002—2018 年健康指标差异

为明确分 5 岁年龄组的各项健康指标在年份之间的差异是否具有显著性,我们进一步利用多重比较检验方法,对分 5 岁年龄组的各项健康指标在年份之间的差异进行了相关性检验。具体差异显著性情况见表 3 - 8、3 - 9 等。

表 3 - 8   65—69 岁组老年人健康指标的差异显著性

	年份	2005	2008	2011	2014	2018
躯体健康指标	2002	\	\	\	\	\
	2005		**	\	\	\
	2008			*	\	***
	2011				\	\
	2014					\

续表

年份	2005	2008	2011	2014	2018
心理健康指标					
2002	\	\	\	\	**
2005		\	\	\	*
2008			\	\	*
2011				\	\
2014					\
社会适应健康指标					
2002	\	\	\	\	***
2005		\	\	\	***
2008			\	\	***
2011				\	***
2014					**
主观健康指标					
2002	\	\	\	*	**
2005		\	\	\	\
2008			\	*	**
2011				*	*
2014					\
综合健康指标					
2002	\	\	\	\	**
2005		\	\	\	**
2008			\	\	*
2011				\	\
2014					\

注:单因素方差分析的多重比较检验时,若方差同质使用 LSD 方法,即最小显著性差异(Least Significant Difference)法;若方差不同质,则使用 Tamhane's T2 方法。\ 为 $p > 0.05$, * 为 $p < 0.05$, ** 为 $p < 0.01$, *** 为 $p < 0.001$。

从 65—69 岁组老年人的健康指标与年份之间的相关性检验结果可以看出,大部分情况下,不同年份的健康指标之间不存在显著性差异,但

2018 年的各项健康指标与其他年份的健康指标之间存在显著性差异。就躯体健康指标而言,2008 年与 2005 年、2011 年与 2018 年之间存在显著性差异,而其他年份之间不存在显著性差异。这就表明,65—69 岁组老年人的躯体健康水平存在倒 V 字形的变化轨迹,即 2002 年与 2005 年的躯体健康水平相当,2008 年升至峰值,2011 年显著降低并且一直持续至 2018 年。也就是说,随着年份的逐渐推移,65—69 岁组老年人的躯体健康水平虽然在 2008 年升至峰值,但整体上并未呈现出提高趋势。就心理健康和综合健康指标而言,2018 年与 2002 年、2005 年和 2008 年之间存在显著性差异,而其他年份之间的心理健康和综合健康不存在显著性差异。这表明,在 2002 年至 2018 年间,65—69 岁组老年人的心理健康和综合健康水平基本维持在稳定状态,但 2018 年有相对提高。也就是说,随着年份的推移,65—69 岁组老年人的心理健康和综合健康水平整体上保持着稳定,但 2018 年出现细微的上升趋势。就社会适应健康而言,2018 年与其他年份均存在显著性差异,而其他年份之间不存在显著性差异。这表明在 2002—2018 年间,65—69 岁组老年人的社会适应健康水平基本维持在稳定状态。也就是说,随着年份的推移,65—69 岁组老年人的社会适应健康水平从整体上看有提高的趋势,但这一趋势在 2018 年才逐渐显现。就主观健康指标数值而言,2002 年、2008 年、2011 年分别与 2014 年、2018 年存在显著性差异,而其他年份之间不存在显著性差异。这表明,在 2002 年至 2011 年间,65—69 岁组老年人的主观健康水平保持稳定,2014 年显著上升。也就是说,随着年份的推移,65—69 岁组老年人的主观健康水平在 2014 年出现提升的趋势。

从 70—74 岁组老年人的健康指标与年份之间的相关性检验结果可以看出,大部分情况下,不同年份的健康指标数值之间不存在显著性差异,但 2018 年的各项健康指标数值与其他年份的健康指标数值之间存在显著性差异。就躯体健康数值而言,2005 年与 2002 年、2008 年之间存在显著性差异,2011 年与 2002 年、2008 年之间存在显著性差异,而其他年份之间不存在显著性差异。这表明,70—74 岁组老年人的躯体健康水平存在倒 Z 字形状的变化轨迹,躯体健康在 2005 年时显著下降,2008 年显著上升,2011 年下降至谷值并且一直维持相对较低的水平。也就是说,随着年份

的推移,70—74 岁组老年人的躯体健康呈现波动变化。就心理健康数值
而言,2008 年与除 2005 年的其他年份均存在显著性差异,2018 年与其他
年份均存在显著性差异。这表明 70—74 岁组老年人的心理健康水平存在
V 字形的变化轨迹,2002 年与 2005 年水平相当,2008 年降至谷值,2011
年至 2018 年逐渐上升至峰值。也就是说,随着年份的推移,70—74 岁组
老年人的心理健康水平虽然在 2008 年降至谷值,但整体呈现出上升趋势。
就社会适应健康数值而言,2008 年与 2005 年、2014 年之间存在显著性差
异,2018 年和其他年份均存在显著性差异。这表明 70—74 岁组老年人的
社会适应健康水平存在 M 字形的变化轨迹,2008 年显著下降,2011 年起
持续增长 2014 年的峰值,2018 年又显著下降至谷值。也就是说,随着年
份的推移,70—74 岁组老年人的心理健康水平呈现波动变化,且整体呈现
出下降趋势。就主观健康数值而言,2018 年与 2005 年、2008 年与 2011 年
之间存在显著性差异。这表明,70—74 岁组老年人的心理健康水平存在
V 字形的变化轨迹,2002 年起逐渐下降至 2011 的谷值,2014 年逐渐回升
至 2018 年的峰值。也就是说,随着年份的推移,70—74 岁组老年人的心
理健康水平整体上呈现出上升趋势。就综合健康数值而言,2018 年与其
他年份均存在显著性差异,而其他年份之间不存在显著性差异。这表明
在 2002—2018 年间,70—74 岁组老年人的综合健康水平基本维持在稳定
状态。也就是说,随着年份的推移,70—74 岁组老年人的综合健康水平从
整体上看有提高的趋势,但这一趋势在 2018 年才逐渐显现。

表 3 - 9　70—74 岁组老年人健康指标的差异显著性

	年份	2005	2008	2011	2014	2018
躯体健康指标	2002	*	\	*	\	\
	2005		*	\	\	\
	2008			*	\	\
	2011				\	\
	2014					\

续表

年份	2005	2008	2011	2014	2018
心理健康指标 2002	\	**	\	\	***
心理健康指标 2005		\	\	\	***
心理健康指标 2008			***	**	***
心理健康指标 2011				\	**
心理健康指标 2014					*
社会适应健康指标 2002	\	\	\	\	***
社会适应健康指标 2005		**	\	\	***
社会适应健康指标 2008			\	*	***
社会适应健康指标 2011				\	***
社会适应健康指标 2014					***
主观健康指标 2002	\	\	\	\	\
主观健康指标 2005		\	\	\	*
主观健康指标 2008			\	\	*
主观健康指标 2011				\	***
主观健康指标 2014					\
综合健康指标 2002	\	\	\	\	***
综合健康指标 2005		\	\	\	***
综合健康指标 2008			\	\	***
综合健康指标 2011				\	***
综合健康指标 2014					**

注:单因素方差分析的多重比较检验时,若方差同质使用 LSD 方法,即最小显著性差异(Least Significant Difference)法;若方差不同质,则使用 Tamhane's T2 方法。\为 $p > 0.05$, * 为 $p < 0.05$, ** 为 $p < 0.01$, *** 为 $p < 0.001$。

从 75—79 岁组老年人的健康指标与年份之间的相关性检验结果可以看出,大部分情况下,不同年份的健康指标数值之间不存在显著性差异,但

2018 年的各项健康指标数值与其他年份的健康指标数值之间存在显著性差异。就躯体健康而言,不同年份之间的老年人躯体健康水平不存在显著性差异。这表明,2002 年至 2018 年间,75—79 岁老年人的躯体健康水平基本维持在稳定状态。也就是说,随着年份的推移,75—79 岁老年人的躯体健康指标一直保持较高水平,并未出现上升或下降趋势。就心理健康数值而言,2011 年与 2005 年、2008 年之间存在显著性差异,2018 年与除 2011 年之外的其他年份之间存在显著性差异,而其他年份之间不存在显著性差异。这表明 75—79 岁老年人的心理健康水平存在线性的变化轨迹,2005 年至 2011 年间一直在持续提高,虽然 2014 年略有下降,但 2018 年升至峰值。也就是说,随着年份的推移,75—79 岁老年人的心理健康水平呈现出上升趋势。就社会适应健康、主观健康及综合健康等指标数值而言,2018 年与其他年份之间均存在显著性差异,而其他年份之间不存在显著性差异。这表明,75—79 岁组老年人的社会适应健康、主观健康和综合健康水平在 2002 年至 2014 年间均基本维持在稳定状态,但在 2018 年相对有提高。也就是说,随着年份的推移,75—79 岁组老年人的社会适应健康、主观健康和综合健康水平基本保持在稳定状态,但在 2018 年出现上升趋势。

表 3 - 10　75—79 岁组老年人健康指标的差异显著性

	年份	2005	2008	2011	2014	2018
躯体健康指标	2002	\	\	\	\	\
	2005		\	\	\	\
	2008			\	\	\
	2011				\	\
	2014					\
心理健康指标	2002	\	\	\	\	***
	2005		\	**	\	***
	2008			**	\	***
	2011				\	\
	2014					***

续表

年份		2005	2008	2011	2014	2018
社会适应健康指标	2002	\	\	\	\	***
	2005		\	\	\	***
	2008			\	\	***
	2011				\	***
	2014					***
主观健康指标	2002	\	\	\	\	***
	2005		\	\	\	***
	2008			\	\	***
	2011				\	***
	2014					***
综合健康指标	2002	\	\	\	\	***
	2005		\	\	\	***
	2008			\	\	***
	2011				\	**
	2014					***

注:单因素方差分析的多重比较检验时,若方差同质使用 LSD 方法,即最小显著性差异(Least Significant Difference)法;若方差不同质,则使用 Tamhane's T2 方法。\ 为 $p > 0.05$,* 为 $p < 0.05$,** 为 $p < 0.01$,*** 为 $p < 0.001$。

从 80—84 岁组老年人的健康指标与年份之间的相关性检验结果可以看出,大部分情况下,不同年份的健康指标数值之间不存在显著性差异,但 2018 年的各项健康指标与其他年份的健康指标数值之间存在显著性差异。就躯体健康而言,2008 年与 2002 年、2011 年之间存在显著性差异,而其他年份之间不存在显著性差异。这表明 80—84 岁组老年人的躯体健康水平存在倒 V 字形的变化轨迹,即 2002 年至 2008 年持续上升至峰值,2011 年显著下降至谷值,2014—2018 年并未显著提高。也就是说,随着年份的推移,80—84 岁组老年人的躯体健康水平在 2008 年达到峰值,但并未呈现出上升趋势。就心理健康数值而言,2008 年与 2011 年、2014 年、2018 年之间存在显著性差异,2018 年与其他年份之间存在显著性差异,而其他年份之间不存在显著性差异。这表明,80—84 岁组老年人的心理健康水平存在线性的变化轨迹,2008 年至 2018 年间逐渐上升至峰值,也就是说随着年份的推移呈现出上升趋势。就社会适应健康数值而言,2008 年与 2005 年、2014 年之间存在显著性差异,2018 年与其他年份之间存在显著性差异,而其他年份之间不存在显著性差异。这表明,80—84 岁组老年人的社会适应健康水平呈现 Z 字形状的变化轨迹,2002 年与 2005 年水平相当,2008 年显著下降,2011 年至 2014 年逐渐上升,2018 年又下降至谷值,也就是说随着年份的推移呈现出波动变化。就主观健康和综合健康数值而言,2018 年与其他年份之间存在显著性差异,而其他年份之间不存在显著差异。这表明,在 2002—2018 年间,80—84 岁组老年人的主观健康与综合健康水平基本维持在稳定状态,2018 年时显著提高,也就是说随着年份的推移从整体上看有提高的趋势,但在 2018 年才逐渐显现。

表 3 - 11　80—84 岁组老年人健康指标的差异显著性

	年份	2005	2008	2011	2014	2018
躯体健康指标	2002	\	*	\	\	\
	2005		\	\	\	\
	2008			**	\	\
	2011				\	\
	2014					\
心理健康指标	2002	\	\	\	\	***
	2005		\	\	\	***
	2008			**	***	***
	2011				\	***
	2014					**

续表

年份		2005	2008	2011	2014	2018
社会适应健康指标	2002	\	\	\	\	***
	2005		*	\	\	***
	2008			\	**	**
	2011				\	***
	2014					***
主观健康指标	2002	\	\	\	\	*
	2005		\	\	\	**
	2008			\	\	***
	2011				\	**
	2014					\
综合健康指标	2002	\	\	\	\	***
	2005		\	\	\	***
	2008			\	\	***
	2011				\	***
	2014					\

注:单因素方差分析的多重比较检验时,若方差同质使用 LSD 方法,即最小显著性差异(Least Significant Difference)法;若方差不同质,则使用 Tamhane's T2 方法。\ 为 $p > 0.05$,* 为 $p < 0.05$,** 为 $p < 0.01$,*** 为 $p < 0.001$。

从 85—89 岁组老年人的健康指标与年份之间的相关性检验结果可以看出,部分情况下,不同年份的健康指标数值之间不存在显著性差异,但 2018 年的各项健康指标数值与其他年份的健康指标数值之间存在显著性差异。就躯体健康数值而言,2008 年与 2002 年、2005 年和 2018 年之间存在显著性差异,2005 年又与 2018 年之间存在显著性差异,而其他年份之间不存在显著性差异。这表明,85—89 岁组老年人的躯体健康水平存在倒 V 字形的变化轨迹,即 2002 年与 2005 年水平相当,2008 年上升至峰值,2011 年起持续下降至 2018 年的谷值,也就是说随着年份的推移在 2008 年达到峰值,但并未呈现出上升趋势。就心理健康数值而言,2005 年与 2002 年、2011 年之间不存在显著性差异,2002 年与 2011 年、2014 年与 2018 年之间不存在显著性差异,而其他年份之间均存在显著性差异。这表明,85—89 岁组老年人的心理健康水平存在 V 字形的变化轨迹,即 2002 年与 2005 年心理健康水平相当,2008 年下降至谷值,2011 年起逐渐上升至 2018 年的峰值,也就是说随着年份的推移在 2008 年降至谷值,但整体上呈现出上升趋势。就社会适应健康数值而言,2002 年与 2005 年、2011 年之间存在显著性差异,2005 年与 2008 年、2008 年与 2011 年之间存在显著性差异,2018 年与其他年份之间存在显著性差异,而其他年份之间不存在显著性差异。这表明,85—89 岁组老年人的社会适应健康水平存在 M 字形的变化轨迹,即 2002 年至 2005 年上升,2008 年时降回 2002 年的健康水平,2011 年回升至 2005 年的健康水平,随后逐渐下降至 2018 年的谷值,也就是说随着年份的推移呈现出波动变化趋势。就主观健康数值而言,2018 年与除 2014 年以外的其他年份存在显著性差异,2002 年与 2005 年之间存在显著性差异。这表明,85—89 岁组老年人的主观健康水平存在线性的变化轨迹,即 2002 年位于谷值,2005 年起逐渐回升至 2018 年的峰值,也就是说随着年份的推移整体呈现出上升趋势。就综合健康数值而言,2014 年与 2002 年、2008 年之间存在显著性差异,2018 年与 2002 年、2005 年、2008 年、2011 年之间存在显著性差异。这表明,85—89 岁组老年人的综合健康水平存在线性的变化轨迹,2002 年至 2018 年间就已逐渐上升至峰值,也就是说随着年份的推移整体呈现出上升趋势。

表 3 - 12　85—89 岁组老年人健康指标的差异显著性

	年份	2005	2008	2011	2014	2018
躯体健康指标	2002	\	**	\	\	\
	2005		*	\	\	*
	2008			\	\	**
	2011				\	\
	2014					\

续表

年份		2005	2008	2011	2014	2018
心理健康指标	2002	\	*	\	**	***
	2005		*	\	**	***
	2008			*	***	***
	2011				*	**
	2014					\
社会适应健康指标	2002	*	\		\	**
	2005		**	\	\	***
	2008			**	\	**
	2011				\	***
	2014					***
主观健康指标	2002	*	\	\	\	***
	2005		\	\	\	*
	2008			\	\	***
	2011				\	***
	2014					\
综合健康指标	2002	\	\	\	*	**
	2005		\	\	\	**
	2008			\	**	***
	2011				\	*
	2014					\

注:单因素方差分析的多重比较检验时,若方差同质使用 LSD 方法,即最小显著性差异（Least Significant Difference）法；若方差不同质,则使用 Tamhane's T2 方法。\ 为 $p > 0.05$,* 为 $p < 0.05$,** 为 $p < 0.01$,*** 为 $p < 0.001$。

　　从 90—94 岁组老年人的健康指标与年份之间的相关性检验结果可以看出,部分情况下,不同年份的健康指标数值之间不存在显著性差异,但 2018 年的各项健康指标数值与其他年份之间存在显著性差异。就躯体健康数值而言,只有 2002 年与 2008 年之间存在显著性差异,而其他年份之间不存在显著性差异。这表明,2002 年至 2018 年间,90—94 岁老年人的躯体健康水平基本维持在稳定状态,也就是说随着年份的推移较为稳定,并未出现明显的上升或下降趋势。就心理健康数值而言,2002 年与 2014 年之间存在显著性差异,2008 年与其他年份之间均存在显著性差异,2018 年与 2014 年以外的其他年份之间存在显著性差异。这表明,90—94 岁组老年人的心理健康水平存在 V 字形的变化轨迹,即 2002 年与 2005 年水平相当,2008 年下降至谷值,2011 年起逐渐上升至 2018 年的峰值,也就是说随着年份的推移虽然在 2008 年降至谷值,但整体上呈现出上升趋势。就社会适应健康数值而言,2005 年与 2008 年之间存在显著性差异,2018 年与其他年份之间存在显著性差异,而其他年份之间不存在显著性差异。这表明,2002 年至 2018 年间,90—94 岁组老年人的社会适应健康水平基本维持在稳定状态,2018 年显著降低,也就是说随着年份的推移从整体上保持着稳定,但在 2018 年显现出下降迹象。就主观健康数值而言,2018 年与 2014 年以外的其他年份之间存在显著性差异,而其他年份之间不存在显著性差异。这表明,2002 年至 2018 年间,90—94 岁组老年人的主观健康水平基本维持在稳定状态,2018 年时显著提高,也就是说随着年份的推移从整体上保持着稳定,但在 2018 年显现出上升迹象。就综合健康数值而言,2002 年与 2014 年之间存在显著性差异,2008 年与 2005 年、2011 年与 2014 年之间存在显著性差异,2018 年与其他年份之间存在显著性差异,而其他年份之间不存在显著性差异。这表明,90—94 岁组老年人的综合健康水平存在 V 字形的变化轨迹,即 2002 年与 2005 年心理健康水平相当,2008 年下降至谷值,2011 年起逐渐上升至 2018 年的峰值,也就是说随着年份的推移虽然在 2008 年降至谷值,但整体上呈现出上升趋势。

表 3 - 13　90—94 岁组老年人健康指标的差异显著性

	年份	2005	2008	2011	2014	2018
躯体健康指标	2002	\	*	\	\	\
	2005		\	\	\	\
	2008			\	\	\
	2011				\	\
	2014					\

续表

	年份	2005	2008	2011	2014	2018
心理健康指标	2002	\	***	\	*	***
	2005		***	\	\	***
	2008			***	***	***
	2011				\	***
	2014					\
社会适应健康指标	2002	\	\	\	\	***
	2005		**	\	\	***
	2008			\	\	**
	2011				\	***
	2014					***
主观健康指标	2002	\	\	\	\	***
	2005		\	\	\	***
	2008			\	\	***
	2011				\	***
	2014					\
综合健康指标	2002	\	\	\	*	***
	2005		***	\	\	***
	2008			**	***	***
	2011				\	***
	2014					**

注:单因素方差分析的多重比较检验时,若方差同质使用 LSD 方法,即最小显著性差异(Least Significant Difference)法;若方差不同质,则使用 Tamhane's T2 方法。\ 为 $p > 0.05$,* 为 $p < 0.05$,** 为 $p < 0.01$,*** 为 $p < 0.001$。

从 95—99 岁组老年人的健康指标与年份之间的相关性检验结果可以看出,部分情况下,不同年份的健康指标数值之间不存在显著性差异,但2018 年的各项健康指标数值与其他年份的健康指标数值之间存在显著性差

异。就躯体健康数值而言,不同年份之间均不存在显著性差异。这表明
2002 年至 2018 年间,95—99 岁组老年人的躯体健康水平基本维持在稳定状
态,也就是说随着年份的推移从整体上看保持着稳定水平,并未出现明显的
上升或下降趋势。就心理健康数值而言,2002 年、2005 年与 2014 年、2018
年之间存在显著性差异,2018 年与 2011 年之间的存在显著性差异,2008 年
与其他年份之间均存在显著性差异,而其他年份之间不存在显著性差异。
这表明,95—99 岁组老年人的心理健康水平存在 V 字形的变化轨迹,即
2002 年与 2005 年水平相当,2008 年下降至谷值,2011 年起逐渐上升至 2018
年的峰值,也就是说随着年份的推移虽然在 2008 年降至谷值,但整体上呈
现出上升趋势。就社会适应健康数值而言,2002 年与 2005 年、2005 年与
2008 年之间存在显著性差异,2018 年与其他年份之间均存在显著性差异,
而其他年份之间不存在显著性差异。这表明,95—99 岁组老年人的社会适
应健康水平存在 M 字形的变化轨迹,即 2002 年上升至 2005 年,2008 年时降
回 2002 年的健康水平,2011 年与 2014 年持续上升,但 2018 年下降至谷值,
也就是说随着年份的推移呈现出波动变化趋势。就主观健康和综合健康数
值而言,2002 年与 2014 年、2018 年之间存在显著性差异,2008 年与其他年
份之间均存在显著性差异,而其他年份之间不存在显著性差异;另外,2005
年与 2014 年、2018 年之间的主观健康存在显著差异性。这表明 95—99 岁
组老年人的主观健康、综合健康水平存在 V 字形的变化轨迹,即 2002 年与
2005 年心主观健康、综合健康水平相当,2008 年下降至谷值,2011 年起逐渐
上升至 2018 年的峰值,也就是说随着年份的推移虽然在 2008 年降至谷值,
但整体上呈现出上升趋势。

表 3 - 14　95—99 岁组老年人健康指标的差异显著性

	年份	2005	2008	2011	2014	2018
躯体健康指标	2002	\	\	\	\	\
	2005		\	\		\
	2008			\		\
	2011				\	\
	2014					\

续表

年份	2005	2008	2011	2014	2018
心理健康指标					
2002	\	**	\	＊ ＊	***
2005		***	\	*	**
2008			***	***	***
2011				\	*
2014					\
社会适应健康指标					
2002	*	\	\	\	**
2005		**	\	\	***
2008			\	\	**
2011				\	**
2014					**
主观健康指标					
2002	\	*	\	**	**
2005		***	\	*	*
2008			***	***	***
2011				\	\
2014					\
综合健康指标					
2002	\	*	\	*	**
2005		***	\	\	\
2008			**	***	***
2011				\	\
2014					\

注:单因素方差分析的多重比较检验时,若方差同质使用 LSD 方法,即最小显著性差异(Least Significant Difference)法;若方差不同质,则使用 Tamhane's T2 方法。\为 $p > 0.05$,＊为 $p < 0.05$,＊＊为 $p < 0.01$,＊＊＊为 $p < 0.001$。

表 3 - 15　100—104 岁组老年人健康指标的差异显著性

年份	2005	2008	2011	2014	2018
躯体健康指标 2002	\	\	\	\	\
2005		\	\	\	\
2008			\	\	\
2011				\	\
2014					\
心理健康指标 2002	\	***	\	\	*
2005		***	\	\	**
2008			***	\	***
2011				\	\
2014					*
社会适应指标 2002	\	\	\	\	***
2005		**	\	\	***
2008			\	\	***
2011				\	***
2014					*
主观健康指标 2002	\	**	\	\	***
2005		**	\	\	***
2008			\	\	***
2011				\	***
2014					**
综合健康指标 2002	\	***	\	\	\
2005		***	\	\	\
2008			***	\	***
2011				\	\
2014					\

注:单因素方差分析的多重比较检验时,若方差同质使用 LSD 方法,即最小显著性差异(Least Significant Difference)法;若方差不同质,则使用 Tamhane's T2 方法。\ 为 $p > 0.05$, * 为 $p < 0.05$, ** 为 $p < 0.01$, *** 为 $p < 0.001$。

从 100—104 岁组老年人的健康指标与年份之间的相关性检验结果可以看出,部分情况下,不同年份的健康指标数值之间不存在显著性差异,但 2018 年的各项健康指标数值与其他年份的健康指标数值之间存在显著性差异。就躯体健康数值而言,不同年份之间均不存在显著性差异。这表明,2002 年至 2018 年间,100—104 岁组老年人的躯体健康水平基本维持在稳定状态,也就是说随着年份的推移从整体上看保持着稳定水平,并未出现明显的上升或下降趋势。就心理健康数值而言,2002 年、2005 年与 2008 年、2018 年之间互相存在显著性差异,2008 年与 2011 年、2018 年之间存在显著性差异。这表明,90—94 岁组老年人的心理健康水平存在 W 字形状的变化轨迹,即 2002 年与 2005 年心理健康水平相当,2008 年下降至谷值,2011 年起逐渐上升,2014 年降至 2005 年的水平,2018 年又升至峰值,也就是说随着年份的推移呈现波动变化趋势。就社会适应健康数值而言,2005 年与 2008 年之间存在显著性差异,2018 年与其他年份之间存在显著性差异,而其他年份之间不存在显著性差异。这表明,2002 年至 2018 年间,100—104 岁组老年人的社会适应健康水平基本维持在稳定状态,2018 年时显著降低,也就是说随着年份的推移从整体上保持着稳定,但在 2018 年显现出下降迹象。就主观健康数值而言,2008 年与 2002 年、2005 年之间存在显著性差异,2018 年与其他年份之间存在显著性差异,而其他年份之间不存在显著性差异。这表明,100—104 岁组老年人的主观健康水平存在 V 字形的变化轨迹,2002 年与 2005 年心理健康水平相当,2008 年下降至谷值,2011 年逐渐回升至 2018 年的峰值,也就是说虽然在 2008 年降至谷值,但随着年份的推移整体上呈现出上升趋势。

第四节　分职业的健康水平差异研究

本节通过构建分职业的各健康指标与不同年份之间的折线图与列联表,获得职业群组单类别的各健康指标随时间变化而产生的变化发展趋势。

一、分职业的 2002—2018 年健康指标对比

表 3 - 16　不同年份的分职业健康指标对比

专业技术人员	2002 年	2005 年	2008 年	2011 年	2014 年	2018 年
躯体健康指标	0.8530	0.8461	0.8378	0.8331	0.8352	0.8310
心理健康指标	0.8345	0.8364	0.7987	0.8349	0.8385	0.8680
社会适应健康指标	0.4932	0.4988	0.4378	0.4660	0.4937	0.3899
主观健康指标	0.7090	0.6805	0.6616	0.6991	0.7096	0.7258
综合健康指标	0.8008	0.7978	0.7723	0.7880	0.7938	0.8062
政府和机构管理人员	2002 年	2005 年	2008 年	2011 年	2014 年	2018 年
躯体健康指标	0.8678	0.8468	0.8492	0.8191	0.8491	0.8255
心理健康指标	0.8588	0.8526	0.8201	0.8324	0.8492	0.8535
社会适应健康指标	0.5265	0.5093	0.4611	0.4778	0.4720	0.3904
主观健康指标	0.7176	0.6963	0.6762	0.7049	0.7427	0.7402
综合健康指标	0.8210	0.8058	0.7889	0.7819	0.8033	0.7988
职工、服务人员或工人	2002 年	2005 年	2008 年	2011 年	2014 年	2018 年
躯体健康指标	0.8286	0.8266	0.8190	0.8178	0.8133	0.8115
心理健康指标	0.7744	0.7735	0.7473	0.7980	0.7929	0.8032
社会适应健康指标	0.3775	0.4025	0.3719	0.3965	0.4023	0.3524
主观健康指标	0.6402	0.6404	0.6425	0.6641	0.6323	0.7051
综合健康指标	0.7514	0.7530	0.7362	0.7580	0.7534	0.7665
自雇用者	2002 年	2005 年	2008 年	2011 年	2014 年	2018 年
躯体健康指标	0.8289	0.8248	0.8232	0.8080	0.8077	0.8335
心理健康指标	0.7339	0.7296	0.7263	0.7043	0.7622	0.8132
社会适应健康指标	0.3139	0.3450	0.3159	0.3249	0.3333	0.3009
主观健康指标	0.6521	0.6316	0.6198	0.5776	0.5704	0.7010
综合健康指标	0.7299	0.7291	0.7234	0.7074	0.7294	0.7731

续表

农林牧渔业人员	2002 年	2005 年	2008 年	2011 年	2014 年	2018 年
躯体健康指标	0.8081	0.8134	0.8093	0.8158	0.8206	0.8272
心理健康指标	0.6748	0.6768	0.6311	0.7086	0.7247	0.7394
社会适应健康指标	0.2838	0.2928	0.2722	0.3052	0.3156	0.2572
主观健康指标	0.5944	0.6102	0.5795	0.5892	0.6290	0.6496
综合健康指标	0.6926	0.6975	0.6751	0.7110	0.7219	0.7343
家务劳动者	2002 年	2005 年	2008 年	2011 年	2014 年	2018 年
躯体健康指标	0.7368	0.7210	0.7160	0.7520	0.7760	0.7843
心理健康指标	0.6011	0.5947	0.5347	0.6455	0.6897	0.6950
社会适应健康指标	0.2275	0.2285	0.2133	0.2634	0.2826	0.2329
主观健康指标	0.5839	0.5756	0.5612	0.6076	0.6403	0.6624
综合健康指标	0.6243	0.6141	0.5872	0.6529	0.6842	0.6941
军人	2002 年	2005 年	2008 年	2011 年	2014 年	2018 年
躯体健康指标	0.8063	0.7837	0.8186	0.8058	0.8005	0.8129
心理健康指标	0.7406	0.7253	0.7736	0.7370	0.7156	0.8282
社会适应健康指标	0.3672	0.3773	0.3512	0.3868	0.3576	0.3192
主观健康指标	0.6540	0.6146	0.6604	0.5617	0.6146	0.7371
综合健康指标	0.7276	0.7106	0.7441	0.7247	0.7130	0.7727
未雇用者	2002 年	2005 年	2008 年	2011 年	2014 年	2018 年
躯体健康指标	0.7350	0.7316	0.7354	0.7186	0.7265	0.7559
心理健康指标	0.6116	0.6141	0.5709	0.6820	0.7333	0.6822
社会适应健康指标	0.2256	0.2367	0.2446	0.2673	0.2510	0.2147
主观健康指标	0.6061	0.5833	0.6116	0.5586	0.5679	0.6775
综合健康指标	0.6279	0.6276	0.6154	0.6490	0.6703	0.6735

其他	2002 年	2005 年	2008 年	2011 年	2014 年	2018 年
躯体健康指标	0.8195	0.8184	0.8309	0.8284	0.8277	0.8208
心理健康指标	0.7522	0.7357	0.7087	0.7883	0.7862	0.7784
社会适应健康指标	0.3500	0.3419	0.3263	0.3894	0.3984	0.3301
主观健康指标	0.6343	0.6477	0.5979	0.6581	0.6748	0.6948
综合健康指标	0.7355	0.7285	0.7209	0.7585	0.7590	0.7581

从表 3-16 中可以看出,历年老年人的各项健康水平在职业类别上呈现明显的不平等现象。具体而言,各项健康指标的高峰值大部分为退休前从事政府、机构或管理工作或专业技术工作的老年人,各项健康指标的小高峰值为退休前为军人职业的老年人,而各项健康指标的谷值则位于退休前为未雇用者或家务劳动者的老年人,退休前从事其他职业的老年人各项健康指标则较为相似。这表明,以专业技术人员、政府和机构管理人员为代表的高社会地位职业在各项健康指标上占据着最大的优势,而以未雇用者、家务劳动者、农林牧渔业人员为代表的低社会地位职业在各健康指标上处于相当的劣势地位,而以职工、服务人员或工人、自雇用者、军人为代表的中社会地位职业的各健康水平处于中等层次。

上一节的研究表明,各个职业的老年人健康指标在不同年份上的分布具有相似性。根据表 3-16 可知,除了社会适应健康指标、部分职业的躯体健康指标数值,政府机构或管理人员的心理健康与综合健康数值,以及其余职业的健康指标数值从总体上看是随着时间推移而升高的,即大部分职业的老年人健康状况与往年相比在逐渐改善。

就专业技术人员的躯体健康而言,从 2002 年的 0.8530 持续下降至 2011 年的 0.8331,2014 年回升至 0.8352,2018 年又降至谷值 0.8310。就专业技术人员的心理健康而言,从 2002 年的 0.8345 略微上升至 2005 年的 0.8364,2008 年降至 0.7987,2011 年起逐渐上升至 2018 年的峰值 0.8680。就专业技术人员的社会适应健康而言,从 2002 年的 0.4932 升至 2005 年的峰值 0.4988,2008 年降至 0.4378,后又逐渐上升至 2014 年的 0.4937,2018 年又降至谷值 0.3899。就专业技术人员的主观健康而言,由 2002 年的

0.7090 逐渐下降至 2008 年的 0.6616,随后逐渐上升至 2018 年的峰值 0.7258。就专业技术人员的综合健康而言,2002 年的 0.8008 逐渐下降至 2008 年的 0.7723,随后逐渐上升至 2018 年的峰值 0.8062。

就政府和机构管理人员的躯体健康而言,由 2002 年的 0.8678 降至 2005 年的 0.8468,2008 年又升至 0.8492,2011 年又降至 0.8191,2014 年回升至 0.8491,2018 年又降至 0.8255。就政府和机构管理人员的心理健康而言,由 2002 年的峰值 0.8588 逐渐下降至 2008 年的谷值 0.8201,随后逐渐上升至 2018 年的 0.8535。就政府和机构管理人员的社会适应健康而言,由 2002 年的峰值 0.5265 逐渐降至 2008 年的 0.4611,2011 年升至 0.4778,又逐渐下降至 2018 年的谷值 0.3904。就政府和机构管理人员的主观健康而言,由 2002 年的 0.7176 逐渐降至 2008 年的 0.6762,又逐渐上升至 2018 年的峰值 0.7402。就政府和机构管理人员的综合健康而言,由 2002 年的峰值 0.8210 逐渐下降至 2011 年的谷值 0.7819,2014 年又上升至 0.8033,2018 年又下降至 0.7988。

就职工、服务人员或工人的躯体健康而言,由 2002 年的峰值 0.8286 逐渐下降至 2018 年的谷值 0.8115。就职工、服务人员或工人的心理健康而言,由 2002 年的 0.7744 逐渐下降至 2008 年的谷值 0.7473,2011 年升至 0.7980,2014 年略微下降至 0.7929,2018 年升至峰值 0.8032。就职工、服务人员或工人的社会适应健康而言,由 2002 年的 0.3775 升至 2005 年的峰值 0.4025,2008 年下降至 0.3719,随后逐渐上升至 2014 年的 0.4023,2018 年又降至谷值 0.3524。就职工、服务人员或工人的主观健康而言,由 2002 年的 0.6502 逐渐上升至 2011 年的 0.6641,2014 年又降至 0.6323,2018 年又升至峰值 0.7051。就职工、服务人员或工人的综合健康而言,由 2002 年的 0.7514 升至 2005 年的 0.7530,2008 年降至谷值 0.7362,2011 年又升至 0.7580,2014 年几乎降至 2005 年的水平,2018 年又升至峰值 0.7665。

就自雇用者的躯体健康而言,由 2002 年 0.8289 逐渐下降至 2014 年的 0.8077,2018 年升至峰值 0.8335。就自雇用者的心理健康而言,由 2002 年的 0.7339 逐渐下降至 2011 年的 0.7043,又逐渐升至 2018 年的峰值 0.8132。就自雇用者的社会适应健康而言,由 2002 年的 0.3139 升至 2005 年的峰值 0.3450,2008 年降至 0.3159,又逐渐升至 2014 年的 0.3333,2018 年又降至谷值 0.3009。就自雇用者的主观健康而言,由 2002 年的 0.6521 逐渐下降至 2014 年的谷值 0.5704,2018 年升至峰值 0.7010。就自雇用者的综合健康而言,由 2002 年的 0.7299 逐渐下降至 2011 年的谷值 0.7074,又逐渐上升至 2018 年的峰值 0.7731。

就农林牧渔业人员的躯体健康而言,由 2002 年谷值 0.8081 升至 2005 年的 0.8134,2008 年降至 0.8093,随后逐渐上升至 2018 年的峰值 0.8272。就农林牧渔业人员的心理健康而言,由 2002 年的 0.6748 升至 2005 年的 0.6768,2008 年降至谷值 0.6311,随后逐渐上升至 2018 年的峰值 0.7394。就农林牧渔业人员的社会适应健康而言,由 2002 年的 0.2838 升至 2005 年的 0.2928,2008 年降至谷值 0.2722,随后逐渐上升至 2014 年的峰值0.3156,2018 年又降至谷值 0.2572。就农林牧渔业人员的主观健康而言,由 2002 年的 0.5944 升至 2005 年的 0.6102,2008 年降至谷值 0.5795,随后逐渐上升至 2018 年的峰值 0.6496。就农林牧渔业人员的综合健康而言,由 2002 年的 0.6926 升至 2005 年的 0.6975,2008 年降至谷值 0.6751,随后逐渐上升至 2018 年的峰值 0.7343。

就家务劳动者的躯体健康而言,由 2002 年的 0.7368 降至 2008 年的谷值 0.7160,随后持续上升至 2018 年的峰值 0.7843。就家务劳动者的心理健康而言,由 2002 年的 0.6011 降至 2008 年的谷值 0.5347,随后持续上升至 2018 年的峰值 0.6950。就家务劳动者的社会适应健康而言,由 2002 年的 0.2275 升至 2005 年的 0.2285,2008 年降至谷值 0.2133,随后逐渐上升至 2014 年的峰值 0.2826,2018 年又降至 0.2329。就主观健康而言,由 2002 年的 0.5839 逐渐下降至 2008 年的谷值 0.5612,随后逐渐上升至 2018 年的峰值 0.6624。就家务劳动者的综合健康而言,由 2002 年的 0.6243 逐渐下降至 2008 年的谷值 0.5872,随后逐渐上升至 2018 年的峰值 0.6941。

就军人的躯体健康数值而言,由 2002 年 0.8063 降至 2005 年的谷值 0.7837,2008 年升至峰值 0.8186,随后逐渐下降至 2014 年的 0.8005,2018 年又回升至 0.8129。就军人的心理健康而言,由 2002 年的 0.7406 降至 2005 年的谷值 0.7253,2008 年又升至 0.7736,随后逐渐下降至 2014 年的谷值 0.7156,2018 年升至峰值 0.8282。就军人的社会适应健康而言,由 2002 年的 0.3672 升至 2005 年的 0.3773,2008 年降至 0.3512,2011 年升至峰值

0.3868,2014 年又降至 0.3576,2018 年升至峰值 0.3192。就军人的主观健康而言,由 2002 年的 0.6540 降至 2005 年的 0.6146,2008 年升至 0.6604,2011 年降至谷值 0.5617,随后逐渐升至 2018 年的峰值 0.7371。就军人的综合健康而言,由 2002 年的 0.7276 降至 2005 年的谷值 0.7106,2008 年升至 0.7441,随后逐渐下降至 2014 年的 0.7130,2018 年又升至峰值 0.7727。

就未雇用者的躯体健康而言,由 2002 年的 0.7350 降至 2005 年的 0.7316,2008 年又升至 0.7354,2011 年降至谷值 0.7186,随后逐渐上升至 2018 年的峰值 0.7559。就未雇用者的心理健康而言,由 2002 年的 0.6116 升至 2005 年的 0.6141,2008 年降至谷值 0.5709,随后逐渐上升至 2014 年的峰值 0.7333,2018 年又降至 0.6822。就未雇用者的社会适应健康而言,由 2002 年的 0.2256 逐渐上升至 2011 年的峰值 0.2673,随后逐渐降至 2018 年的谷值 0.2147。就未雇用者的主观健康而言,由 2002 年的 0.6061 降至 2005 年的 0.5833,2008 年升至 0.6116,2011 年降至谷值 0.5586,随后逐渐升至 2018 年的峰值 0.6775。就未雇用者的综合健康而言,由 2002 年的 0.6279 逐渐下降至 2008 年的谷值 0.6154,随后逐渐上升至 2018 年的峰值 0.6735。

就其他职业类别老年人的躯体健康而言,由 2002 年的谷值 0.8195 降至 2005 年的 0.8184,2008 年升至峰值 0.8309,随后逐渐下降至 2018 年的 0.8208。就其他职业的心理健康而言,而 2002 年 0.7522 逐渐降至 2008 年的谷值 0.7087,2011 年升至峰值 0.7883,随后逐渐下降至 2018 年的 0.7784。就其社会适应健康而言,由 2002 年 0.3500 逐渐降至 2008 年的谷值 0.3263,随后逐渐升至 2014 年的峰值 0.3984,2018 年又降至 0.3301。就其主观健康而言,由 2002 年的 0.6343 升至 2005 年的 0.6477,2008 年降至谷值 0.5979,随后逐渐升至 2018 年的峰值 0.6948。就其综合健康而言,由 2002 年的 0.7355 逐渐降至 2008 年的谷值 0.7209,随后逐渐升至 2014 年的峰值 0.7590,2018 年略微下降至 0.7581。

总体上,除了职工、服务人员或工人的老年人躯体健康水平为逐渐下降的变化趋势外,其余职业的老年人健康各指标水平在 2002—2018 年间至少经历过一次或升或降的波动变化。具体的七种变化过程包括:先降低后提高再降低再提高再降低、先降低后提高再降低再提高、先提高后降低再提高再降低、先提高后降低再提高、先降低后提高再降低、先降低后提高,以及先提高后降低。

另外,从各个职业的老年人各健康指标的变化幅度来看,政府和机构管理人员的心理健康是变化幅度最小的,对其他职业老年人来说,躯体健康是变化幅度最小的,而心理健康指标、社会适应健康指标或主观健康指标是不同职业老年人的各健康指标中变化幅度偏大的。其中,变化幅度最大的是退休前从事军人职业的老年人的主观健康指标,表现为 2018 年的峰值 0.7371 与 2011 年的谷值 0.5617 之间的差值;变化幅度最小的是其他职业的老年人的躯体健康指标,体现为 2008 的峰值 0.8309 与 2005 年的谷值 0.8184 之间的差值。其余年龄组老年人的各项健康指标的变化幅度均在 0.03 或 0.1 上下。

二、分职业的 2002—2018 年健康指标变化

从图 3 − 14 可以看出,专业技术人员类别的老年人躯体健康、综合健康水平变化较为平缓,躯体健康指标数值在 0.84 上下波动,综合健康数值在 0.79 上下波动。而心理健康、主观健康指标数值在 2008 年出现明显降低,社会适应健康水平则呈现梯状变化。另外,从折线图可以看出,心理健康、主观健康以及综合健康水平呈现上升趋势,而躯体健康与社会适应健康水平整体上呈现下降趋势。

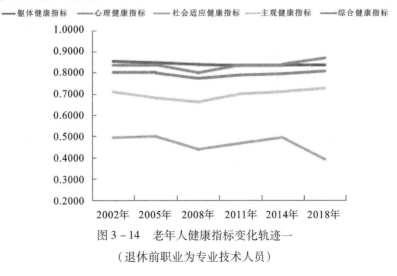

图 3 − 14　老年人健康指标变化轨迹一

(退休前职业为专业技术人员)

从图 3 - 15 可以看出,政府和机构管理人员类别的老年人综合健康水平变化较为平缓,综合健康指标数值在 0.8 上下波动。而躯体健康水平在 2011 年出现明显降低,心理健康、主观健康水平在 2008 年出现明显降低,社会适应健康水平呈现梯状变化。另外,从折线图可以看出心理健康、主观健康以及综合健康水平呈现上升趋势,而躯体健康与社会适应健康水平整体上呈现下降趋势。

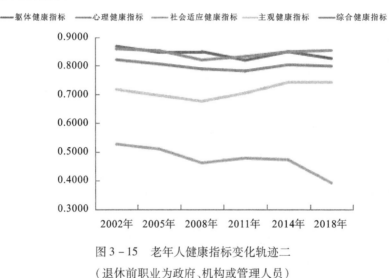

图 3 - 15　老年人健康指标变化轨迹二

(退休前职业为政府、机构或管理人员)

从图 3 - 16 可以看出,为职工、服务人员或工人类别的老年人躯体健康、综合健康水平变化较为平缓,躯体健康指标数值在 0.82 上下波动;综合健康指标数值在 0.75 上下波动;心理健康指标数值在 2008 年明显降低,2011 年明显升高;社会适应健康指标数值呈现波动变化;主观健康指标数值在 2014 年明显降低,2018 年明显升高。另外,从折线图可以看出心理健康、主观健康以及综合健康水平呈现上升趋势,而躯体健康与社会适应健康水平整体上呈现下降趋势。

从图 3 - 17 可以看出,自雇用者类别的老年人躯体健康水平变化较为平缓,躯体健康指标数值在 0.82 上下波动。而心理健康、综合健康水平在 2011 年明显降低,2014 年明显升高;社会适应健康水平呈现波动变化;主观健康水平在 2002 年至 2014 年间逐渐下降,在 2018 年明显升高。另外,从折线图可以看出躯体健康、心理健康、主观健康以及综合健康水平呈现上升趋势,社会适应健康水平呈现下降趋势。

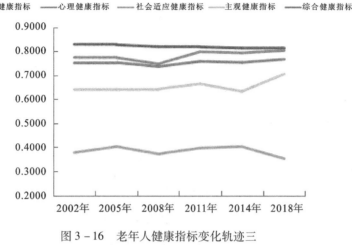

图 3 – 16 老年人健康指标变化轨迹三

（退休前职业为职工、服务人员或工人）

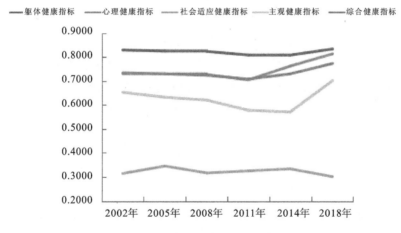

图 3 – 17 老年人健康指标变化轨迹四

（退休前职业为自雇用者）

从图 3 – 18 可以看出,农林牧渔业人员类别的老年人躯体健康水平变化较为平缓,躯体健康指标数值在 0. 81 上下波动。而心理健康、综合健康指标数值在 2008 年明显降低,2011 年明显升高;社会适应健康指标数值在 2018 年明显降低;主观健康指标数值在 2018 年明显升高。另外,从折线图可以看出躯体健康、心理健康、主观健康以及综合健康水平呈现上升趋势,社会适应健康水平呈现下降趋势。

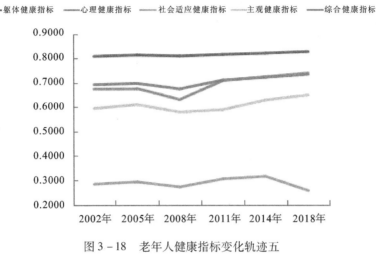

图 3 - 18　老年人健康指标变化轨迹五

（退休前职业为农林牧渔业人员）

　　从图 3 - 19 可以看出,家务劳动者类别的老年人,其各项健康指标均有明显变化。躯体健康的指标数值在 2011 年明显升高;心理健康、综合健康的指标数值在 2008 年明显降低,2011 年明显升高;社会适应健康的指标数值在 2011 年明显升高,在 2018 年明显降低;主观健康的指标数值在 2011 年明显升高。另外,从折线图可以看出躯体健康、心理健康、主观健康以及综合健康水平呈现上升趋势,社会适应健康水平呈现下降趋势。

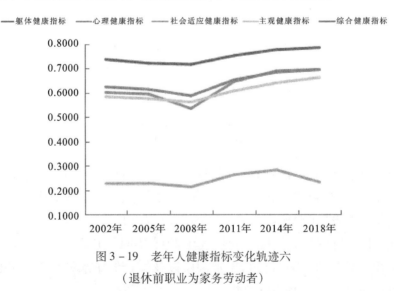

图 3 - 19　老年人健康指标变化轨迹六

（退休前职业为家务劳动者）

从图 3 - 20 可以看出,军人类别的老年人各项健康指标数值均有明显波动。躯体健康水平在 2005 年明显降低;心理健康、综合健康水平在 2008 年、2018 年明显升高,2005 年、2014 年明显降低;社会适应健康水平在 2011 年明显升高,2008 年、2018 年出现明显降低;主观健康水平在 2005 年、2011 年明显降低,2008 年、2014 年、2018 年明显升高。另外,从折线图可以看出躯体健康、心理健康、主观健康与综合健康水平呈现上升趋势,社会适应健康水平呈现下降趋势。

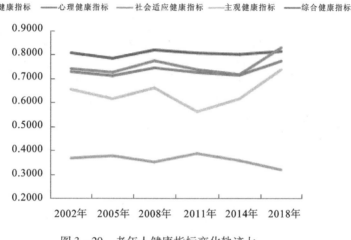

躯体健康指标　心理健康指标　社会适应健康指标　主观健康指标　综合健康指标

图 3 - 20　老年人健康指标变化轨迹七

(退休前职业为军人)

从图 3 - 21 可以看出,未雇用者类别的老年人的躯体健康水平变化较为平稳,躯体健康指标数值在 0.72 上下波动。而心理健康水平在 2008 年、2018 年明显降低,2011 年、2014 年明显升高;社会适应健康水平在 2011 年明显降低;主观健康水平在 2005 年、2011 年明显降低,2008 年、2018 年明显升高。另外,从折线图可以看出躯体健康、心理健康、主观健康以及综合健康水平呈现上升趋势,社会适应健康水平呈现下降趋势。

从图 3 - 22 可以看出,其他职业类别的老年人的躯体健康水平变化较为平缓,躯体健康指标数值在 0.82 上下波动。而心理健康水平在 2002 年至 2014 年间逐渐下降,2011 年明显升高;社会适应健康水平在 2008 年、2018 年明显降低,2011 年明显升高;主观健康水平在 2008 年明显降低,2011 年明显升高。另外,从折线图可以看出躯体健康、心理健康、主观健康以及综合健康水平呈现上升趋势,社会适应健康呈现下降趋势。

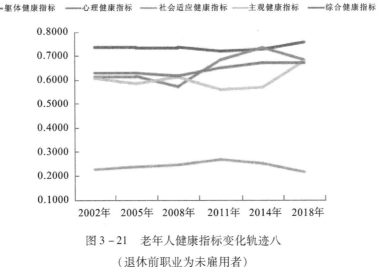

图 3 - 21　老年人健康指标变化轨迹八
（退休前职业为未雇用者）

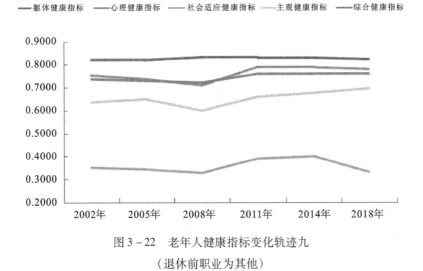

图 3 - 22　老年人健康指标变化轨迹九
（退休前职业为其他）

三、分职业的 2002—2018 年健康指标差异

为了明确分职业类别的各项健康指标在年份之间的差异是否具有显著性，我们进一步利用了多重比较检验方法，对分职业类别的各项健康指标在年份之间的数值差异进行了相关性检验。具体差异显著性情况见表 3 - 17、3 - 18 等。

表 3 - 17　专业技术人员类别的老年人健康指标的差异显著性

	年份	2005	2008	2011	2014	2018
躯体健康指标	2002	\	\	\	\	\
	2005		\	\	\	\
	2008			\	\	\
	2011				\	\
	2014					\
心理健康指标	2002	\	*	\	\	*
	2005		\	\	\	\
	2008			\	\	***
	2011				\	\
	2014					\
社会适应健康指标	2002	\	***	\	\	***
	2005		***	*	\	***
	2008			\	**	**
	2011				\	***
	2014					***
主观健康指标	2002	\	\	\	\	\
	2005		\	\	\	\
	2008			\	\	**
	2011				\	\
	2014					\
综合健康指标	2002	\	*	\	\	\
	2005		*	\	\	**
	2008			\	\	*
	2011				\	\
	2014					\

　　注:单因素方差分析的多重比较检验时,若方差同质使用 LSD 方法,即最小显著性差异(Least Significant Difference)法;若方差不同质,则使用 Tamhane's T2 方法。\ 为 $p > 0.05$, * 为 $p < 0.05$, ** 为 $p < 0.01$, *** 为 $p < 0.001$。

从专业技术人员类别的老年人的各健康指标与年份之间的相关性检验可以看出,在部分情况下,不同年份的健康指标数值之间存在显著性差异。就躯体健康指标而言,不同年份之间不存在显著性差异。这表明在2002年至2018年间,专业技术人员类别的老年人的躯体健康水平基本维持在稳定状态。也就是说,随着年份的推移,专业技术人员类别的老年人的躯体健康状况一直维持在较高水平,未呈现出上升或降低的趋势。就心理健康指标而言,2002年与2008年之间的心理健康指标数值存在显著性差异,2002年、2008年与2018年之间存在显著性差异,而其他年份之间不存在显著性差异。这表明专业技术人员类别的老年人的心理健康水平存在V字形的变化轨迹,2002年与2005年的心理健康水平相当,2008年降至谷值,随后持续增长至2018年的峰值。也就是说,随着年份的推移,虽然有降至谷值的时期,但专业技术人员类别的老年人心理健康水平总体呈现出上升趋势。就社会适应健康指标而言,2005年与2011年之间存在显著性差异,2008年与2002年、2005年、2014年之间存在显著性差异,2018年与其他年份之间均存在显著性差异,而其他年份之间不存在显著性差异。这表明专业技术人员类别的老年人的社会适应健康水平存在M字形的变化轨迹,2002年上升至2005年,2008年时降回2002年的健康水平,2011年与2014年持续上升,但2018年下降至谷值。也就是说,随着年份的推移,专业技术人员类别的老年人的社会适应健康水平呈现出波动变化趋势。就主观健康指标而言,2008年与2018年之间的主观健康指标数值存在显著性差异,而其他年份之间不存在显著性差异。这表明2002年至2018年间,专业技术人员类别的老年人的主观健康水平基本维持在稳定状态。也就是说,随着年份的推移,专业技术人员类别的老年人的主观健康水平虽曾在2008年降至谷值,但2008年至2018年间呈现上升趋势。就综合健康指标而言,2005与2018年之间存在显著性差异,2008年与2002年、2005年、2018年之间存在显著性差异,而其他年份之间不存在显著性差异。这表明专业技术人员类别的老年人的综合健康水平存在V字形的变化轨迹,2002年与2005年的综合健康水平相当,2008年降至谷值,随后持续回升至2002年的水平。也就是说,随着年份的推移,虽然有降至谷值的时期,但专业技术人员类别的老年人的综合健康水平总体还是呈现出先降后升的趋势。

　　从政府和机构管理人员类别的老年人健康指标与年份之间的相关性检验可以看出,在部分情况下,不同年份的健康指标之间存在显著性差异。就躯体健康指标而言,2002 年与 2011 年、2018 年之间存在显著性差异,而其他年份之间不存在显著性差异。这表明政府和机构管理人员类别的老年人的躯体健康水平在一定程度上存在线性的变化轨迹,2002 年为峰值,逐渐下降至 2011 年的谷值,而 2018 年依旧处于相对较低的水平。也就是说,随着年份的推移,政府和机构管理人员类别的老年人的躯体健康水平呈现出下降趋势。就心理健康指标而言,2008 年与 2002 年、2005 年、2018 年之间存在显著性差异,而其他年份之间不存在显著性差异。这表明政府和机构管理人员类别的老年人的心理健康水平存在 V 字形的变化轨迹,2002 年与 2005 年的心理健康水平相当,2008 年降至谷值,随后持续增长至 2018 年。也就是说,随着年份的推移,虽然有降至谷值的时期,但政府和机构管理人员类别的老年人心理健康水平总体还是呈现出上升趋势。就社会适应健康指标而言,2005 年与 2008 年之间存在显著性差异,2002 年与除 2005 年以外的其他年份之间存在显著性差异,2018 年与其他年份之间均存在显著性差异。这表明政府和机构管理人员类别的老年人的社会适应健康水平存在线性的变化轨迹,2002 年为峰值,逐渐下降至 2018 年的谷值。也就是说,随着年份的推移,政府和机构管理人员类别的老年人的社会适应健康水平呈现出下降趋势。就主观健康指标而言,2005 年与 2018 年之间存在显著性差异,2008 年与 2002 年、2014 年、2018 年之间存在显著性差异,而其他年份之间不存在显著性差异。这表明政府和机构管理人员类别的老年人的主观健康水平存在 V 字形的变化轨迹,2002 年与 2005 年的主观健康水平相当,2008 年降至谷值,随后持续增长至 2018 年。也就是说,随着年份的推移,虽然 2008 年降至谷值,但政府和机构管理人员类别的老年人主观健康水平呈现出上升趋势。就综合健康指标而言,2002 年与 2005 年、2011 年、2018 年之间存在显著性差异,2005 年与 2008 年之间存在显著性差异,而其他年份之间不存在显著性差异。这表明政府和机构管理人员类别的老年人的综合健康水平存在线性的变化轨迹,2002 年为峰值,2005 至 2018 年逐渐下降。也就是说,随着年份的推移,政府和机构管理人员类别的老年人的综合健康水平呈现出下降趋势。

表 3 – 18 政府、机构或管理人员类别的老年人健康指标的差异显著性

	年份	2005	2008	2011	2014	2018
躯体健康指标	2002	\	\	**	\	**
	2005		\	\	\	\
	2008			\	\	\
	2011				\	\
	2014					\
心理健康指标	2002	\	**	\	\	\
	2005		*	\	\	\
	2008			\	\	*
	2011				\	\
	2014					\
社会适应健康指标	2002	\	***	**	*	***
	2005		**	\	\	***
	2008			\	\	***
	2011				\	***
	2014					***
主观健康指标	2002	\	*	\	\	\
	2005		\	\	\	*
	2008			\	*	**
	2011				\	\
	2014					\
综合健康指标	2002	\	***	**	\	*
	2005		*	\	\	\
	2008			\	\	\
	2011				\	\
	2014					\

注:单因素方差分析的多重比较检验时,若方差同质使用 LSD 方法,即最小显著性差异(Least Significant Difference)法;若方差不同质,则使用 Tamhane's T2 方法。\ 为 p > 0.05,* 为 p < 0.05,** 为 p < 0.01,*** 为 p < 0.001。

　　从职工、服务人员或工人类别的老年人健康指标与年份之间的相关性检验可以看出,在部分情况下,不同年份的健康指标数值之间存在显著性差异。就躯体健康指标而言,2002 年与 2008 年、2018 年之间存在显著性差异,2005 年与 2008 年、2018 年有显著性差异,而其他年份之间不存在显著性差异。这表明职工、服务人员或工人类别的老年人的躯体健康水平存在线性的变化轨迹,2002 年为峰值,逐渐下降至 2018 年的谷值。也就是说,随着年份的推移,职工、服务人员或工人类别的老年人的躯体健康水平呈现出下降趋势。就心理健康指标而言,2008 年与其他年份之间均存在显著性差异,2002 年、2005 年与 2018 之间存在显著性差异,而其他年份之间不存在显著性差异。这表明职工、服务人员或工人类别的老年人的心理健康水平存在 V 字形的变化轨迹,2002 年与 2005 年的心理健康水平相当,2008 年降至谷值,随后持续增长至 2018 年的峰值。也就是说,随着年份的推移,虽然有降至谷值的时期,但职工、服务人员或工人类别的老年人心理健康水平呈现出上升趋势。就社会适应健康指标而言,2002 年与 2005 年、2018 年之间存在显著性差异,2005 年与 2008 年、2018 年之间存在显著性差异,2018 年与 2011 年、2014 年之间存在显著性差异,而其他年份之间不存在显著性差异。这表明职工、服务人员或工人类别的老年人的社会适应健康水平存在 M 字形的变化轨迹,2002 年上升至 2005 年,2008 年时降回 2002 年的健康水平,2011 年与 2014 年持续上升,但 2018 年下降至谷值。也就是说,随着年份的推移,职工、服务人员或工人类别的老年人的社会适应健康水平呈现出波动变化趋势。就主观健康指标而言,2018 年与其他年份之间存在显著性差异,而其他年份之间不存在显著性差异。这表明在 2002 年至 2014 年间,职工、服务人员或工人类别的老年人的主观健康水平基本维持在稳定状态。也就是说,随着年份的推移,职工、服务人员或工人类别的老年人的主观健康水平整体上较为稳定,但在 2018 年显现出上升趋势。就综合健康而言,2008 年与 2002 年、2005 年、2011 年与 2018 年之间存在显著性差异,而其他年份之间不存在显著性差异。这表明职工、服务人员或工人类别的老年人的综合健康水平存在 V 字形的变化轨迹,2002 年与 2005 年的主观健康水平相当,2008 年降至谷值,随后持续增长至 2018 年。也就是说,随着年份的推移,虽然曾有降至谷值的时期,但职工、服务人员或工人类别的老年人综合健康水平总体上还是呈现出上升趋势。

表 3 - 19　职工、服务人员或工人类别的老年人健康指标的差异显著性

年份		2005	2008	2011	2014	2018
躯体健康指标	2002	\	**	\	\	**
	2005		**	\	\	*
	2008			\	\	\
	2011				\	\
	2014					\
心理健康指标	2002	\	**	\	\	*
	2005		*	\	\	*
	2008			***	**	***
	2011				\	\
	2014					\
社会适应健康指标	2002	**	\	\	\	*
	2005		***	\	\	***
	2008			\	\	\
	2011				\	***
	2014					***
主观健康指标	2002	\	\	\	\	***
	2005		\	\	\	***
	2008			\	\	***
	2011				\	**
	2014					***
综合健康指标	2002	\	*	\	\	\
	2005		*	\	\	\
	2008			**	\	***
	2011				\	\
	2014					\

注:单因素方差分析的多重比较检验时,若方差同质使用 LSD 方法,即最小显著性差异(Least Significant Difference)法;若方差不同质,则使用 Tamhane's T2 方法。\ 为 $p > 0.05$, * 为 $p < 0.05$, ** 为 $p < 0.01$, *** 为 $p < 0.001$。

　　从自雇用者类别的老年人健康指标与年份之间的相关性检验可以看出,在部分情况下,不同年份的健康指标数值之间存在显著性差异。就躯体健康指标而言,不同年份之间不存在显著性差异。这表明在 2002 年至 2018 年间,自雇用者类别的老年人的躯体健康水平基本维持在稳定状态。也就是说,随着年份的推移,自雇用者类别的老年人的躯体健康状况一直维持在较高水平,未呈现出上升或降低的趋势。就心理健康指标而言,2018 年与除 2014 年以外的其他年份之间有显著性差异,而其他年份之间没有显著性差异。这表明自雇用者类别的老年人的心理健康水平基本维持在稳定状态,但 2018 年有所升高。也就是说,随着年份的推移,自雇用者类别的老年人的心理健康水平整体上保持着稳定,但 2018 年出现细微的上升趋势。就社会适应健康指标而言,不同年份之间不存在显著性差异。这表明在 2002 年至 2018 年间,自雇用者类别的老年人的社会适应健康水平基本维持在稳定状态。也就是说,随着年份的推移,自雇用者类别的老年人的社会适应健康状况一直维持在较高水平,未呈现出上升或降低的趋势。就主观健康指标而言,2002 年与 2011 年、2014 年之间存在显著性差异,2018 年与除 2002 年的其他年份之间存在显著性差异,而其他年份之间没有显著性差异。这表明自雇用者类别的老年人的主观健康水平存在 V 字形的变化轨迹,2002 年与 2005 年水平相当,持续下降至 2014 年的谷值,2018 年增长至峰值。也就是说,随着年份的推移,虽然 2002 年至 2014 年持续降低,但自雇用者类别的老年人的主观健康水平在 2018 年呈现出上升趋势。就综合健康指标而言,2018 年与除 2014 年以外的其他年份之间存在显著性差异,而其他年份之间没有显著性差异。这表明自雇用者类别的老年人的综合健康水平基本维持在稳定状态,但 2018 年有所升高。也就是说,随着年份的推移,自雇用者类别的老年人的综合健康水平整体上保持着稳定,但 2018 年出现细微的上升趋势。

表 3 - 20　自雇用者类别的老年人健康指标的差异显著性

	年份	2005	2008	2011	2014	2018
躯体健康指标	2002	\	\	\	\	\
	2005		\	\	\	\
	2008			\	\	\
	2011				\	\
	2014					\

续表

年份	2005	2008	2011	2014	2018
心理健康指标 2002	\	\	\	\	*
2005		\	\	\	**
2008			\	\	**
2011				\	**
2014					\
社会适应健康指标 2002	\	\	\	\	\
2005		\	\	\	\
2008			\	\	\
2011				\	\
2014					\
主观健康指标 2002	\	\	*	*	\
2005		\	\	\	*
2008			\	\	*
2011				\	**
2014					**
综合健康指标 2002	\	\	\	\	*
2005		\	\	\	*
2008			\	\	**
2011				\	**
2014					\

注:单因素方差分析的多重比较检验时,若方差同质使用 LSD 方法,即最小显著性差异(Least Significant Difference) 法;若方差不同质,则使用 Tamhane's T2 方法。\ 为 $p > 0.05$, * 为 $p < 0.05$, ** 为 $p < 0.01$, *** 为 $p < 0.001$。

从农林牧渔业人员类别的老年人健康指标与年份之间的相关性检验可以看出,在部分情况下,不同年份的健康指标数值之间存在显著性差异。就

躯体健康指标而言,2002 年与 2014 年之间存在显著性差异,2008 年与除了
2002 年以外的其他年份、2018 年与除了 2014 年以外的其他年份之间存在显
著性差异,而其他年份之间不存在显著性差异。这表明农林牧渔业类别人
员的老年人的躯体健康水平存在 V 字形的变化轨迹,2002 年与 2005 年水平
相当,2008 年降至谷值,随后持续增长至 2018 年的峰值。也就是说,随着年
份的推移,虽然有降至谷值的时期,但农林牧渔业人员类别的老年人的躯体
健康水平呈现出上升趋势。就心理健康指标而言,2002 年与 2005 年、2011
年与 2014 年、2014 年与 2018 年之间不存在显著性差异,而其他年份之间均
存在显著性差异。这表明农林牧渔业类别人员的老年人水平存在 V 字形的
变化轨迹,2002 年与 2005 年的心理健康水平相当,2008 年降至谷值,随后持
续增长至 2018 年的峰值。也就是说,随着年份的推移,虽然有降至谷值的
时期,但农林牧渔业人员类别的老年人的心理健康水平总体呈现出上升趋
势。就社会适应健康指标而言,2011 年与 2014 年之间不存在显著性差异,
而其他年份之间均存在显著性差异。这表明农林牧渔业人员类别的老年人
的社会适应健康水平存在 M 字形的变化轨迹,2002 年至 2005 年上升,2008
年降低,2011 年至 2014 年持续上升,但 2018 年下降至谷值。也就是说,随
着年份的推移,农林牧渔业人员类别的老年人的社会适应健康水平呈现出
波动变化趋势。就主观健康指标而言,2002 年与 2011 年、2005 年与 2014
年、2008 年与 2011 年、2014 年与 2018 年之间不存在显著性差异,而其他年
份之间均存在显著性差异。这表明农林牧渔业人员类别的老年人的主观健
康水平存在 Z 字形状的变化轨迹,2002 年至 2005 年上升,2008 年降至谷值,
随后逐渐上升至 2018 年的峰值。也就是说,随着年份的推移,农林牧渔业
人员类别的老年人的主观健康水平呈现出上升趋势。就综合健康指标而
言,2002 年与 2005 年、2011 年与 2014 年之间不存在显著性差异,而其他年
份之间均存在显著性差异。这表明农林牧渔业人员类别的老年人的综合健
康水平存在 V 字形的变化轨迹,2002 年与 2005 年水平相当,2008 年降至谷
值,随后持续增长至 2018 年的峰值。也就是说,随着年份的推移,虽然有降
至谷值的时期,但农林牧渔业人员类别的老年人的综合健康水平呈现出上
升趋势。

表 3 – 21　农林牧渔业人员类别的老年人健康指标的差异显著性

	年份	2005	2008	2011	2014	2018
躯体健康指标	2002	\	\	\	**	***
	2005		**	\	\	***
	2008			**	***	***
	2011				\	**
	2014					\
心理健康指标	2002	\	***	***	***	***
	2005		***	***	***	***
	2008			***	***	***
	2011				\	***
	2014					\
社会适应健康指标	2002	*	**	***	***	***
	2005		***	**	***	***
	2008			***	***	***
	2011				\	***
	2014					***
主观健康指标	2002	*	*	\	***	***
	2005		***	**	\	***
	2008			\	***	***
	2011				***	***
	2014					\
综合健康指标	2002	\	***	***	***	***
	2005		***	**	***	***
	2008			***	***	***
	2011				\	***
	2014					*

注:单因素方差分析的多重比较检验时,若方差同质使用 LSD 方法,即最小显著性差异(Least Significant Difference)法;若方差不同质,则使用 Tamhane's T2 方法。\ 为 p > 0.05,* 为 p < 0.05,** 为 p < 0.01,*** 为 p < 0.001。

　　从家务劳动者类别的老年人健康指标与年份之间的相关性检验可以看出,在部分情况下,不同年份的健康指标数值之间存在显著性差异。就躯体健康指标而言,2002 年与 2011 年、2005 年与 2008 年、2011 年与 2014 年、2014 年与 2018 年之间不存在显著性差异,而其他年份之间不存在显著性差异。这表明家务劳动者类别的老年人的躯体健康水平存在 V 字形的变化轨迹,2002 年与 2005 年的躯体健康水平相当,2008 年降至谷值,随后持续增长至 2018 年的峰值。也就是说,随着年份的推移,虽然有降至谷值的时期,但家务劳动者类别的老年人的躯体健康水平呈现出上升趋势。就心理健康指标而言,2002 年与 2014 年、2018 年间存在显著性差异,2005 年与 2011 年、2014 年、2018 年间存在显著性差异,2008 年与其他年份之间均存在显著性差异,而他年份之间不存在显著性差异。这表明家务劳动者类别的老年人的心理健康水平存在 V 字形的变化轨迹,2002 年与 2005 年水平相当,2008 年降至谷值,随后持续增长至 2018 年的峰值。也就是说,随着年份的推移,虽然有降至谷值的时期,但家务劳动者类别的老年人的心理健康水平总体呈现出上升趋势。就社会适应健康指标而言,2002 年、2005 年、2008 年分别与 2011 年、2104 年间存在显著性差异,2014 年与 2018 年间存在显著性差异,而他年份之间不存在显著性差异。这表明家务劳动者类别的老年人的社会适应健康水平存在倒 V 字形的变化轨迹,2002 年至 2008 年间水平相当,随后持续增长至 2014 年的峰值,2018 年时又降低。也就是说,随着年份的推移,家务劳动者类别的老年人的社会适应健康水平虽然在 2014 年增长至峰值,但整体上仅出现微小的上升趋势。就主观健康指标而言,2008 年与 2014 年之间存在显著性差异,2018 年与 2002 年、2005 年、2008 年间存在显著性差异,而其他年份之间不存在显著性差异。这表明家务劳动者类别的老年人的主观健康水平存在线性变化轨迹,2002 年至 2011 年间水平相当,随后逐渐升至 2018 年的峰值。也就是说,随着年份的推移,家务劳动者类别的老年人的主观健康水平呈现出上升趋势。就综合健康指标而言,2002 年与 2005 年、2011 年间不存在显著性差异,2011 年与 2014 年、2014 年与 2018 年间不存在显著性差异,而其他年份之间存在显著性差异。这表明家务劳动者类别的老年人的综合健康水平存在 V 字形的变化轨迹,2002 年与 2005 年水平相当,2008 年降至谷值,随后持续增长至 2018 年的峰值。也就是说,随着年份的推移,虽然有降至谷值的时期,但家务劳动者类别的老年人的综合健康水平总体呈现出上升趋势。

表 3 – 22 家务从事者类别的老年人健康指标的差异显著性

	年份	2005	2008	2011	2014	2018
躯体健康指标	2002	**	***	\	***	***
	2005		\	**	***	***
	2008			***	***	***
	2011				\	**
	2014					\
心理健康指标	2002	\	***	\	***	***
	2005		***	*	***	***
	2008			***	***	***
	2011				\	\
	2014					\
社会适应健康指标	2002	\	\	*	**	\
	2005		\	*	**	
	2008			***	***	\
	2011				\	\
	2014					*
主观健康指标	2002	\	\	\	\	***
	2005		\	\	\	***
	2008			\	**	***
	2011				\	\
	2014					\
综合健康指标	2002	\	***	\	***	***
	2005		**	**	***	***
	2008			***	***	***
	2011				\	*
	2014					\

注:单因素方差分析的多重比较检验时,若方差同质使用 LSD 方法,即最小显著性差异(Least Significant Difference)法;若方差不同质,则使用 Tamhane's T2 方法。\ 为 $p > 0.05$,* 为 $p < 0.05$,** 为 $p < 0.01$,*** 为 $p < 0.001$。

　　从军人类别的老年人健康指标与年份之间的相关性检验可以看出,在大部分情况下,不同年份的健康指标数值之间不存在显著性差异。就躯体健康、心理健康以及社会适应健康指标而言,不同年份之间不存在显著性差异。这表明在 2002 年至 2018 年间,军人类别的老年人的躯体健康、心理健康以及社会适应健康水平基本维持在稳定状态。也就是说,随着年份的推移,军人类别的老年人的躯体健康、心理健康、社会适应健康一直维持在相似水平,未呈现出上升或降低的趋势。就主观健康指标而言,2018 年与 2005 年、2011 年之间存在显著性差异,而其他年份之间不存在显著性差异。这表明在 2002 年至 2014 年间,军人类别的老年人的主观健康水平基本维持在稳定状态,但 2018 年提高至峰值。也就是说,随着年份的推移,军人类别的老年人的主观健康水平整体上保持着稳定,但 2018 年出现细微的上升趋势。就综合健康指标而言,2005 年与 2018 年之间存在显著性差异,其他年份之间不存在显著性差异。这表明军人类别的老年人的综合健康水平基本维持在稳定状态,但 2018 年提高至峰值。也就是说,随着年份的推移,军人类别的老年人的综合健康水平整体上保持着稳定,但 2018 年出现细微的上升趋势。

表 3 - 23　军人类别的老年人健康指标的差异显著性

	年份	2005	2008	2011	2014	2018
躯体健康指标	2002	\	\	\	\	\
	2005		\	\	\	\
	2008			\	\	\
	2011				\	\
	2014					\
心理健康指标	2002	\	\	\	\	\
	2005		\	\	\	\
	2008			\	\	\
	2011				\	\
	2014					\

续表

年份	2005	2008	2011	2014	2018
社会适应健康指标 2002	\	\	\	\	\
2005		\	\	\	\
2008			\	\	\
2011				\	\
2014					\
主观健康指标 2002	\	\	\	\	\
2005		\	\	\	*
2008			\	\	\
2011				\	**
2014					\
综合健康指标 2002	\	\	\	\	\
2005		\	\	\	*
2008			\	\	\
2011				\	\
2014					\

注:单因素方差分析的多重比较检验时,若方差同质使用 LSD 方法,即最小显著性差异(Least Significant Difference)法;若方差不同质,则使用 Tamhane's T2 方法。\为 $p > 0.05$,* 为 $p < 0.05$,** 为 $p < 0.01$,*** 为 $p < 0.001$。

从未雇用者类别的老年人健康指标与年份之间的相关性检验可以看出,在部分情况下,不同年份的健康指标数值之间存在显著性差异。就躯体健康、心理健康、社会适应健康、主观健康以及综合健康指标而言,不同年份之间不存在显著性差异。这表明在 2002 年至 2018 年间,未雇用者类别的老年人的躯体健康、心理健康、社会适应健康、主观健康以及综合健康水平基本维持在稳定状态。也就是说,随着年份的推移,未雇用者类别的老年人的躯体健康、心理健康、社会适应健康、主观健康以及综合健康状况一直维持在相似水平,未呈现出上升或降低的趋势。

表 3 - 24　未雇用者类别的老年人健康指标的差异显著性

年份		2005	2008	2011	2014	2018
躯体健康指标	2002	\	\	\	\	\
	2005		\	\	\	\
	2008			\	\	\
	2011				\	\
	2014					\
心理健康指标	2002	\	\	\	\	\
	2005		\	\	\	\
	2008			\	\	\
	2011				\	\
	2014					\
社会适应健康指标	2002	\	\	\	\	\
	2005		\	\	\	\
	2008			\	\	\
	2011				\	\
	2014					\
主观健康指标	2002	\	\	\	\	\
	2005		\	\	\	\
	2008			\	\	\
	2011				\	\
	2014					\
综合健康指标	2002	\	\	\	\	\
	2005		\	\	\	\
	2008			\	\	\
	2011				\	\
	2014					\

　　注:单因素方差分析的多重比较检验时,若方差同质使用 LSD 方法,即最小显著性差异(Least Significant Difference)法;若方差不同质,则使用 Tamhane's T2 方法。\ 为 $p > 0.05$,* 为 $p < 0.05$,** 为 $p < 0.01$,*** 为 $p < 0.001$。

　　从其他职业类别的老年人健康指标与年份之间的相关性检验可以看出,在大部分情况下,不同年份的健康指标数值之间存在显著性差异。就躯体健康、心理健康指标而言,不同年份之间不存在显著性差异。这表明在2002 年至 2018 年间,其躯体健康、心理健康水平基本维持在稳定状态。也就是说,随着年份的推移,其他类别老年人的躯体健康、心理健康状况一直维持在相似水平,未呈现出上升或降低的趋势。就社会适应健康指标而言,2005 年、2008 年分别与 2011 年、2014 年之间存在显著性差异,2018 年与2011 年、2014 年之间存在显著性差异,而其他年份之间不存在显著性差异。这表明其社会适应健康水平存在倒 Z 字形状的变化轨迹,2002 年与 2005 年的健康水平相当,2008 年降至谷值,2011 年至 2014 年逐渐升高,2018 年降至 2008 年的健康水平。也就是说,随着年份的推移,其他社会适应健康水平呈现出波动变化,但整体上存在下降趋势。就主观健康指标而言,2008 年与 2018 年之间存在显著性差异,而其他年份之间不存在显著性差异。这表明其主观健康水平存在线性的变化轨迹,2008 年至 2018 年持续升高至峰值。也就是说,随着年份的推移,其主观健康水平整体上呈现上升趋势。就综合健康指标而言,2008 年与 2011 年、2018 年之间存在显著性差异,而其他年份之间不存在显著性差异。这表明其综合健康水平存在线性的变化轨迹,2008 年至 2018 年持续升高至峰值。也就是说,随着年份的推移,其他类别老年人的综合健康水平整体上呈现上升趋势。

表 3 - 25　其他职业类别的老年人健康指标的差异显著性

	年份	2005	2008	2011	2014	2018
躯体健康指标	2002	\	\	\	\	\
	2005		\	\	\	\
	2008			\	\	\
	2011				\	\
	2014					\

续表

年份		2005	2008	2011	2014	2018
心理健康指标	2002	\	\	\	\	\
	2005		\	\	\	\
	2008			\	\	\
	2011				\	\
	2014					\
社会适应健康指标	2002	\	\	\	\	\
	2005		\	*	*	\
	2008			**	**	\
	2011				\	*
	2014					*
主观健康指标	2002	\	\	\	\	\
	2005		\	\	\	\
	2008			\	\	**
	2011				\	\
	2014					\
综合健康指标	2002	\	\	\	\	\
	2005		\	\	\	\
	2008			*	\	*
	2011				\	\
	2014					\

注:单因素方差分析的多重比较检验时,若方差同质使用 LSD 方法,即最小显著性差异(Least Significant Difference)法;若方差不同质,则使用 Tamhane's T2 方法。\ 为 $p > 0.05$, * 为 $p < 0.05$, ** 为 $p < 0.01$, *** 为 $p < 0.001$。

第四章　不同群组类别的
老年人健康差异研究

　　本章通过构建群组类别基础上的各项健康指标均值差与年份之间的列联表,以期了解各群组类别的老年人在各项健康指标上的差距随时间推移而产生的发展变化情况。为了分析的简洁性,本书对年龄5岁组、职业变量进行了重新赋值分组,对于年龄5岁组变量具体划分为三个大年龄组,即低龄组(65—79岁)、高龄组(80—94岁)、超高龄组(95—104岁),分别赋值1、2、3。而对于职业变量,将其依据职业自身的社会地位属性区分为三类,即高社会地位职业(专业技术人员、政府机构或管理人员)、中社会地位职业(职工服务人员或工人、自雇用者、军人、其他)、低社会地位职业(农林牧渔业人员、家庭主妇、未雇用者),分别赋值1、2、3。本章结构见图4-1。

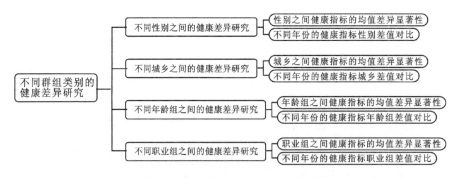

图4-1　不同群组类别的老年人健康差异结构图

第一节　不同性别群组的健康差异研究

本节通过构建性别群组的各项健康指标均值差与年份之间的柱形图与列联表,观察各群组类别在各项健康指标上的差距随时间推移而产生的变化。

表 4 - 1　性别群组的健康指标均值差变动

男性 - 女性差值	2002 年	2005 年	2008 年	2011 年	2014 年	2018 年
躯体健康指标	0.0726***	0.0658***	0.0700***	0.0598***	0.0573***	0.0443***
心理健康指标	0.1187***	0.1194***	0.1422***	0.1095***	0.1096***	0.0855***
社会适应健康指标	0.1051***	0.1004***	0.0859***	0.0909***	0.0837***	0.0553***
主观健康指标	0.0495***	0.0407***	0.0547***	0.0437***	0.0354***	0.0189*
综合健康指标	0.0924***	0.0885***	0.0979***	0.0810***	0.0788***	0.0619***

注:二分类变量使用的是独立样本 T 检验;* 为 $p < 0.05$,** 为 $p < 0.01$,*** 为 $p < 0.001$。

根据表 4 - 1 可知各项健康指标的性别群组均值差以及性别群组均值的差异显著性情况。就各项健康指标而言,躯体健康、心理健康、主观健康以及综合健康指标的最大性别群组均值差均在 2008 年,社会适应健康指标的最大性别群组均值差均在 2002 年;各项健康指标的最小性别群组均值差在 2018 年。另外,2008 年的心理健康指标是不同性别间健康指标均值差最大的健康指标,2018 年的主观健康则是不同性别间健康指标均值差最小的健康指标。实际上,在任一年份的性别均值差中,心理健康指标都是差值最大的健康指标,主观健康指标都是差值最小的健康指标。就均值的差异显著性而言,除 2018 年的主观健康指标差值在 0.05 上显著外,其余年份的各项健康指标均在 0.001 上显著。

从图 4 - 2 可以看出,从整体上看,不同性别老年人在各项健康指标上的水平差距自 2002 年至 2018 年呈现出逐渐缩小的趋势。具体而言,除 2008 年性别群组的各项健康指标均值差距扩大外,躯体健康、社会适应健康与综合健康指标的性别群组均值差距在逐渐缩小;主观健康指标的性别群组均值差距在 2008 年扩大至峰值,2011 年相比于 2008 年呈现缩小趋势,但相比于 2005 年呈现扩大趋势;心理健康指标的性别群组均值差距在 2008 年扩大至峰值,2005 年相比于 2002 年、2014 年相比于 2011 年都略微呈扩大趋势。同时,任一年份的各项健康指标性别均值差均为正数,这表明男性老年人在各个年份的各项健康指标中具有优势。总体而言,不同性别老年人的健康水平差距随时间推移不断缩小,即性别导致的老年人健康水平差异逐渐得到一定程度上的缓和,男、女性老年人的健康水平逐渐趋于相近。

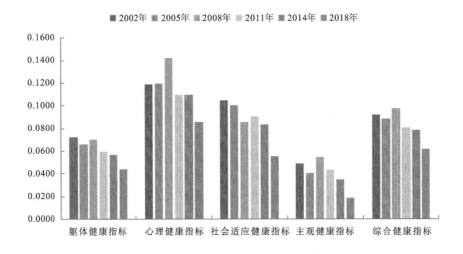

图 4-2　不同年份的健康指标性别群组差值对比

第二节　不同城乡群组的健康差异研究

本节通过构建城乡群组的各项健康指标均值差与年份之间的柱形图与列联表,观察各群组类别在各项健康指标上的差距随时间推移而产生的变化。

表 4-2　城乡群组的健康指标均值差变动

城市-农村差值	2002 年	2005 年	2008 年	2011 年	2014 年	2018 年
躯体健康指标	-0.0090***	-0.0215***	-0.0115***	-0.0149***	-0.0061***	-0.0195***
心理健康指标	0.0424***	0.0324***	0.0485***	0.0361***	0.0394***	0.0316***

续表

城市－农村差值	2002 年	2005 年	2008 年	2011 年	2014 年	2018 年
社会适应健康指标	0.0377***	0.0426***	0.0465***	0.0464***	0.0372***	0.0404***
主观健康指标	0.0428***	0.0167***	0.0435***	0.0306***	0.0054***	0.0319***
综合健康指标	0.0172***	0.0070***	0.0192***	0.0125***	0.0160***	0.0095*

注:二分类变量使用的是独立样本 T 检验; * 为 $p < 0.05$, ** 为 $p < 0.01$, *** 为 $p < 0.001$。

根据表 4-2 可知各项健康指标的城乡群组均值差以及城乡群组均值的差异显著性情况。就各项健康指标而言,心理健康、社会适应健康、主观健康以及综合健康指标的最大城乡群组均值差均在 2008 年,躯体健康指标的最大城乡群组均值差均在 2005 年;综合健康健康指标的最小城乡群组均值差在 2005 年,躯体健康、社会适应健康、主观健康的最小城乡群组均值差在 2014 年,心理健康的最小城乡群组均值差在 2018 年。另外,2008 年的心理健康指标是不同城乡间健康指标均值差最大的健康指标,2014 年的主观健康则是不同城乡间健康指标均值差最小的健康指标。就均值的差异显著性而言,除 2018 年的综合健康指标差值在 0.05 上显著外,其余年份的各项健康指标均在 0.001 上显著。

从图 4-3 可以看出,从整体上看,不同城乡老年人在各项健康指标上的水平差距自 2002 年至 2018 年呈现出逐渐缩小的趋势。就躯体健康指标而言,2002 年至 2018 年间的躯体健康城乡差值均为负数,因此可以认为农村老年人的躯体健康水平在 2002 年至 2018 年间均高于城市老年人。尽管不同城乡的躯体健康均值差未呈现出持续缩小的趋势,但不同城乡的躯体健康指标一直为差值较小的健康指标。就心理健康指标而言,2008 年的均值差达到峰值,同时 2014 年的均值差相比于 2011 年略微扩大,但总体趋势呈现出下降趋势。就社会适应健康指标而言,2002 年至 2011 年呈现出逐渐扩大的趋势,2014 年的均值差显著缩小,但 2018 年的均值差略微扩大,社会适应健康指标的均值差在 2002 年至 2018 年间基本保持稳定状态。就主观健康指标而言,虽然 2008 年的均值差达到了峰值,但总体上呈现出下降趋势。就综合健康指标而言,尽管 2008 年的均值差达到了峰值,同时 2014 年的均值差相比于 2011 年略微扩大,但总体趋势呈现出下降趋势。同时,除躯体健康外的其他健康指标城乡均值差均为正数,这表明城市老年人在各个年份的心理健康、社会适应健康、主观健康以及综合健康指标中具有优势。因此,不同城乡老年人的健康水平差距随时间推移波动缩小,即城乡导致的老年人健康水平差异逐渐得到一定程度上的缓和,城乡老年人的健康水平逐渐趋于相近。

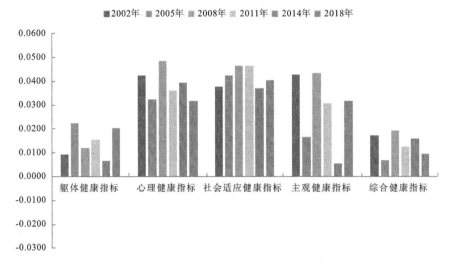

图 4 - 3   不同年份的健康指标城乡群组差值对比

第三节   不同年龄群组的健康差异研究

本节通过构建年龄群组的各项健康指标均值差与年份之间的柱形图与列联表,观察各群组类别在各项健康指标上的差距随时间推移而产生的变化。

表 4 - 3   年龄群组的健康指标均值差变动

低龄 - 高龄差值	2002 年	2005 年	2008 年	2011 年	2014 年	2018 年
躯体健康指标	0.1208***	0.1132***	0.1142***	0.1094***	0.0901***	0.1109***
心理健康指标	0.1537***	0.1577***	0.1826***	0.1492***	0.1063***	0.1181***
社会适应健康指标	0.1549***	0.1626***	0.1618***	0.1476***	0.1343***	0.1281***

续表

低龄 - 高龄差值	2002 年	2005 年	2008 年	2011 年	2014 年	2018 年
主观健康指标	0.0511***	0.0407***	0.0528***	0.0311**	0.0188	0.0296**
综合健康指标	0.1342***	0.1325***	0.1425***	0.1255***	0.0984***	0.1172***
高龄 - 超高龄差值	2002 年	2005 年	2008 年	2011 年	2014 年	2018 年
躯体健康指标	0.1248***	0.1199***	0.1346***	0.1196***	0.1202***	0.1296***
心理健康指标	0.2142***	0.2051***	0.2341***	0.1956***	0.2197	0.2255
社会适应健康指标	0.1325***	0.1235***	0.1234***	0.1342***	0.1439***	0.1281***
主观健康指标	0.0574***	0.0589***	0.0799***	0.0493***	0.0477**	0.0569***
综合健康指标	0.1563***	0.1496***	0.1682***	0.1468***	0.1570***	0.1670***
低龄 - 超高龄差值	2002 年	2005 年	2008 年	2011 年	2014 年	2018 年
躯体健康指标	0.2456***	0.2331***	0.2488***	0.2291***	0.2103***	0.2405***
心理健康指标	0.3679***	0.3627***	0.4167***	0.3448***	0.3260***	0.3437***
社会适应健康指标	0.2874***	0.2860***	0.2852***	0.2818***	0.2782***	0.2562***
主观健康指标	0.1085***	0.0996***	0.1327***	0.0805***	0.0665***	0.0865***
综合健康指标	0.2905***	0.2820***	0.3107***	0.2723***	0.2553***	0.2842***

注:多分类变量使用的是方差分析中的 Tamhane's T2 方法。* 为 $p < 0.05$,** 为 $p < 0.01$,*** 为 $p < 0.001$。

根据表 4 - 3 可知各项健康指标的年龄群组均值差以及年龄群组均值的差异显著性情况。在低龄群组与高龄群组的各项健康指标均值差中,其最大差值均在 2008 年及 2008 年之前,躯体健康指标的最大群组均值差在 2002 年;社会适应健康指标的最大群组均值差在 2005 年;心理健康、主观健康、综合健康指标的最大群组均值差在 2008 年,其最小差值均在 2014 年与 2018 年;社会适应健康指标的最小群组均值差在 2018 年;其余健康指标的最小群组均值差在 2014 年。在低龄群组与超高龄群组的各项健康指标均值差中,躯体健康、心理健康、主观健康以及综合健康指标的最大群组均值差在 2008 年,社会适应健康指标的最大群组均值差在 2014 年,其最小均值差在 2008 年与 2011 年;社会适应健康指标的最小群组均值差在 2008 年;其余健康指标的最小群组均值差在 2011 年。在高龄群组与超高龄群组的各项健康指标均值差中,躯体健康、心理健康、主观健康以及综合健康指标的最大群组均值差在 2008 年;社会适应健康指标的最大群组均值差在 2002年,其最小群组均值差均在 2014 年与 2018 年;社会适应健康指标的最小群组均值差在 2014 年;其余健康指标的最小群组均值差在 2014 年。

另外,三个比较组中最大的群组均值差均为 2008 年的心理健康指标,最小的群组均值差均为 2014 年的主观健康指标。在所有群组均值差中,2008 年低龄群组与超高龄群组的心理健康指标均值差最大,2014 年低龄群组与高龄群组的主观健康指标均值差最小。这表明,我国不同年龄群组老年人的健康差距主要表现为心理健康指标上的差异,而自身健康水平的主观评价在各年龄群组上基本保持着一致性。就均值的差异显著性而言,低龄群组与高龄群组的均值差中,2011 年、2018 年的主观健康指标在 0.01 的水平上显著,2014 年不显著;低龄群组与超高龄群组的均值差中,2014 年的主观健康指标在 0.01 的水平上显著;其余年份的各项健康指标均在 0.001水平上显著。

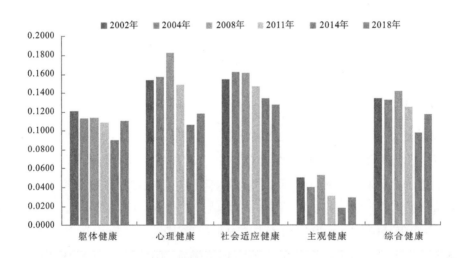

图 4-4 不同年份的健康指标年龄群组差值对比(低龄—高龄)

从图 4-4 可以看出,从整体上看,低龄老年人与高龄老年人在各项健康指标上的水平差距自 2002 年至 2018 年呈现出逐渐缩小的趋势。就躯体健康而言,2002 年至 2014 年间,低龄老年人与高龄老年人的躯体健康差值逐渐缩小,虽然 2018 年的均值差相比于 2014 年略微扩大,但总体上躯体健康指标的水平差距呈现出逐渐缩小的趋势。就心理健康指标而言,2002 年至 2011 年间的心理健康指标均值差相对较大,2008 年达到峰值,2014 年与 2018 年的均值差相对较小,总体上心理健康指标的指标数值水平差距呈现出下降趋势。就社会适应健康而言,虽然 2005 年与 2008 年的均值差距相对较大,但从 2008 年起至 2018 年的社会适应健康指标均值差逐渐缩小,总体上社会适应健康的水平差距呈现出逐渐缩小的趋势。就主观健康指标而言,虽然 2008 年的均值差达到峰值,并且 2018 年的均值差相对于 2014 年有所扩大,但总体上主观健康指标数值的水平差距呈现出缩小趋势。就综合健康指标而言,虽然 2008 年的均值差达到峰值,并且 2018 年的均值差相对 2014 年有所扩大,但总体上综合健康指标的水平差距呈现出缩小趋势。同时,各项健康指标的均值差均为正数,这表明低龄老年人在各个年份的躯体健康、心理健康、社会适应健康、主观健康以及综合健康指标上都比高龄老年人更具有优势。

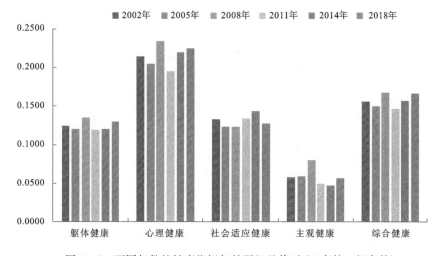

图 4 - 5　不同年份的健康指标年龄群组差值对比(高龄—超高龄)

从图 4 - 5 可以看出,从整体上看,高龄老年人与超高龄老年人在各项健康指标上的水平差距自 2002 年至 2018 年呈现出基本保持相对稳定状态。就躯体健康指标而言,2002 年至 2018 年间,2008 年的躯体健康均值差扩大至峰值,但高龄老年人与超高龄老年人的躯体健康差值基本保持在 0.12 左右,总体上躯体健康的水平差距呈现相对稳定的趋势。就心理健康、综合健康指标而言,2002—2005 年间的均值差逐渐缩小,但 2008 年的均值差显著扩大至峰值,2014 年的均值差又显著缩小,随后均值差逐渐扩大,总体上心理健康、综合健康的水平差距呈现出小范围波动的趋势。就社会适应健康指标而言,2002 年至 2008 年间的均值差逐渐缩小,2008 年至 2014 年间的均值差逐渐扩大,2018 年的均值差显著缩小,因此总体上社会适应健康指标的水平差距呈现出逐渐缩小的趋势。就主观健康指标而言,虽然 2008 年的均值差达到峰值,并且 2018 年的均值差相对 2014 年有所扩大,但总体上主观健康指标的水平差距呈现出下降趋势。同时,各项健康指标的均值差均为正数,这表明高龄老年人在各个年份的躯体健康、心理健康、社会适应健康、主观健康以及综合健康指标上比超高龄老年人具有优势。

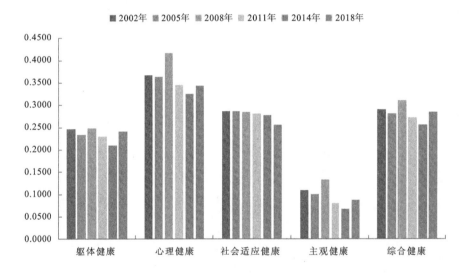

图 4-6　不同年份的健康指标年龄群组差值对比(低龄—超高龄)

从图 4-6 可以看出,从整体上看,低龄老年人与超高龄老年人在各项健康指标上的水平差距自 2002 年至 2018 年呈现出逐渐缩小的趋势。就躯体健康、心理健康、主观健康以及综合健康指标而言,2002 年至 2018 年间,2005 年的均值差相比于 2002 年有所缩小,2008 年略微扩大至峰值,随后均值差逐渐缩小至 2014 年的谷值,2018 年的均值差又略微回弹,但总体上躯体健康、心理健康、主观健康以及综合健康指标的水平差距还是呈现出缩小趋势。就社会适应健康指标而言,2002 年至 2018 年间,低龄老年人与超高龄老年人的社会适应健康指标均值差逐渐缩小,总体上社会适应健康指标的水平差距呈现出逐渐下降的趋势。

另外,从不同的群组差异中可以看出,均值差均为正数且群组之间的差异随年龄的增长而扩大,这表明年龄组越低的老年人在各个年份的躯体健康、心理健康、社会适应健康、主观健康以及综合健康指标中越具有优势。其中,低龄组老年人比高龄组老年人、超高龄组老年人在各项健康指标上占据优势,而高龄老年人比超高龄老年人在各项健康指标上占据优势。同时,随着年份的推移,低龄群组与高龄群组、超高龄群组之间的健康指标均值差均有不同程度的缩小。因此可以认为,低龄组老年人与高龄组老年人、超高龄组老年人的各项健康水平差异逐渐得到一定程度上的缓和,低龄组老年人与高龄组老年人、超高龄组老年人的健康水平逐渐趋于相近。这主要是由于低龄组老年人的健康水平下降,而高龄组老年人、超高龄组老年人健康水平上升导致的。而高龄组老年人与超高龄组老年人的各项健康指标未出现随时间而缩小的明显趋势,反而呈现出细微的上升趋势。因此可以认为,高龄组老年人与超高龄组老年人的各项健康水平差异存在一定程度的扩大趋势。这主要是高龄组老年人的健康指标随年份的上升幅度大于超高龄组老年人健康指标的上升幅度导致的。

第四节　不同职业群组的健康差异研究

本节通过构建职业群组的各项健康指标均值差与年份之间的柱形图与列联表,观察各群组类别在各项健康指标上的差距随时间推移而产生的变化。

表 4 - 4　职业群组的健康指标均值差变动

高社会地位 – 中社会地位差值	2002 年	2005 年	2008 年	2011 年	2014 年	2018 年
躯体健康指标	0.0323 ***	0.0222 ***	0.0221 ***	0.0096	0.0275	0.0142
心理健康指标	0.0770 ***	0.0798 ***	0.0655 ***	0.0494 ***	0.0579 ***	0.0694 ***

续表

高社会地位 – 中社会 地位差值	2002 年	2005 年	2008 年	2011 年	2014 年	2018 年
社会适应健康指标	0.1381***	0.1136***	0.0872***	0.0835***	0.0925***	0.0464***
主观健康指标	0.0715***	0.0481***	0.0314*	0.0518**	0.0952***	0.0264
综合健康指标	0.0621***	0.0546***	0.0457***	0.0341**	0.0485***	0.0367***

中社会地位 – 低社会地位差值	2002 年	2005 年	2008 年	2011 年	2014 年	2018 年
躯体健康指标	0.0327***	0.0250***	0.0218***	0.0072	–0.0028	–0.0077
心理健康指标	0.1072***	0.0995***	0.1220***	0.0810***	0.0632***	0.0681***
社会适应健康指标	0.0966***	0.1069***	0.0949***	0.0861***	0.0792***	0.0893***
主观健康指标	0.0487***	0.0345***	0.0586***	0.0593***	–0.0006	0.0540***
综合健康指标	0.0680***	0.0620***	0.0684***	0.0453***	0.0308***	0.0368***

高社会地位 – 低社会 地位差值	2002 年	2005 年	2008 年	2011 年	2014 年	2018 年
躯体健康指标	0.0650***	0.0472***	0.0439***	0.0169	0.0248*	0.0065
心理健康指标	0.1843***	0.1792***	0.1875***	0.1304***	0.1211***	0.1276***
社会适应健康指标	0.2347***	0.2205***	0.1821***	0.1697***	0.1718***	0.1357***
主观健康指标	0.1202***	0.0826***	0.0900***	0.1112***	0.0946***	0.0804***
综合健康指标	0.1301***	0.1167***	0.1141***	0.0794***	0.0793***	0.0735***

注:多分类变量使用的是方差分析中的 Tamhane's T2 方法。* 为 $p < 0.05$,** 为 $p < 0.01$,*** 为 $p < 0.001$。

根据表 4 – 3 可知各项健康指标的职业群组均值差以及职业群组均值的差异显著性情况。在高社会地位职业群组与中社会地位职业群组的各项健康指标均值差中,其最大差值基本分布在 2002 年与 2005 年。躯体健康、社会适应健康、综合健康指标的最大群组均值差在 2002 年;心理健康指标的最大群组均值差在 2005 年,主观健康指标的最大群组均值差在 2014 年,其最小差值均在 2011 年与 2018 年;躯体健康、心理健康以及综合健康指标的最小群组均值差在 2011 年;社会适应健康、主观健康指标的最小群组均值差在 2018 年。在中社会地位职业群组与低社会地位职业群组的各项健康指标均值差中,各项健康指标的最大群组均值差均分布在 2011 年及该年之前。躯体健康指标的最大群组均值差在 2002 年;心理健康、综合健康指标的最大群组均值差在 2008 年;社会适应健康指标的最大群组均值差在 2005 年;主观健康指标的最大群组均值差在 2011 年,其最小均值差均在 2014 年。在高社会地位职业群组与低社会地位职业群组的各项健康指标均值差中,心理健康指标的最大群组均值差在 2008 年,其余健康指标的最大群组均值差在 2002 年,其最小群组均值差均在 2014 年与 2018 年;心理健康指标的最小群组均值差在 2014 年,其余健康指标的最小群组均值差在 2018 年。

　　另外,三个比较组中最大的群组均值差为心理健康与社会适应健康指标,其中两组的最大均值差为社会适应健康指标;最小的群组均值差躯体健康与主观健康指标,其中两组的最小均值差为躯体健康。在所有群组均值差中,2002 年高社会地位职业群组与低社会地位职业群组的社会适应健康指标是均值差最大的健康指标,2014 年中社会地位职业群组与低社会地位职业群组的主观健康指标是均值差最小的健康指标。这表明我国不同职业群组老年人的健康差距主要表现为社会适应健康指标上的差异,而躯体健康水平在各职业群组上基本保持着一致性。就均值的差异显著性而言,高社会地位职业群组与中社会地位职业群组、中社会地位职业群组与低社会地位职业群组的均值差中,2011 年、2014 年与 2018 年的躯体健康指标不显著;高社会地位职业与低社会地位职业群组的均值差中,2011 年、2018 年的躯体健康指标不显著;2018 年的高社会地位职业与中社会地位职业的主观健康指标均值差不显著;其余年份的各项健康指标均在不同程度上存在显著性差异。

　　从图 4－7 可以看出,从整体上看,高社会地位职业老年人与中社会地位职业老年人在各项健康指标上的水平差距自 2002 年至 2018 年呈现出逐渐缩小的趋势。就躯体健康、综合健康指标而言,2002 年至 2011 年间,高社会地位职业老年人与中社会地位职业老年人的健康水平均值差逐渐缩小,2014 年又显著扩大,2018 年又显著缩小,总体上躯体健康、综合健康指标的水平差距呈现出逐渐缩小的趋势。就心理健康指标而言,2005 年的均值差相比于 2002 年有所扩大,2005 年至 2011 年间逐渐缩小,2011 年至 2018 年间又逐渐小幅度扩大,但总体上心理健康指标的水平差距呈现出下降趋势。就社会适应健康指标而言,2002 年至 2011 年间,高社会地位职业老年人与中社会地位职业老年人的健康水平均值差逐渐缩小,2014 年又略微扩大,2018 年又显著下降至谷值,总体上社会适应健康指标的水平差距呈现出逐渐缩小的趋势。就主观健康指标而言,2002 年至 2018 年间的均值差逐渐缩小,2008 年至 2014 年间的均值差又逐渐扩大,2018 年显著缩小至谷值,总体上主观健康指标的水平差距呈现出逐渐下降的趋势。

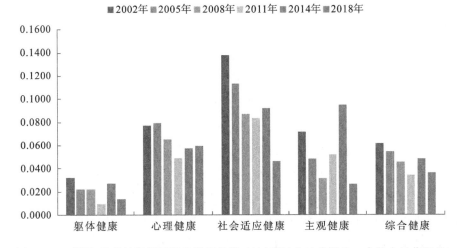

图 4-7 不同年份的健康指标职业群组差值对比(高社会地位职业—中社会地位职业)

从图 4-8 可以看出,中社会地位职业老年人与低社会地位职业老年人在各项健康指标上的水平差距从整体上看,自 2002 年至 2018 年呈现出逐渐缩小的趋势。就躯体健康指标而言,2002 年至 2014 年间的均值差逐渐下降,2018 年略微回升至 2011 年的水平,但总体上躯体健康指标的水平差距呈现出逐渐缩小的趋势。就心理健康指标而言,2002 年至 2014 年间,除 2008 年的均值差显著扩大至峰值外,其余年份的均值差逐年缩小,2018 年的均值差略微扩大,但总体上心理健康指标的水平差距呈现出逐渐缩小的趋势。就社会适应健康指标而言,2002 年至 2014 年间,除 2005 年的均值差显著扩大至峰值外,其余年份的均值差逐年缩小,2018 年的均值差略微扩大,但总体上社会适应健康的水平差距呈现出逐渐缩小的趋势。就主观健康指标而言,2005 年的均值差相比于 2002 年显著缩小,2008 年与 2014 年的均值差显著扩大,2014 年时又显著缩小并且几乎为 0,2018 年又显著扩大,总体上主观健康指标的水平差距呈现出波动变化的趋势。就综合健康指标而言,2002 年至 2014 年间,除 2008 年的均值差扩大为峰值外,其他年份的均值差逐渐缩小,2018 年的均值差略微回升,但总体上综合健康指标的水平差距呈现出逐渐缩小的趋势。

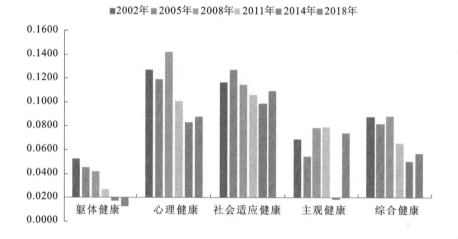

图 4 - 8　不同年份的健康指标职业群组差值对比(中社会地位职业—低社会地位职业)

从图 4 - 9 可以看出,高社会地位职业老年人与低社会地位职业老年人在各项健康指标上的水平差距从整体上看,自 2002 年至 2018 年呈现出逐渐缩小的趋势。就躯体健康指标而言,2002 年至 2018 年间,除 2014 年的均值差相比于 2011 年有所回升,其他年份的均值差逐渐缩小,总体上躯体健康指标的水平差距呈现出逐渐缩小的趋势。就心理健康指标而言,2002—2018 年间的均值差位于相似水平,总体上心理健康指标的水平差距呈现出下降趋势。就社会适应健康指标而言,2002 年至 2018 年间,2014 年的均值差相比于 2011 年有所提升,其他年份的均值差逐渐缩小,总体上社会适应健康指标的水平差距呈现出逐渐缩小的趋势。就主观健康指标而言,2005 年的均值差相比于 2002 年显著缩小,2005 年至 2011 年的均值差又逐渐扩大,2011 年至 2018 年间的均值差逐渐缩小,总体上主观健康指标的水平差距呈现出逐渐下降的趋势。就综合健康而言,2002 年至 2018 年间,高社会地位职业群组与低社会地位职业群组的均值差逐渐缩小,总体综合健康指标的水平差距呈现出逐渐下降的趋势。

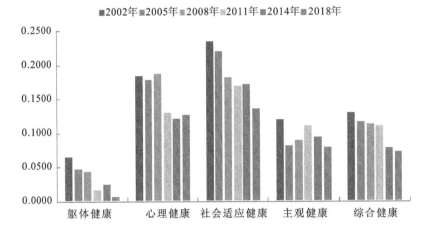

图 4 - 9　不同年份的健康指标职业群组差值对比(高社会地位职业—低社会地位职业)

　　另外,从不同的群组差异中可以看出,除中社会地位职业群组与低社会地位职业群组的 2014 年与 2018 年的躯体健康指标均值差、2014 年的主观健康指标均值差外,其余年份的各项健康指标均值差均为正数且群组之间的差异随职业地位的变化而扩大,这表明职业社会地位越高的老年人在各个年份的躯体健康、心理健康、社会适应健康、主观健康以及综合健康指标上越具有优势。其中,高社会地位职业老年人比中社会地位职业老年人、低社会地位职业老年人在各项健康指标上占据优势,中社会地位职业老年人比低社会地位职业老年人在各项健康指标上占据优势。同时,随着年份的推移,高社会地位职业群组与中社会地位职业群组、低社会地位职业群组之间的健康指标均值差均有不同程度的缩小。因此可以认为,高社会地位职业组老年人与中社会地位职业组老年人、低社会地位职业组老年人的各项健康水平差异逐渐得到一定程度上的缓和,高社会地位职业组老年人与中社会地位职业组老年人、低社会地位职业组老年人的健康水平逐渐趋于相近。这主要是由于高社会地位职业组老年人的部分健康指标水平下降,而中社会地位毕业组老年人、低社会地位职业组老年人各项健康指标水平上升导致的。而中社会地位职业组老年人与低社会地位职业组老年人只有心理健康、社会适应健康以及综合健康指标出现随时间而缩小的明显趋势,表明中社会地位职业组老年人与低社会地位职业组老年人只有心理健康、社会适应健康以及综合健康指标的水平差异逐渐得到一定程度的缓解,其部分健康指标水平逐渐趋于相近。而 2014 年、2018 年的躯体健康均值差以及 2014 年的主观健康指标均值差为负数,即 2014 年低社会地位职业老年人的躯体健康、综合健康水平要高于中社会地位职业老年人,2018 年低社会地位职业老年人的躯体健康水平要高于中社会地位职业老年人。这主要是由于低社会地位职业老年人 2014 年、2018 年的躯体健康水平显著提高,2014 年的主观健康水平显著提高,而中社会地位职业老年人的健康水平保持稳定甚至下降导致的。

第五章　社会经济地位研究数据与分析方法选择

第一节　研究数据

本章的数据来源为中国健康与营养追踪调查(CHNS)1989—2015 年共10 期的追踪数据。我们将每一期追踪数据作为截面数据使用,通过对截面数据的分析大体了解不同城乡、不同性别群体年龄与社会经济地位的相关关系及这种相关关系的变化情况。

社会经济地位是个人或群体在社会中所处的位置,反映了不同人群的社会阶层和地位,是收入水平、教育程度、职业状况、财富及居住地区等指标的综合反映。本书的分析变量及控制变量包括职业类型、最高学历、个人收入、年龄、性别、城乡这六个变量,因此我们选取了在所有这 6 个变量上都不存在缺失的样本作为分析样本,同时,因为本书主要关注年龄与社会经济地位的相关关系,考虑到劳动的参与情况,删去了小于 16 岁的个案。最终样本的分布情况如表 5 - 1 所示:

表 5 - 1　历年分年龄别样本分布情况

年份	16 - 60 岁	60—65 岁	65—70 岁	70 - 75 岁	75 岁以上	总计
1989	6319	292	155	81	35	6882
1991	6307	318	168	98	65	6956
1993	5773	291	184	90	54	6392
1997	5868	315	220	124	82	6609
2000	6068	344	271	149	102	6934
2004	4604	369	305	191	152	5621
2006	4312	396	330	215	161	5414

续表

年份	16－60 岁	60—65 岁	65—70 岁	70－75 岁	75 岁以上	总计
2009	4445	503	330	240	221	5739
2011	5760	803	467	340	293	7663
2015	4899	717	489	310	267	6682
总计	54355	4348	2919	1838	1432	64892

第二节 变量处理

本书的分析变量选择 CHNS 数据中的年龄、主要职业类型(Primary Occupation)、最高学历(Highest Education)及 CHNS 数据中的个人建构净收入(Total net individual income)[1]以及本书的另一个建构变量——社会经济地位,以城乡和性别作为主要控制变量。

社会经济地位主要通过职业类型、最高学历和个人建构净收入加总计算。由于 CHNS 原有问卷赋值并不符合中国的职业声望高低状况,因此对职业类型在剔除缺失值(包含其他)的基础上进行了重新赋值与计算,重新赋值参考了李春玲提出的中国职业声望等级排序表,根据职业类型新生成的变量为职业声望等级,对职业声望等级、最高学历和个人建构净收入进行标准化,并将个案在三个标准化变量上的值加总起来,形成社会经济地位这一变量。

第三节 主要分析方法

本章采取的主要分析方法是在城乡、性别、不同年龄段上对年龄与社会经济地位的相关关系进行分析,从而得出不同群体社会经济地位在不同情况下随年龄的变化趋势,同时分析构建社会经济地位的三要素,即职业声

---

① 该变量为 CHNS 数据库的建构变量,为每个个体在各类收入上的总和。详见 CHNS 官网关于个人收入变量建构的说明:https://www.cpc.unc.edu/projects/china/data/datasets/Individual%20Income%20Variable%20Construction.pdf

望、最高受教育程度和职业类型,与社会经济地位的相关性,以了解分城乡、性别在不同年代中,构建经济地位水平这一指标的三个要素,何者对其影响最大,从侧面了解这三个主要变量对社会经济地位的影响及其发生的变化。将 1989—2015 年数据分别进行分析后,我们将分析结果进行对比以得出1989—2015 年老年人社会经济地位的发展变化情况,并分性别、城乡讨论社会经济地位这一概念及其三要素的均值变迁。

城乡与性别变量易于处理,在此不再赘述,关于年龄的分组则需要额外说明一下。前面我们提到,考虑到部分青少年已经参与劳动,因此我们将分析的样本群体确定为 16 岁以上的人口,但同时,为了了解不同年龄阶段社会经济地位随年龄的变动情况,我们需要对所有样本进行年龄分组,从而在不同年龄组水平上进行比较。同时,我们主要的关注对象是老年人社会经济地位的变化情况及其影响因素,非老龄组的社会经济地位情况主要是作为对比组加入的,因此我们采取不等距分组的做法,老龄组组距相对较小,非老龄组组距相对较大,最终选定的组别为 20 岁以下(实际为 16—20 岁)、20—30 岁、30—40 岁、40—45 岁、50—55 岁、55—60 岁、60—65 岁、65—70岁、70 岁以上。而之所以从 50 岁开始即采取比较小的组距,在于我们考虑到老年人社会经济地位的变动不是一蹴而就的,必定存在一个变动过程,因此部分老年人可能在进入通常认定的老年人阶段(60 岁以上或 65 岁以上)之前,社会经济地位已经开始发生变动,因此对老年人社会经济地位变动的分析,必须从老龄前期开始。

基于城乡、性别、年龄组的不同,我们重点比较分析两类数据——年龄与社会经济地位的相关系数及社会经济地位与职业声望、最高学历、个人收入的相关系数。通过第一类数据,我们希望了解到不同年龄段,社会经济地位是随着年龄如何变化的,从而能够更好地理解老年人社会经济地位的变化;通过第二类数据,我们希望了解到不同年龄段,哪个因素对社会经济地位的影响更大。分析将从两个指标展开,一个指标是每个追踪年份的横向分析,另一个指标是历年追踪的纵向分析。

第六章　我国各群体社会经济
地位变迁的时序分析

自 1978 年实施改革开放政策以来,我国的经济发展取得了长足的进步。40 多年来,我国经济急速增长,从原本的贫困落后变成了世界上第二大经济体。

40 年的经济发展之路,中国克服了种种挑战,不断改革和探索,在技术和市场方面都取得了重大突破。2015 年提前完成联合国千年发展目标中"普及初等教育""降低儿童死亡率""改善产妇保健"等八项指标。进一步提高人口素质,实现从人口大国向人力资源强国的转变,实现人口与经济、社会、资源环境的协调和可持续发展。

第一节　改革开放初期各群体社会经济地位分布

在改革开放初始,我国采取了一些初步的改革措施。这些措施主要集中于农村地区,可以说,改革开放首先是从农村地区开始的。农村地区的改革开放,包括实行家庭承包经营、推行市场化改革等。当时城市就业制度的改革尚未触及,横断于城乡之间的户籍制度以及以此为基础建立起来的二元社会结构也仍不可撼动,农村剩余劳动力向城市迁移的大门仍然关闭着,农村劳动力向城市迁移的进程继续受到严格的控制。实行家庭联产承包责任制效果尤为显著,把农村大量隐性过剩的劳动力从土地上解放出来,形成了规模庞大、几乎可无限供给的农村剩余劳动力迁移的潜在资源,拉动了中国经济的发展。

表 6-1 1989 年分城乡、性别、年龄组的年龄与社会经济地位的相关系数

	城市		农村	
	男	女	男	女
20 岁以下	0.214 (55)	-0.086 (63)	0.186 (289)	0.019 (281)
20—30 岁	0.186** (404)	0.153** (376)	0.235** (807)	0.084** (814)
30—40 岁	-0.003 (386)	-0.048 (362)	-0.079* (822)	-0.113** (786)
40—50 岁	0.035 (211)	-0.01 (207)	-0.018 (579)	-0.099* (528)
50—55 岁	-0.121 (102)	-0.167 (103)	0.147 (176)	-0.11 (182)
55—60 岁	-0.054 (124)	-0.13 (104)	-0.052 (150)	-0.083 (122)
60—65 岁	-0.17 (109)	0.209 (74)	0 (119)	-0.056 (98)
65—70 岁	-0.128 (58)	-0.174 (42)	-0.126 (62)	0.217 (43)
70 岁以上	-0.226 (57)	-0.319 (35)	-0.176 (51)	-0.215 (44)
总体	-0.102 (1506)	-0.358 (1366)	-0.13 (3055)	-0.295 (2898)
	-0.202** (2872)		-0.188** (5953)	

注：* 在 0.5 的显著性水平统计检验显著；** 在 0.05 的显著性水平下统计检验显著 括号内的数值为不同分组下的个案频次。

表 6-1 为 CHNS 于 1989 年调查所得分城乡、性别、年龄组的年龄因素与社会经济地位的相关系数表。我们从统计检验显著的相关系数开始讨论,首先可以看到,不论城市还是农村,年龄因素与社会经济地位呈现明显

的负相关关系,年龄越大社会经济地位越低,并存在显著的城乡差异,即在城市的相关性要高于在农村。其次能够注意到的是,不分城乡、性别,20—30岁年龄组的年龄因素均与社会经济地位呈现显著的正相关关系,而进入30—40岁之后,这种正相关关系全部消失,在农村甚至出现了显著的负相关关系,对于农村女性来说,这种显著的负相关关系一直持续到了40—45岁组。这意味着,从30岁开始,随着年龄的增长,个人的社会经济地位可能开始降低,这一过程在城市人口中的影响较小,而在农村,尤其对农村女性的影响较大。

为了更加明确地了解哪些因素对社会经济地位影响力更大,我们分城乡、性别比较了最高学历、职业声望、个人收入等因素与个人社会经济地位的相关系数,如表6-2所示。由于社会经济地位这一变量本身是由个人收入、最高学历、职业声望这三个值加总构建起来的,因此从统计角度来说,这三个变量与社会经济地位均存在显著性相关,故而在表中不再标注显著性相关,我们在这里主要关注的是相关系数的变化情况,之后历年的数据均采用该方法。

从表6-2中我们可以看到,总体上职业声望与社会经济地位的相关系数在城乡之间差距最大,说明相对于农村,城市中职业声望对个体社会经济地位的影响更为明显,原因可能在于城市职业分化程度高、大量单位和单位制的存在。最高学历和个人收入的影响方面似乎不存在太大的城乡差异。

表6-2 1989年分城乡、性别比较最高学历、职业声望、
个人收入与社会经济地位的相关系数

		最高学历	职业声望	个人收入
城市		0.723	0.739	0.723
		(0.4101)	(0.6080)	(0.1012)
	男	0.539	0.756	0.716
		(0.1929)	(0.5243)	(0.8435)
	女	0.694	0.747	0.53
		(0.2842)	(0.3482)	(0.0001)

续表

	最高学历	职业声望	个人收入
农村	0.724	0.688	0.724
	(−0.1979)	(−0.2933)	(−0.0488)
男	0.676	0.687	0.653
	(−0.0309)	(−0.1889)	(0.0540)
女	0.766	0.670	0.585
	(−0.3738)	(−0.4033)	(−0.1573)

注:括号内为该群体在对应变量上的平均值。

分城乡不同性别来看,该年所得数据中最高学历与社会经济地位相关性差异最大。从表6-2中我们可以看到,农村女性和城市男性这两个群体学历水平与其社会经济地位的相关性高于城市女性和农村男性。我们猜测,出现这种情况的原因,主要在于城市男性受教育程度较高和社会经济地位较高的个案较多,而农村女性受教育程度较低和社会经济地位较低的个案较多,这两类群体的最高学历与社会经济地位的相关性都高,但相关模式却存在差异。我们对比了不同群体的最高学历均值,发现最高学历均值从高到低依次为城市男性、城市女性、农村男性、农村女性,且均值的独立样本T检验均为显著。这样的结果也从侧面印证了我们的猜测。另一个比较明显的差异,是相对于农村女性,农村男性的个人收入与社会经济地位的相关性更强,这与农村男性当家而女性较少承担家庭经济职责有关。

表6-3 1991年分城乡、性别、年龄组的年龄与社会经济地位的相关系数

	城市		农村	
	男	女	男	女
20岁以下	−0.262	0.283	0.132*	0.171**
	(45)	(44)	(276)	(273)
20—30岁	0.247**	0.169**	0.206**	0.149**
	(346)	(360)	(861)	(845)

续表

	城市		农村	
	男	女	男	女
30—40 岁	0.052 (352)	-0.111** (342)	-0.146* (760)	-0.106** (751)
40—50 岁	0.055 (229)	0.02 (191)	-0.022 (643)	-0.072 (598)
50—55 岁	0.2 (89)	-0.026 (84)	-0.106 (208)	-0.074 (169)
55—60 岁	-0.051 (121)	-0.315** (102)	0.069 (158)	-0.108 (150)
60—65 岁	-0.071 (106)	-0.226 (65)	0.101 (130)	-0.011 (98)
65—70 岁	-0.07 (66)	0.179 (29)	-0.088 (69)	-0.058 (49)
70 岁以上	-0.265* (62)	-0.221 (29)	-0.129 (56)	-0.106 (59)
总体	-0.092** (1416)	-0.24** (1228)	-0.107** (3161)	-0.276** (2992)
	-0.132** (2644)		-0.186** (6153)	

注:* 在 0.5 的显著性水平统计检验显著;** 在 0.05 的显著性水平下统计检验显著;括号内的数值为不同分组下的个案频次。

表 6-3 为 CHNS 于 1991 年调查所得分城乡、性别、年龄组的年龄与社会经济地位的相关系数表。首先,与 1989 年结论一致的是,不论城市还是农村,年龄与社会经济地位存在显著的负相关关系,即年龄越大,社会经济地位趋向降低;不同的是,这一相关性的大小在 1989 年表现为城市大于农村,而在 1991 年则表现为农村大于城市。另一点值得注意的是,在 1989 年,城市男性、城市女性、农村男性、农村女性四类群体的年龄与社会经济地位的相关性本不显著,但在 1991 年却变得显著起来,虽然没有证据能够说明

这种显著的变化是抽样误差导致的还是确实发生的。但是一致的是 1989 年和 1991 年的相关系数都表明,不论是城市还是农村,女性的年龄与其社会经济地位的相关性都大于男性。

与 1989 年类似,在 20—30 岁组,年龄与社会经济地位呈现了显著的正相关关系,这种关系在 30—40 岁组发生了变化:除城市男性外,相关关系都由显著的正相关转变为显著的负相关,城市男性虽然样本上仍然保持正相关关系,但这一关系已不具有显著性。

表 6 - 4　1991 年分城乡、性别最高学历、职业声望、个人收入与社会经济地位的相关系数

		最高学历	职业声望	个人收入
城市		0.755	0.817	0.501
		(0.4293)	(0.6830)	(0.1822)
	男	0.727	0.808	0.49
		(0.5257)	(0.8858)	(0.3078)
	女	0.793	0.816	0.482
		(0.3182)	(0.4492)	(0.0374)
农村		0.698	0.704	0.701
		(−0.1845)	(−0.2935)	(−0.0783)
	男	0.646	0.708	0.722
		(−0.0048)	(−0.1931)	(0.0235)
	女	0.745	0.681	0.655
		(−0.3743)	(−0.3996)	(−0.1859)

注:括号内为该群体在对应变量上的平均值。

表 6 - 4 为该年分城乡、性别的最高学历、职业声望、个人收入与社会经济地位的相关系数表。总体上看,与 1989 年呈现明显区别的是,无论是在最高学历、职业声望还是个人收入上,城乡都开始出现明显的差异,城市中最高学历、职业声望与社会经济地位的相关性更强,而在农村,个人收入与社会经济地位的相关性更强。

分城乡不同性别来看,与 1989 年相似,最高学历对社会经济地位的影响在不同性别之间差异最大。不同的是,1991 年最高学历与社会经济地位

相关性最强的是城市女性群体。我们同样对分城乡、分性别四类群体的最高学历进行了平均值检验,发现城市男性仍然是平均受教育程度最高的群体,因此对这种相关性的转变,可以认为是教育的发展开始对提升女性社会经济地位产生影响的表现。不过与 1989 年相同,农村女性仍然是平均受教育水平最低的群体,低学历与低社会经济地位依旧是农村女性在这一数据上呈现高相关性的主要原因。

第二节　市场经济成型期各群体社会经济地位分布

在这个时期,中国政府步入了朝着市场经济体系转型的阶段。国家进一步扩大了市场的开放,实行了更广泛的经济自由化政策。1993 年至 1996 年,中国国内的外贸规模快速扩张,累计增长达到了近 200%。

同时,国有企业开始进行深度改革,推行股份制改革,让企业更注重竞争力和利润,吸引了更多私营企业进入中国市场。此时的中国已经成为世界上最大的生产国、全球工业生产的中心。

表 6-5　1993 年分城乡、性别、年龄组的年龄与社会经济地位的相关系数

	城市		农村	
	男	女	男	女
20 岁以下	0.447 (17)	0.119 (28)	0.253** (222)	0.089 (219)
20—30 岁	0.183** (255)	0.116 (238)	0.031 (787)	0.023 (706)
30—40 岁	-0.061 (296)	-0.066** (310)	-0.127** (733)	-0.19** (734)
40—50 岁	0.02 (225)	-0.044 (192)	-0.036 (676)	-0.043 (645)
50—55 岁	0.097 (74)	0.077 (64)	-0.101 (214)	0.01 (171)

	城市		农村	
	男	女	男	女
55—60 岁	−0.275** (93)	−0.177 (85)	−0.053 (152)	−0.023 (149)
60—65 岁	−0.037 (90)	0.028 (62)	−0.052 (132)	−0.063 (97)
65—70 岁	−0.11 (65)	0.111 (33)	0.06 (87)	−0.107 (70)
70 岁以上	−0.084 (55)	−0.265 (39)	−0.265 (45)	−0.277 (44)
总体	−0.09** (1170)	−0.294** (1051)	−0.165** (3048)	−0.325** (2835)
	−0.166** (2221)		−0.224** (5883)	

注：** 在 0.05 的显著性水平下统计检验显著；括号内的数值为不同分组下的个案频次。

表 6 – 5 为 CHNS 于 1993 年调查所得分城乡、性别、年龄组的年龄与社会经济地位的相关系数表。与前两期一致的结论是，年龄与社会经济地位存在显著的负相关关系，在相关度上，1993 年与 1991 年的数据一致，农村的相关性要大于城市。而在分城乡、分性别的四类群体上，这种年龄与社会经济地位的负相关关系也是显著的，同时，与前两期一致，女性的年龄与其社会经济地位的相关性更大。

与前两期不同的是，除城市男性外，1993 年，20—30 岁其他群体年龄组与社会经济地位的正相关关系虽然仍然存在，但却不具有显著性；一致的是，30—40 岁年龄段，年龄与社会经济地位开始呈现显著的负相关关系。

表 6 - 6　1993 年分城乡、性别最高学历、职业声望、个人收入与
社会经济地位的相关系数

		最高学历	职业声望	个人收入
城市		0.727 (0.4649)	0.741 (0.6487)	0.57 (0.2492)
	男	0.726 (0.5876)	0.775 (0.8732)	0.53 (0.3307)
	女	0.72 (0.3283)	0.677 (0.3987)	0.611 (0.1585)
农村		0.732 (−0.1755)	0.734 (−0.2449)	0.648 (−0.0941)
	男	0.678 (0.0107)	0.753 (−0.1332)	0.666 (−0.0187)
	女	0.781 (−0.3758)	0.684 (−0.3649)	0.612 (−0.1751)

注:括号内为该群体在对应变量上的平均值。

表 6 - 6 为该年分城乡、性别的最高学历、职业声望、个人收入与社会经济地位的相关系数表。总体上看,与 1991 年数据一致的是,城市居民的职业声望与其社会经济地位相关性大于农村居民,农村居民的个体收入与其社会经济地位的相关性大于城市居民。而最高学历与社会经济地位的相关关系,1989 年差距极小,1991 年城市大于农村,1993 年农村大于城市,目前尚无法看出稳定的变化趋势。

从分城乡不同性别来看,与前两期调查后得出的结论一致的是,在最高学历与社会经济地位的相关性上,农村女性仍然是相关性最强的群体,均值检验的结果也与前两年一致,农村女性的低学历与低社会经济地位仍然是这种相关性的主要原因;表现出的变化是,城市女性与城市男性在最高学历与社会经济地位上的相关性水平差异变小,而职业声望、个人收入与社会经济地位的相关性差异变大——城市男性的职业声望与其社会经济地位的相关性更大,而城市女性的个人收入与其社会经济地位的相关性更大。农村

维持着男性当家模式带来的数据特征,表现为职业声望和个人收入与其社会经济地位的相关性均是农村男性大于农村女性。

表6-7 1997年分城乡、性别、年龄组的年龄与社会经济地位的相关系数

	城市		农村	
	男	女	男	女
20岁以下	-0.052	0.272	0.188[*]	0.194[*]
	(20)	(20)	(159)	(148)
20—30岁	0.074	0.023	0.022	-0.041
	(223)	(246)	(766)	(658)
30—40岁	0.038	0.06	0.097[*]	-0.013
	(306)	(297)	(669)	(657)
40—50岁	-0.069	-0.085	-0.072[*]	-0.14[**]
	(292)	(242)	(757)	(707)
50—55岁	-0.192	-0.087	0.038	-0.062
	(83)	(37)	(282)	(230)
55—60岁	0.112	0.023	-0.193[*]	0.045
	(62)	(22)	(173)	(135)
60—65岁	-0.403[**]	0.275	-0.077	0.149
	(28)	(20)	(114)	(108)
65—70岁	-0.14	0.794	-0.215	0.03
	(14)	(6)	(82)	(52)
70岁以上	0.041	-0.464	-0.159	-0.171
	(13)	(11)	(45)	(43)
总体	0.009	-0.207[**]	-0.178[**]	-0.37[**]
	(1041)	(901)	(3047)	(2738)
	-0.064[**] (1942)		-0.245[**] (5785)	

注:[*]在0.5的显著性水平统计检验显著;[**]在0.05的显著性水平下统计检验显著;括号内的数值为不同分组下的个案频次。

表6-7为CHNS于1997年调查所得分城乡、性别、年龄组的年龄与社

会经济地位的相关系数表。我们可以看到,与前三期数据一致的是年龄与社会经济地位的显著负相关关系,且农村的相关性大于城市。分城乡、分性别来看,城市女性、农村男性和农村女性分别存在的这种负相关关系仍然存在且显著,城市男性的年龄与社会经济地位的相关性则不再显著且转为正向相关。与前三期一致的是,女性的年龄与其社会经济地位的相关性更大。

　　另外一个需要注意到的变化是,与前三期 20—30 岁组年龄因素与社会经济地位呈较为明显的正相关关系不同,一方面在 1997 年的数据中,20—30 岁组中年龄因素与社会经济地位的相关关系均不显著,但除了农村女性外,其他三类群体仍然存在正向相关关系,且这种正向关系延续了到 30—40 岁组;另一方面,年龄与社会经济地位的相关关系出现转变的年龄组则推移到了 40—45 岁组。在 40—45 岁组,农村女性群体中的负相关性由原有的不显著变为显著,而其他三类群体则是从正相关向负相关转变。

表 6-8　1997 年分城乡、性别最高学历、职业声望、个人收入与社会经济地位的相关系数

		最高学历	职业声望	个人收入
城市		0.732	0.72	0.551
		(0.7255)	(0.8037)	(0.3517)
	男	0.714	0.753	0.549
		(0.7929)	(0.9859)	(0.4683)
	女	0.755	0.744	0.539
		(0.6477)	(0.5931)	(0.2170)
农村		0.726	0.756	0.712
		(-0.2436)	(-0.2698)	(-0.1181)
	男	0.668	0.73	0.722
		(-0.0634)	(-0.1677)	(-0.0054)
	女	0.784	0.69	0.679
		(-0.4440)	(-0.3833)	(-0.2434)

注:括号内为该群体在对应变量上的平均值。

　　表 6-8 为该年分城乡、性别的最高学历、职业声望、个人收入与社会经济地位的相关系数表。总体上看,与 1991、1993 年数据一致的是,农村个人

收入与社会经济地位的相关性要大于城市。不同的是,农村在职业声望与社会经济地位的相关性上也开始大于城市。为了了解这一变化的原因,我们对比了城市与农村的职业声望均值,发现城市的职业声望均值远大于农村且 T 检验显著,因此我们认为农村职业声望和社会经济地位相关性增强的主要原因是城乡差距的扩大,这一变化导致农村低职业声望与低社会经济地位的相关性增强。

分城乡不同性别来看,与前三期调查得出的一致结论是,农村女性的最高学历与社会经济地位的相关性最强,均值检验结果也与前三期一致。在职业声望和个人收入方面,农村则仍然延续着男性当家的数据模式。

第三节 城市化发展期各群体社会经济地位分布

在本阶段,中国开始着力发展城市化和工业化。同时,中国进一步拓展开放市场,吸引了大量的外国企业直接投资进入。中国的 GDP 也在这一阶段从三万亿美元增长到了十万亿美元。

在这一阶段,改革开放也已由农村发展到城市,城市的保障就业或安置就业制度开始受到冲击,劳动力市场的初步建立,快速的城市建设和经济发展,已创造并提供了农村劳动力入迁、就业的竞争机会和空间容量,使农村剩余劳动力向城市迁移、就业成为可能。

表 6-9 2000 年分城乡、性别、年龄组的年龄与社会经济地位的相关系数

	城市		农村	
	男	女	男	女
20 岁以下	0.278 (13)	0.739** (14)	0.173* (160)	0.273** (134)
20—30 岁	0.013 (177)	-0.059 (174)	0.014 (691)	-0.215** (569)
30—40 岁	0.09 (326)	-0.032 (302)	0.087* (772)	0.084* (724)
40—50 岁	-0.001 (317)	-0.005 (238)	-0.108* (765)	-0.173** (752)

续表

	城市		农村	
	男	女	男	女
50—55 岁	0.048 (83)	-0.03 (43)	-0.097 (345)	-0.063 (276)
55—60 岁	-0.052 (54)	-0.425 (18)	-0.096 (211)	-0.203* (157)
60—65 岁	-0.033 (25)	-0.176 (9)	-0.06 (123)	-0.093 (114)
65—70 岁	-0.22 (12)	-0.267 (14)	-0.229 (71)	-0.019 (60)
70 岁以上	-0.091 (10)	-1** (2)	-0.149 (58)	-0.038 (41)
总体	0.029 (1017)	-0.161** (814)	-0.188** (3196)	-0.376** (2827)
	-0.033(1831)		-0.258**(6023)	

注: * 在0.5 的显著性水平统计检验显著; ** 在0.05 的显著性水平下统计显著; 括号内的数值为不同分组下的个案频次。

表6-9 为CHNS 于2000 年调查所得分城乡、性别、年龄组的年龄与社会经济地位的相关系数表。分城乡来看, 与前四期一致的是农村人口中年龄与社会经济地位呈显著负相关关系, 但是这一情况在城市却发生了改变, 表现为虽然年龄与社会经济地位的负相关关系仍然存在, 但在统计上却不再显著。就相关性来看, 农村的相关性依然大于城市。分城乡、性别来看, 与前四期数据一贯的是, 城市女性、农村男性、农村女性的年龄与其社会经济地位的显著负相关, 城市男性的年龄与其社会经济地位除保持正相关外, 相关性略微提高。

另外, 在20—30 岁年龄组中, 对城市男性与农村男性来说, 年龄与社会经济地位的相关性相对于1997 年略有降低; 对城市女性来说, 则从1997 年的正相关转为2000 年的负相关; 对农村女性来说, 仍然保持1997 年的负相关, 在相关性增强的基础上由不显著变为显著。与1997 年数据较为一致的是,四类群体的年龄与社会经济地位的相关性发生转变的年龄组,仍然为40—45 岁组。

表 6 - 10　2000 年分城乡、性别最高学历、职业声望、个人收入与社会经济地位的相关系数

		最高学历	职业声望	个人收入
城市		0.718	0.746	0.644
		(0.8151)	(0.8337)	(0.4728)
	男	0.671	0.714	0.682
		(0.8594)	(0.9469)	(0.6033)
	女	0.786	0.786	0.567
		(0.7598)	(0.6921)	(0.3097)
农村		0.755	0.778	0.707
		(−0.2478)	(−0.2534)	(−0.1437)
	男	0.692	0.782	0.744
		(−0.0920)	(−0.1677)	(−0.0390)
	女	0.83	0.765	0.62
		(−0.4239)	(−0.3503)	(−0.2622)

注:括号内为该群体在对应变量上的平均值。

表 6 - 10 为该年分城乡、性别的最高学历、职业声望、个人收入与社会经济地位的相关系数。总体上看,与前四期数据一致的是,个人收入与社会经济地位的相关性在农村更加明显。同时,与 1997 年数据一致,农村的职业声望与社会经济地位的相关性也高于城市。

分城乡不同性别来看,与前四期数据一致的是,农村女性的最高学历与社会经济地位相关性最强,原因不再赘述。农村男性当家的模式在该年依然存在。

表 6 - 11　2004 年分城乡、性别、年龄组的年龄与社会经济地位的相关系数

	城市		农村	
	男	女	男	女
20 岁以下	−0.996	0.006	0.132	0.165
	(3)	(6)	(30)	(35)

续表

	城市		农村	
	男	女	男	女
20—30 岁	− 0.003 (87)	0.128 (89)	0.091 (270)	0.002 (222)
30—40 岁	− 0.069 (179)	− 0.123 (173)	− 0.115* (432)	− 0.124** (435)
40—50 岁	− 0.014 (234)	− 0.144* (198)	− 0.052 (500)	− 0.206** (499)
50—55 岁	0.032 (96)	0.135 (56)	0.031 (289)	− 0.063 (220)
55—60 岁	0.072 (44)	− 0.01 (21)	0.007 (195)	0.114 (145)
60—65 岁	0.067 (12)	0.527 (4)	− 0.042 (111)	− 0.158 (79)
65—70 岁	− 0.345 (7)	− 0.026 (3)	0.005 (60)	− 0.287* (52)
70 岁以上	1** (2)	0.569 (3)	− 0.194 (47)	0.157 (25)
总体	0.03 (664)	− 0.111** (553)	− 0.231** (1934)	− 0.386** (1712)
	− 0.019(1217)		− 0.274**(3646)	

注：* 在 0.5 的显著性水平统计检验显著；** 在 0.05 在显著性水平下统计检验显著；括号内的数值为不同分组下的个案频次。

表 6 - 11 为 CHNS 于 2004 年调查所得分城乡、性别、年龄组的年龄与社会经济地位的相关系数表。分城乡来看，与前五期一致的是农村人口中年龄与社会经济地位的显著负相关关系。与 2000 年的数据类似，城市人口中年龄与社会经济地位虽然是负相关关系，但统计上并不显著。分城乡、性别来看，与前五期数据一贯的是，城市女性、农村男性、农村女性群体均存在年

龄与社会经济地位的显著负相关,且从相关性上来看,农村女性相关性最强,农村男性其次,城市女性相关性最弱。城市男性的年龄与其社会经济地位仍保持微弱相关。

值得注意的是,在城市男性中,20—30 岁组、30—40 岁组、40—45 岁组,年龄与其社会经济地位均为不显著的负相关关系。这在一定程度上表明,在城市男性群体中,年龄与社会经济地位的相关性模式发生了较大的变化。结合前五期的数据,我们可以发现,城市男性群体中,年龄与社会经济地位的相关关系经历了一个从较强的负相关向相关性减弱的过程,而究竟这一变化代表了什么,我们在对数据进行纵向分析的时候再做判断。

表 6 - 12　2004 年分城乡、性别最高学历、职业声望、个人收入与社会经济地位的相关系数

		最高学历	职业声望	个人收入
城市		0.742 (0.8173)	0.775 (0.8293)	0.687 (0.5000)
	男	0.702 (0.8527)	0.768 (0.9260)	0.697 (0.6113)
	女	0.794 (0.7749)	0.778 (0.7131)	0.669 (0.3663)
农村		0.769 (−0.2728)	0.776 (−0.2768)	0.725 (−0.1669)
	男	0.714 (−0.1003)	0.776 (−0.1690)	0.749 (−0.0673)
	女	0.838 (−0.4677)	0.763 (−0.3987)	0.673 (−0.2794)

注:括号内为该群体在对应变量上的平均值。

表 6 - 12 为该年分城乡、性别的最高学历、职业声望、个人收入与社会经济地位的相关系数表。总体上看,与前五期数据一致的是,个人收入与社会经济地位的相关性在农村更加明显。与 2000 年的数据相比,职业声望与社会经济地位的相关性在城乡之间的差距缩小了。

分城乡不同性别来看,农村女性的最高学历与社会经济地位的相关性

更强,农村男性当家的模式也依然存在。

表6-13　2006年分城乡、性别、年龄组的年龄与社会经济地位的相关系数

	城市		农村	
	男	女	男	女
20岁以下	0.14 (5)	—— (0)	0.265 (36)	0.045 (24)
20—30岁	0.219 (65)	0.312** (75)	-0.048 (188)	-0.033 (179)
30—40岁	0.014 (159)	-0.183* (168)	0 (457)	-0.189** (452)
40—50岁	0.045 (255)	-0.036 (203)	0.017 (543)	-0.081 (518)
50—55岁	-0.095 (124)	-0.008 (66)	-0.017 (307)	-0.075 (251)
55—60岁	-0.004 (55)	-0.558 (10)	-0.104 (225)	-0.114 (165)
60—65岁	-0.245 (20)	-0.258 (6)	-0.139 (132)	-0.111 (83)
65—70岁	-0.183 (4)	1 (2)	-0.161 (77)	-0.068 (57)
70岁以上	-0.806 (4)	0.439 (3)	-0.091 (55)	-0.216 (34)
总体	-0.036 (691)	-0.031 (533)	-0.288** (2020)	-0.43** (1763)
	0.022(1224)		-0.327**(3783)	

注:* 在0.5的显著性水平统计检验显著;** 在0.05的显著性水平下统计检验显著;括号内的数值为不同分组下的个案频次。

表6-13为CHNS于2006年调查所得分城乡、性别、年龄组的年龄与社会经济地位的相关系数表。分城乡来看,与前六期数据一致,农村人口中年

龄因素与社会经济地位呈显著负相关关系。城市人口中年龄与社会经济地位则开始呈现微弱的正相关关系,同样仍不显著。分城乡、性别来看,农村男性、农村女性的年龄与社会经济地位的负相关关系与前六期数据一致,仍然呈显著的负相关关系,城市女性的年龄与社会经济地位的负相关显著性消失,但仍然存在微弱的负相关,城市男性也由不显著的微弱正相关转变为不显著的微弱负相关。

在城市男性中,20—30岁组、30—40岁组、40—45岁组均存在不显著的正相关关系,这与2004年的数据存在差异。城市女性则在20—30岁组呈现显著的正相关,30—40岁组呈现显著的负相关,这一变化模式与1989年、1991年、1993年一致,与2004年的数据也有相似之处。排除抽样误差导致的差异,这说明在1997年、2000年,女性这一年龄段的年龄因素与社会经济地位的关系发生了较大变化。我们在纵向数据分析时再作探究。

表6-14 2006年分城乡、性别最高学历、职业声望、个人收入与社会经济地位的相关系数

		最高学历	职业声望	个人收入
城市		0.721	0.727	0.712
		(0.8227)	(0.8310)	(0.3982)
	男	0.693	0.683	0.744
		(0.8251)	(0.9460)	(0.5252)
	女	0.783	0.792	0.647
		(0.8195)	(0.6820)	(0.2335)
农村		0.795	0.784	0.691
		(−0.2662)	(−0.2689)	(−0.1288)
	男	0.738	0.783	0.71
		(−0.1070)	(−0.1765)	(−0.0320)
	女	0.861	0.782	0.642
		(−0.4485)	(−0.3748)	(−0.2398)

注:括号内为该群体在对应变量上的平均值。

表6-14为该年分城乡、性别的最高学历、职业声望、个人收入与社会经济地位的相关系数表。与前六期数据不同的是,个人收入与社会经济地

位的相关性在农村相对下降,而在城市有所上升。

分城乡不同性别来看,农村女性的最高学历与社会经济地位的相关性仍然有增强趋势。农村男性当家模式也似乎受到了冲击,在职业声望上与社会经济地位的相关性上,农村女性与男性的差异很小。城市女性在最高学历、职业声望上与社会经济地位的相关性更加明显,这可能与逐渐形成了职业分割有关,这种差异我们在纵向数据分析中能看得更为清晰。

第四节　经济结构调整期各群体社会经济地位分布

在本阶段,中国着重调整经济结构,加大了对高端技术和研发的投资,发展了更加透明和有效的市场机制。中国还加强了金融体系的改革,尤其是金融体系对经济实体的支持作用。

同时,在这个阶段各级政府先后出台了一些政策规定,对农村劳动力向城镇的迁移流动实行了一定的控制和管理,在一定程度上缓和了农村劳动力向城市迁移流动过快增长的趋势,因而使这一阶段农村劳动力的迁移流动基本保持稳定发展、渐趋增强的趋势。

表 6-15　2009 年分城乡、性别、年龄组的年龄与社会经济地位的相关系数

	城市		农村	
	男	女	男	女
20 岁以下	0.14 (6)	-0.11 (4)	0.3 (24)	0.377 (22)
20—30 岁	0.219 (71)	0.187 (81)	0.003 (220)	0.043 (193)
30—40 岁	0.014 (174)	-0.069 (159)	-0.102* (457)	-0.129* (393)
40—50 岁	0.045 (277)	0.031 (233)	0.106* (573)	-0.005 (567)
50—55 岁	-0.095 (128)	-0.036 (65)	-0.06 (287)	-0.119 (228)

续表

	城市		农村	
	男	女	男	女
55—60 岁	−0.004 (87)	−0.284 (25)	−0.008 (286)	−0.035 (194)
60—65 岁	−0.245 (19)	−0.024 (12)	−0.232* (173)	0.013 (149)
65—70 岁	−0.183 (11)	−0.013 (4)	−0.042 (93)	−0.201 (65)
70 岁以上	−0.806 (5)	—— (1)	−0.054 (62)	−0.162 (41)
总体	−0.036 (778)	−0.136** (584)	−0.248** (2175)	−0.432** (1852)
	−0.059* (1362)		−0.313** (4027)	

注:* 在 0.5 的显著性水平统计检验显著;** 在 0.005 的显著性水平下统计检验显著;括号内的数值为不同分组下的个案频次。

表6-15 为 CHNS 于 2009 年调查所得分城乡、性别、年龄组的年龄与社会经济地位的相关系数表。分城乡来看,与前七期数据一致,在农村人口中年龄与社会经济地位呈显著负相关关系,城市人口中年龄与社会经济地位的负相关关系也重新变得显著,但相关性仍小于农村。分城乡、性别来看,城市女性的年龄与社会经济地位的负相关重新变得显著,农村男性和女性身上体现的相关性保持显著并有增加的趋势。城市男性则呈现不显著的负相关关系。

与 2006 年数据一致,20—30 岁组、30—40 岁组、40—45 岁组,城市男性的年龄与社会经济地位呈现不显著的正相关关系,从 50 岁开始呈现不显著的负相关关系。而城市女性、农村男性的变化则略微复杂:20—30 岁组为不显著的正相关,30—40 岁组则又变为负相关,且农村男性所表现出的这一负相关是显著的,40—45 岁组重新变为正相关,农村男性所表现出的正相关同样是显著的。农村女性的变化则比较简单,从 30 岁以后,年龄与社会经济地位基本均为负相关关系。

表 6 - 16　2009 年分城乡、性别最高学历、职业声望、个人收入与社会经济地位的相关系数

		最高学历	职业声望	个人收入
城市		0.718 (0.7940)	0.768 (0.7489)	0.659 (0.2780)
	男	0.705 (0.7873)	0.77 (0.8477)	0.67 (0.3898)
	女	0.749 (0.8029)	0.759 (0.6172)	0.633 (0.1289)
农村		0.774 (-0.2685)	0.758 (-0.2533)	0.639 (-0.0940)
	男	0.705 (-0.1451)	0.733 (-0.1660)	0.677 (-0.0275)
	女	0.86 (-0.4135)	0.799 (-0.3558)	0.578 (-0.1721)

注:括号内为该群体在对应变量上的平均值。

　　表 6 - 16 为该年分城乡、性别的最高学历、职业声望、个人收入与社会经济地位的相关系数表。分城乡来看,不论是城市还是农村,个人收入与社会经济地位的相关性均有降低,最高学历、职业声望与社会经济地位的相关性更强。

　　分城乡、分性别来看,最明显的变化是,城市女性在最高学历均值上首次超过城市男性,而学历与其社会经济地位的相关性也仍然高于城市男性。其次,农村女性的职业声望与社会经济地位的相关性开始高于农村男性,与前三期数据比较,农村女性的职业声望是逐渐上升的,因此这种相关性的变化可能与农村女性越来越多地参与劳动有关,之前分析中持续表现出的农村男性当家的模式可能发生了变动。

表 6 - 17　2011 年分城乡、性别、年龄组的年龄与社会经济地位的相关系数

	城市		农村	
	男	女	男	女
20 岁以下	0.087 (4)	—— (0)	0.364 (12)	- 0.189 (7)
20—30 岁	0.07 (158)	0.203 ** (188)	0.198 ** (216)	- 0.089 (204)
30—40 岁	- 0.148 (308)	- 0.099 (344)	- 0.134 ** (401)	- 0.226 ** (402)
40—50 岁	- 0.053 (462)	- 0.073 (421)	0.06 (692)	- 0.014 (674)
50—55 岁	0.017 (184)	- 0.02 (94)	0.009 (288)	- 0.124 (233)
55—60 岁	0.039 (199)	0.105 (48)	- 0.04 (331)	- 0.118 (245)
60—65 岁	- 0.01 (47)	- 0.092 (19)	- 0.214 (214)	0.044 (165)
65—70 岁	0.723 (6)	- 0.413 (3)	- 0.105 (123)	- 0.031 (83)
70 岁以上	0.536 (8)	0.69 (3)	- 0.234 * (85)	- 0.213 (45)
总体	- 0.146 ** (1376)	- 0.222 ** (1120)	- 0.308 ** (2362)	- 0.446 ** (2058)
	- 0.166 ** (2496)		- 0.346 ** (4420)	

注：* 在 0.5 的显著性水平统计检验显著；** 在 0.05 的显著性水平下统计检验显著；括号内的数值为不同分组下的个案频次。

表 6 - 17 为 CHNS 于 2011 年调查所得分城乡、性别、年龄组的年龄因素与社会经济地位的相关系数表。分城乡来看，农村人口中年龄与社会经济

地位的负相关关系仍然显著且相关性继续增强,城市人口中年龄与社会经济地位的负相关关系从 2009 年的较为显著转变为极为显著。分城乡、性别来看,城市男性在经过 1997 年、1999 年、2000 年、2004 年、2009 年五期的不显著状态之后,在这一期数据中心重新出现了年龄与社会经济地位的显著负相关关系。城市女性、农村男性、农村女性则与 2009 年的模式一致,呈现显著的负相关关系且女性所表现出的相关性大于男性。

　　而分年龄组来看,城市女性与农村男性在 20—30 岁组,年龄因素与社会经济地位呈显著的正相关关系。农村男性与女性在 30—40 岁组,年龄因素与社会经济地位呈显著负相关关系。城市男性的情况则与 2009 年数据类似,在每个年龄段都没有发现显著性相关关系,就相关性上来看,则仅在 20—30 岁组有微弱的正相关,30—40 岁组则转变为负相关。值得注意的是,在 65 岁以上组,年龄与社会经济地位的正相关关系系数很高,但由于两个年龄组城市男性样本较少,因此无法说明这一变化是否具有普遍意义。

表 6-18　2011 年分城乡、性别最高学历、职业声望、个人收入与社会经济地位的相关系数

		最高学历	职业声望	个人收入
城市		0.763	0.789	0.697
		(0.7314)	(0.5923)	(0.3180)
	男	0.754	0.779	0.706
		(0.7120)	(0.6392)	(0.3794)
	女	0.78	0.8	0.684
		(0.7551)	(0.5345)	(0.2425)
农村		0.771	0.771	0.682
		(-0.4130)	(-0.3345)	(-0.1796)
	男	0.719	0.754	0.714
		(-0.2947)	(-0.2381)	(-0.1003)
	女	0.839	0.792	0.616
		(-0.5488)	(-0.4451)	(-0.2706)

注:括号内为该群体在对应变量上的平均值。

　　表 6-18 为该年分城乡、性别的最高学历、职业声望、个人收入与社会

经济地位的相关系数表。分城乡来看,延续 2009 年的趋势,不论城乡,个人收入与社会经济地位的相关性都较低,而职业声望和最高学历与社会经济地位的相关性都较高。

分城乡、分性别来看,城市女性的最高学历均值继续超过男性,且与 2009 年相比有差距扩大的趋势。除个人收入外,城市女性在最高学历、职业声望与社会经济地位的相关性上均高于男性。农村女性与城市女性有类似的相关模式,表现为农村女性的最高学历、职业声望与社会经济地位的相关性高于农村男性,而在个人收入上,则是农村男性高于农村女性。值得注意的是,虽然相关模式一致,但这背后的具体状态应该是存在区别的。这一点在纵向数据上更加明确。

表 6 - 19 2015 年分城乡、性别、年龄组的年龄与社会经济地位的相关系数

	城市		农村	
	男	女	男	女
20 岁以下	——	——	0.125	− 0.018
	(1)	(0)	(15)	(10)
20—30 岁	0.167	0.09	0.067	0.076
	(131)	(128)	(291)	(239)
30—40 岁	− 0.006	− 0.035	0.015	− 0.169*
	(228)	(299)	(321)	(276)
40—50 岁	0.026	− 0.09	− 0.098*	− 0.016
	(361)	(363)	(495)	(380)
50—55 岁	− 0.109	− 0.104	0.015	0.16
	(227)	(121)	(265)	(145)
55—60 岁	− 0.039	− 0.105	− 0.06	0.076
	(156)	(36)	(222)	(88)
60—65 岁	− 0.049	− 0.142	− 0.169*	− 0.07
	(55)	(15)	(142)	(58)
65—70 岁	0.154	0.668	− 0.114	− 0.105
	(13)	(4)	(78)	(32)

续表

	城市		农村	
	男	女	男	女
70 岁以上	-1^{**} （2）	-1^{**} （2）	-0.037 （44）	-0.226 （8）
总体	-0.149^{**} （1174）	-0.154^{**} （968）	-0.292^{**} （1873）	-0.387^{**} （1236）
	-0.146^{**} （2142）		-0.314^{**} （3109）	

注：* 在 0.5 的显著性水平统计检验显著；** 在 0.05 的显著性水平下统计检验显著；括号内的数值为不同分组下的个案频次。

表 6 – 19 为 CHNS 于 2015 年调查所得分城乡、性别、年龄组的年龄与社会经济地位的相关系数表。分城乡来看，不论是城市还是农村，年龄与社会经济地位均呈显著负相关关系，且农村的相关性大于城市。分城乡、性别来看，四类群体的年龄与社会经济地位均呈显著负相关关系，城市男性与城市女性的相关性差异较小，农村男性与农村女性的相关性差异较大。

分年龄组来看，虽然总体上年龄与社会经济地位存在负相关性，但在不同年龄组上的显著相关基本都不存在了。比较一致的是，20—30 岁组基本上维持着微弱的正相关关系，农村女性在 30—40 岁组呈显著的负相关关系，农村男性在 40—45 岁呈显著负相关关系，城市的男性和女性则在各个年龄阶段都不存在显著的相关关系。

表 6 – 20　2015 年分城乡、性别最高学历、职业声望、个人收入与社会经济地位的相关系数

		最高学历	职业声望	个人收入
城市		0.725 （0.5809）	0.753 （0.4795）	0.628 （0.1382）
	男	0.733 （0.5425）	0.766 （0.4975）	0.6 （0.1750）
	女	0.719 （0.6275）	0.738 （0.4577）	0.66 （0.0937）

续表

		最高学历	职业声望	个人收入
农村		0.743	0.721	0.61
		（−0.4002）	（−0.3303）	（−0.0952）
	男	0.685	0.678	0.663
		（−0.4022）	（−0.3032）	（−0.0326）
	女	0.844	0.798	0.498
		（−0.3973）	（−0.3715）	（−0.1901）

注:括号内为该群体在对应变量上的平均值。

表 6－20 为该年分城乡、性别的最高学历、职业声望、个人收入与社会经济地位的相关系数表。分城乡来看,延续 2011 年的趋势,个人收入与社会经济地位的相关性较低,而职业声望和最高学历与社会经济地位的相关性较高。

分城乡、性别来看,农村女性的最高学历均值开始超过农村男性,然而在最高学历与社会经济地位的相关性上,仍然是农村女性更高,这意味着农村女性低学历与低社会经济地位的相关模式可能已经有所转变。

通过对 CHNS 这 10 期调查数据的分析,我们可以发现一些具有普遍性的结论:

第一,总体而言,年龄与社会经济地位呈显著的负相关关系,这种负相关关系在城市女性、农村男性、农村女性三类群体上是一贯的,而在 1997 年、2000 年、2004 年、2006 年和 2009 年,城市男性却并没有呈现出这种显著的负相关的关系。因而,可以推测老年人在社会中的总体 SES 是随着年龄的增加而逐渐下降的。

第二,年龄与社会经济地位的相关关系不是线性的,在不同年龄段存在差异。总体的模式是,在青年阶段年龄与社会经济地位呈正相关关系,而在某一年龄阶段后,年龄与社会经济地位呈负相关关系。从这十期数据的情况来看,这一转变的发生时间远早于传统意义上对人进入老年的认定,而且社会发展程度越低、经济发展水平越差,这一转变的时间发生得越早越明显。从我们的数据来看,20—30 岁组是年龄与社会经济地位正相关关系最为显著的一个年龄段,然而随着社会的发展,这种正相关模式会发生改变。一则年龄因素与社会经济地位呈正相关关系的年龄段开始延后,这个原因可能在于社会的发展使得平均受教育年限延长,人口预期寿命增加,个体的社会经济地位上升阶段拉长。二则年龄与社会经济地位的相关关系在各个年龄组逐步变得不显著,原因则可能在于主要劳动类型由体力劳动向脑力劳动转变及职业分化对个体技能经验要求的提高。

第三,年龄与社会经济地位的相关关系存在城乡差异。我们从数据看到,在城市,这种相关性经历了从负相关向不相关,再从不相关转变为负相关的过程,有意思的是,这种相关性在2000年、2004年、2006年这三期数据中不再显著,同时1997年和2009年的相关度也比较低,这与城市男性群体在年龄与社会经济地位相关性不显著的时期是基本一致的;而在农村,这种负相关一直显著且持续增强。

第四,年龄与社会经济地位的相关关系存在性别差异。我们从数据可以看到,虽然年龄与社会经济地位的相关关系发生了较大的变化,但基本一致的是,城市女性、农村女性的年龄与社会经济地位的负相关程度高于城市男性和农村男性。这表明,随着年龄的增加,女性在社会经济地位上所产生的劣势将更加明显。可以推测,相对于老年男性来说,老年女性在社会经济地位上更有可能处于劣势。

第五,就最高学历、职业声望、个人收入与社会经济地位的相关性来看,在城市最高学历、职业声望与社会经济地位的相关性更高,而在农村则是个人收入的相关性更高。这意味着城乡之间社会经济地位的变化模式可能存在较大区别,这种区别在我们对数据的纵向分析中应该能更为明晰。

第七章　我国各群体社会经济地位发展比对分析

第一节　分群体社会经济地位城乡年龄交叉分析

为了更清楚地看到年龄与社会经济地位的关系,我们需要对历年的数据进行纵向分析。首先,我们分城乡对比了历年年龄与社会经济地位的相关系数(如图7-1所示)。可以看到,年龄与社会经济地位的相关系数在城乡之间的变化模式存在较大的差距。在农村,年龄与社会经济地位的相关系数从1989年起负相关关系逐步增强。在城市,则以2006年为转折点:2006年以前,相关性水平不断降低;2006年后,则迅速向强负相关关系转变。

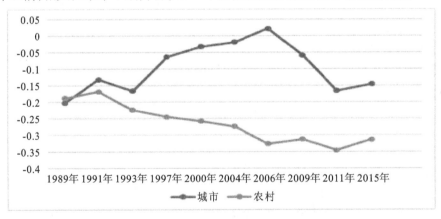

图7-1　年龄与社会经济地位相关系数(分城乡)

为了了解这种相关关系转变的原因,我们分城乡对比了个体社会经济地位的均值变化(如图7-2、7-3),从图中可以看到,农村居民总体的社会经济地位远低于城市居民,且总体趋势上呈下降趋势;城市居民的社会经济

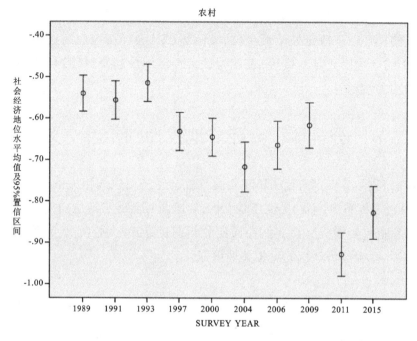

图 7-2　社会经济地位均值及置信区间(农村)

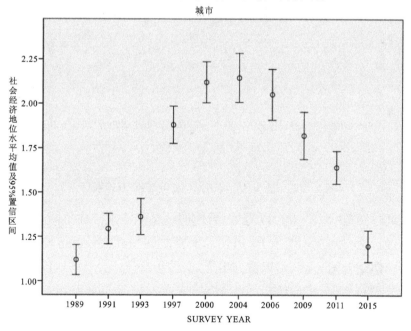

图 7-3　社会经济地位的均值及置信区间(城市)

地位则经历了一个显著的先上升后下降的变化过程,在 2000—2006 年,城市居民的社会经济地位处于最高位,城市居民社会经济地位的这种变化与图 7 - 1 的变化模式基本接近,表现为社会经济地位越高,年龄与社会经济地位的相关性越弱。

第二节　分群体社会经济地位性别年龄交叉分析

接着,我们分性别对比了历年年龄与社会经济地位的相关系数变化(如图 7 - 4),可以看出,不论男性还是女性,年龄与社会经济地位均呈负相关且相关性在进一步增强。与我们在横向分析时的结论一致,对于女性群体来说,年龄与社会经济地位的负相关性更强。

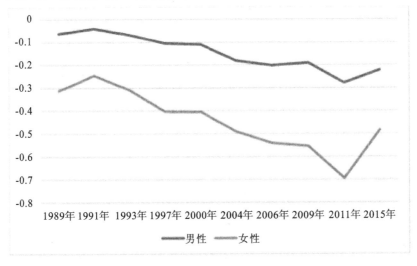

图 7 - 4　年龄与社会经济地位相关系数(分性别)

而通过图 7 - 5、7 - 6 可以看到,男性的社会经济地位在不断下降,女性的社会经济地位则在不断上升,男性与女性之间的社会经济地位差距在逐渐缩小。但结合图 7 - 4,可以看到出男、女性年龄与社会经济地位的相关系数差距并没有缩小,反而有扩大的趋势。这意味着,不同年龄组的女性之间社会经济地位的差距变得更大,原因可能在于最近数十年来女性社会地位的提高和性别意识的发展,使得年轻女性的社会经济地位进一步提高,从而增强了低年龄与高社会经济地位的相关性;当然也不排除高年龄组女性的社会经济地位进一步下降的可能。

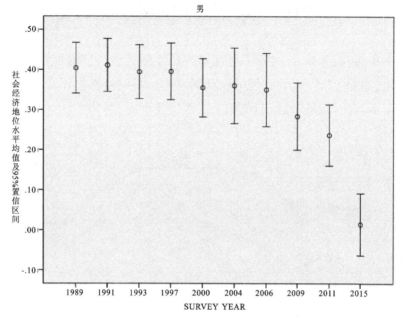

图 7 - 5　社会经济地位均值及 95% 置信区间（男性）

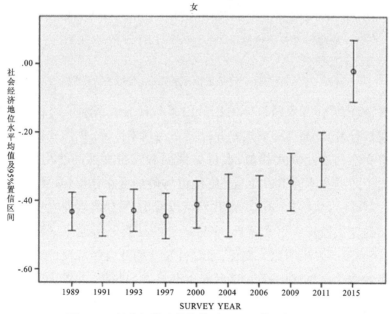

图 7 - 6　社会经济地位均值及 95% 置信区间（女性）

第三节　分群体社会经济地位城乡性别交叉分析

接下来,我们分城乡、性别来对比不同群体的社会经济地位与年龄相关系数变化,如图7-7所示,我们可以看到,首先,不论是农村还是城市,女性群体的年龄与社会经济地位的负相关性都要强于男性。

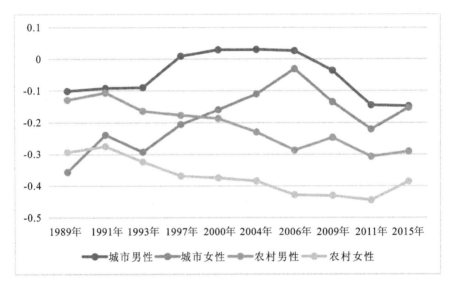

图7-7　年龄与社会经济地位相关系数(分城乡分性别)

其次,城市群体和农村群体的年龄因素与社会经济地位的相关性变化模式存在显著差异,而这种模式差异以城乡为基本区隔,具体表现为城市男性和城市女性的变化模式相似,农村男性则和农村女性的变化模式相似。我们对比了四类群体历年来社会经济地位均值的变化情况(如图7-8、7-9、7-10、7-11),从图7-8、7-9,我们可以看出,农村男性与农村女性社会经济地位的变化模式有很大差异,农村男性的社会经济地位一直呈下降趋势,且置区间没有发生明显的变化,而农村女性的社会经济地位均值则没有非常明显的变化趋势,但是置信区间有逐渐扩展的趋势,这意味着农村女性的社会经济地位可能呈现出了较大的差异,社会经济地位分化趋向扩大。

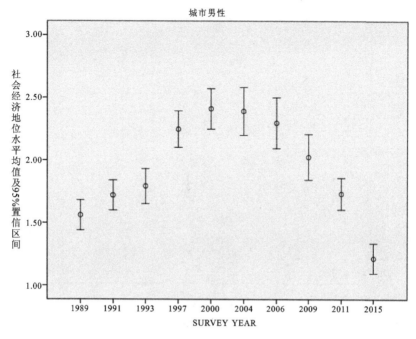

图 7 - 8　社会经济地位均值及 95% 置信区间(农村男性)

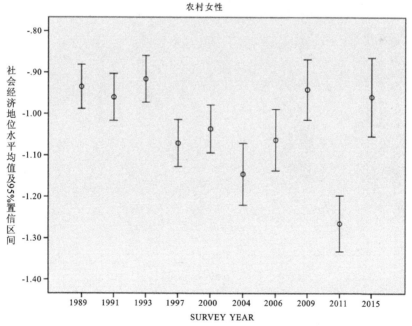

图 7 - 9　社会经济地位水平均值及 95% 置信区间(农村女性)

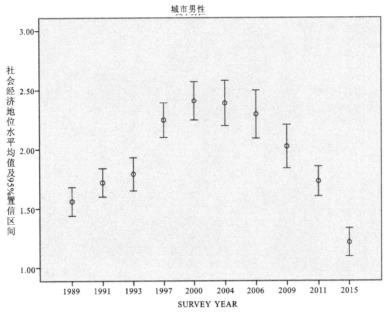

图 7-10 社会经济地位均值及 95% 置信区间(城市男性)

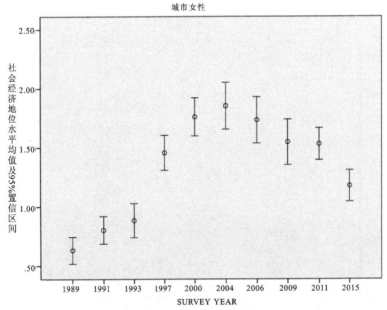

图 7-11 社会经济地位均值及 95% 置信区间(城市女性)

在城市,男性和女性社会经济地位的变化模式则比较类似,不论是男性还是女性,均在 2000—2006 年达到最高值,在 2000 年以前经历了一个较为迅速的增长期,且女性的增长幅度大于男性,而在 2006 年后开始下降,男性的下降幅度大于女性。总体来看,女性的社会经济地位仍然低于男性,但是二者的社会经济地位差距在逐渐缩小。

第四节　社会经济地位各要素群体间发展比对分析

由于社会经济地位这一变量是由最高学历、职业声望、个人收入三个变量构建成的,因此要了解社会经济地位为什么发生这样的变化,我们需要单独来看这三个变量在历次调查中发生的变化情况。首先我们来看最高学历的变化情况,如图 7 – 12、7 – 13、7 – 14、7 – 15。这四张图展示了分城乡、性别的最高学历均值及 95% 置信区间,我们可以看到,总的来说,不论是农村还是城市,男性和女性的最高学历都呈逐渐上升趋势,但是,城市人口的最高学历上升起点和上升速度均高于农村人口。分城乡性别来看,农村中女性最高学历的上升起点低于男性,上升速度与男性基本持平,因此农村男性和女性在最高学历获得上的差距基本没有变化;城市中女性最高学历的上升起点虽然低于男性,但是上升速度高于男性,使得城市男性和女性在最高学历获得上的差距逐渐缩小。

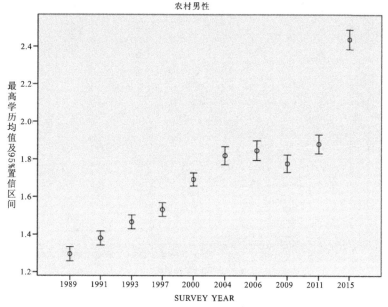

图 7 – 12　最高学历均值变迁及 95% 置信区间(农村男性)

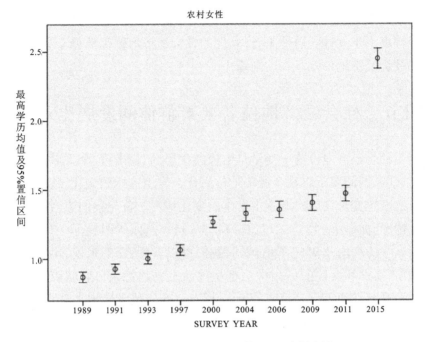

图 7 – 13　最高学历及 95% 置信区间（农村女性）

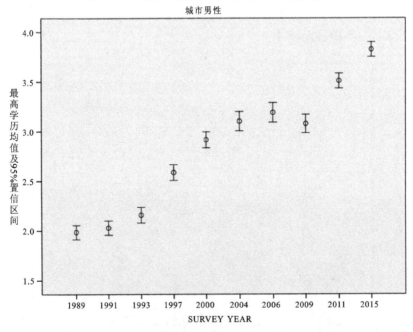

图 7 – 14　最高学历均值变迁及 95% 置信区间（城市男性）

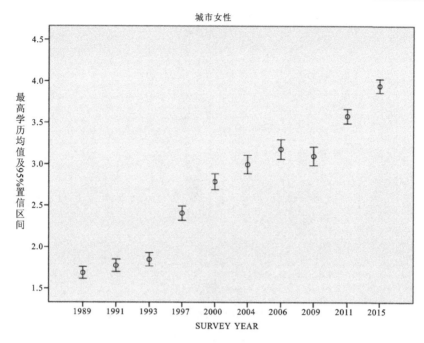

7-15　最高学历均变迁值及95%置信区间(城市女性)

接着我们来看职业声望的变化情况,图7-16、7-17、7-18、7-19为四类群体职业声望均值及95%置信区间。总体来看,不论在城市还是在农村,男性还是女性,职业声望整体都在上升,但是在城市职业声望均值要高于在农村,且城市的声望均值置信区间范围大于农村,意味着城市的职业声望分化水平要高于农村,农村居民的职业声望普遍较低。分城乡、性别来看,不论在城市还是在农村,女性职业声望均低于男性,且职业声望置信区间范围普遍小于男性;在农村,女性职业声望上升起点低于男性,上升速度与男性差异不大;在城市,女性职业声望上升起点同样低于男性,上升速度略微高于男性,因此城市男性与女性职业声望之间的差异在逐渐缩小。

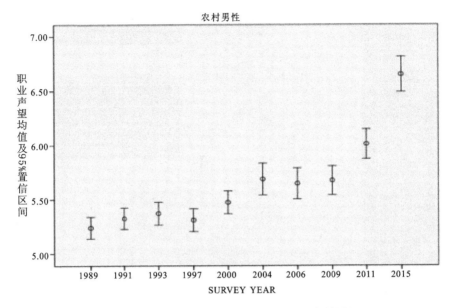

图 7 - 16　职业声望均值及 95% 置信区间(农村男性)

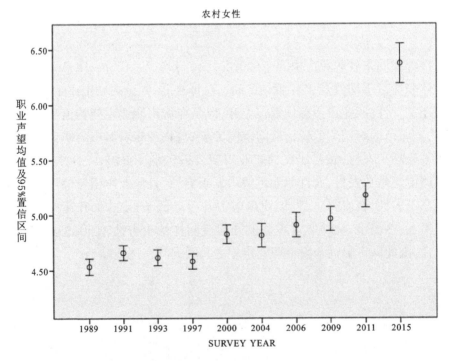

图 7 - 17　职业声望均值及 95% 置信区间(农村女性)

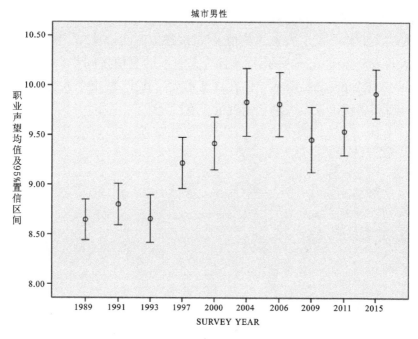

图 7 - 18　职业声望均值及 95% 置信区间（城市男性）

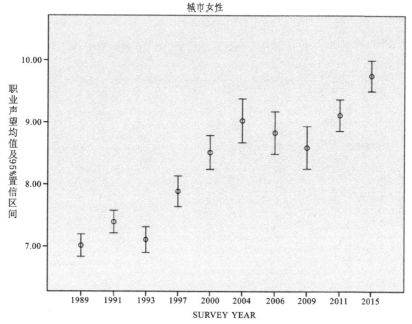

图 7 - 19　职业声望均值及 95% 置信区间（城市女性）

　　最后我们来看四类群体在个人收入上的差异,图 7 – 20、7 – 21、7 – 22、7 – 23是四类群体历年个人收入均值及 95% 置信区间。首先,不论城乡、男女,个人收入都经历了迅速的增长,且个人收入的置信区间都有扩展,这意味着在收入增加的同时,收入差距在逐渐扩大。其次,城市个人收入增长速度大于农村,男性个人收入增长速度大于女性。

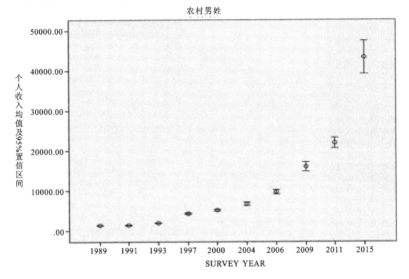

图 7 – 20　个人收入均值及 95% 置信区间(农村男性)

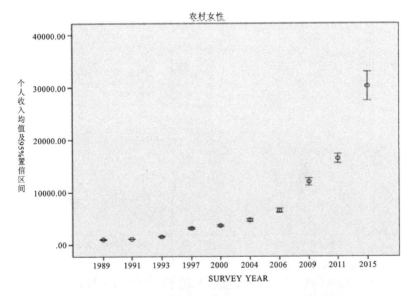

图 7 – 21　个人收入均值及 95% 置信区间(农村女性)

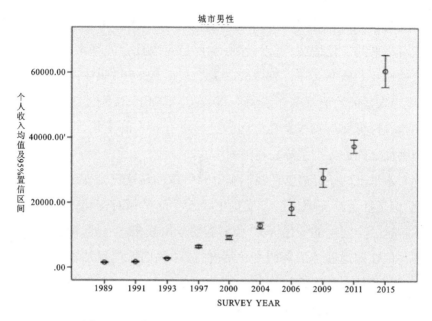

图 7 - 22　个人收入均值及 95% 置信区间 (城市男性)

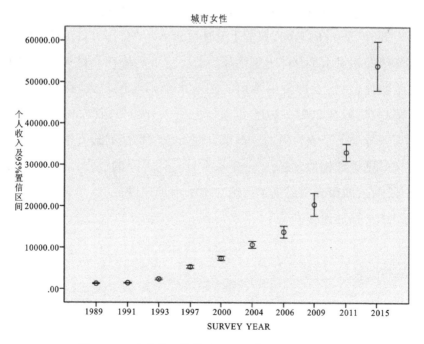

图 7 - 23　个人收入均值及 95% 置信区间 (城市女性)

前面我们了解了最高学历、职业声望与个人收入三个变量在四类群体中的绝对水平的变化情况，可以看到，城乡是我国社会的基本区隔，这种区隔导致的城乡差异要大于性别差异。无论是最高学历、职业声望还是个人收入，城市人口的均值均高于农村人口，在此基础上，性别才进一步导致差异，同时，农村男性与农村女性之间的差异没有较大的变化，但是城市男性与城市女性之间的性别差异在逐渐缩小。

绝对水平上的差异能够使我们了解四类群体在这三个变量上的基本变化情况，但是社会经济地位这一变量主要发生的是相对变化，因此，为了进一步了解这三个变量的变化情况，我们需要分析其相对差异，即这三个变量的标准化值在四类群体历年的变化情况，这样我们才能更加清楚地了解哪类变量导致了社会经济地位的变化。

首先，我们来看最高学历标准化值在历年的变化情况，图 7 – 24、7 – 25、7 – 26、7 – 27 是四类群体最高学历历年标准化均值及 95% 的置信区间，结合前面我们的分析，可以发现，虽然不论是城市还是农村，的最高学历绝对值都在上升，但是由于城市人口的上升速度远大于农村人口，因此农村人口的最高学历的相对水平整体上呈下降趋势。这种趋势在农村男性群体中表现得更为明显，农村女性最高学历的相对水平则起伏较大，在 1989—2004 年为下降趋势，但在 2004—2015 年整体上呈上升趋势，且农村女性之间的最高学历差异要大于农村男性。城市男性与城市女性的最高学历标准化值的变化模式则更加相似，经历了一个从上升转向下降的过程，这种转变出现的主要原因是，城市人口最高学历绝对水平增加速度放缓，而农村人口最高学历绝对水平则加速提升。

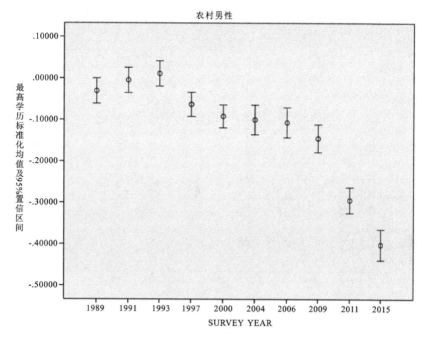

图 7 - 24 最高学历标准化均值及 95% 置信区间(农村男性)

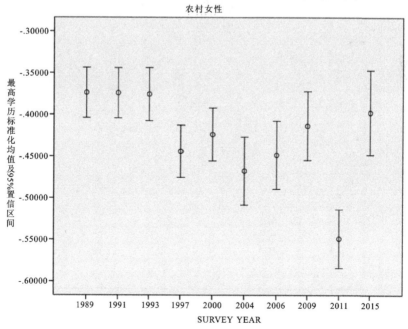

图 7 - 25 最高学历标准化均值及 95% 置信区间(农村女性)

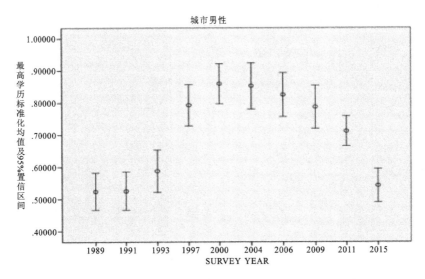

图 7 - 26　最高学历标准化均值及 95% 置信区间(城市男性)

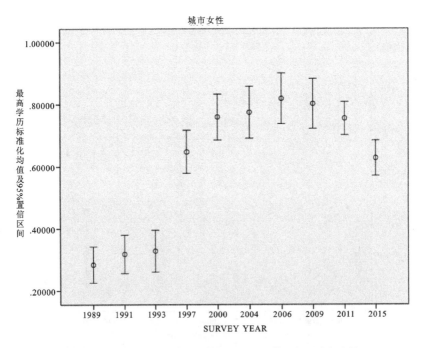

图 7 - 27　最高学历标准化均值及 95% 置信区间(城市女性)

接着我们来看四类群体职业声望相对水平的变化情况,图7-28、7-29、7-30、7-31是四类群体职业声望标准化均值及95%置信区间的历年变化情况,结合前面的分析,我们可以发现,虽然农村男性和农村女性的职业声望的绝对水平都在稳步上升,但是由于上升速度不如城市人口,因此农村男性和农村女性的职业声望的相对水平并没有呈现稳定的上升趋势,农村男性甚至呈现出一定的下降趋势。城市人口的职业声望相对水平的变化与其最高学历类似,无论男性还是女性,在职业声望相对水平上均经历了一个先上升后下降的过程。结合前面的分析,我们可以发现,城市人口职业声望相对水平从上升向下降的转变,一方面与城市人口本身的职业声望绝对水平发生下降有关,另一方面则在于农村人口职业声望水平持续上升。而在发生转折之前,城市人口的职业声望绝对水平增长速度远快于农村人口。

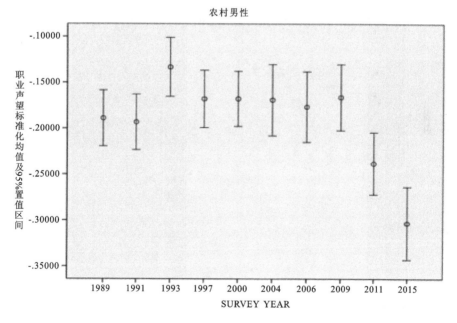

图7-28 职业声望标准化均值及95%置信区间(农村男性)

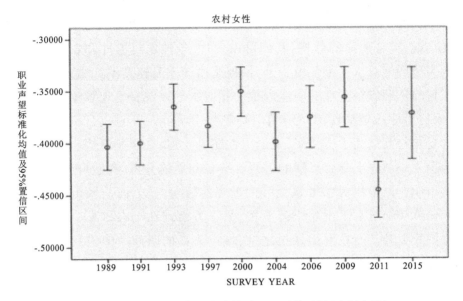

图 7 - 29 职业声望标准化均值及 95% 置信区间(农村女性)

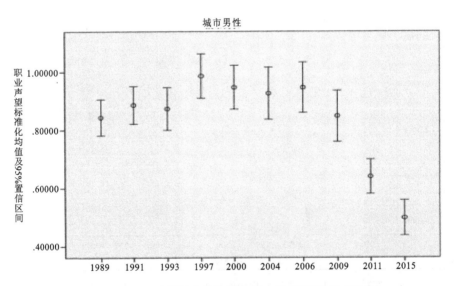

图 7 - 30 职业声望标准化均值及 95% 置信区间(城市男性)

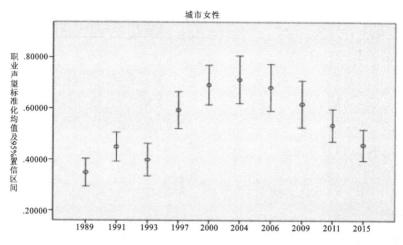

图 7 - 31 职业声望标准化均值及 95% 置信区间（城市女性）

最后我们来看四类群体在个人收入相对水平上的历年变化,图 7 - 32、7 - 33、7 - 34、7 - 35 是四类群体个人收入标准化均值及 95% 置信区间。结合之前的分析,虽然农村人口的个人收入绝对水平持续稳步增长,但是在 2004 年前,不论是农村男性还是农村女性,其个人收入的相对水平一直呈下降趋势。相对应的是,城市男性和女性在个人收入相对水平上,2004 年以前均呈现迅速稳定的上升趋势;2004 年后趋势有所转变,城市男性与女性的个人收入相对水平开始逐渐下降,而农村男性与女性个人收入相对水平持续下降的趋势也了发生转变。

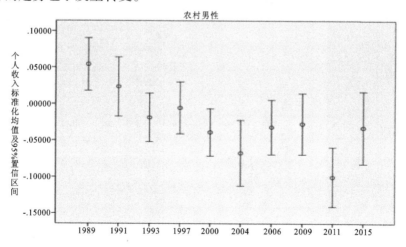

图 7 - 32 个人收入标准化均值及 95% 置信区间（农村男性）

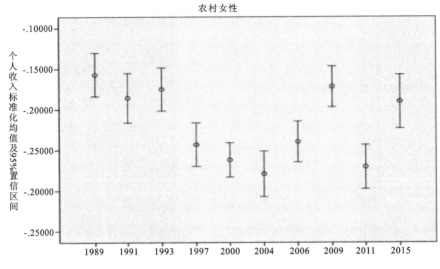

图 7 - 33 个人收入标准化均值及 95% 置信区间(农村女性)

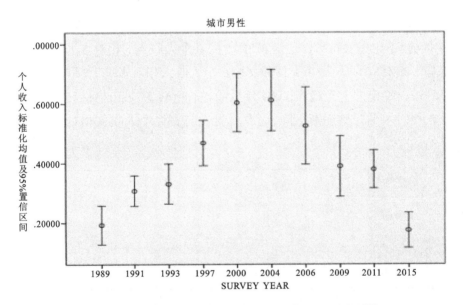

图 7 - 34 个人收入标准化均值及 95% 置信区间(城市男性)

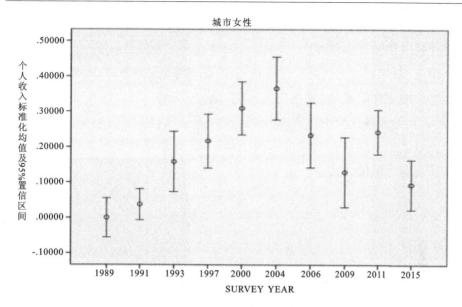

图 7－35　个人收入标准化均值及 95% 置信区间（城市女性）

　　综合以上分析，我们可以看到，农村男性社会经济地位的下降，最主要的原因在于其最高学历的相对水平和个人收入的相对水平持续下降，其职业声望的相对水平虽然较低，但在早期并没有发生较大的变化。农村女性的社会经济地位变化模式较为复杂，但不论从绝对水平还是相对水平上来看，农村女性在最高学历、职业声望和个人收入上的个体差距在逐渐拉大。城市男性与城市女性的社会经济地位则经历了一个从上升到下降的过程，这种变化是受到最高学历、职业声望和个人收入三个方面共同影响的，因此社会经济地位的变化模式与这三个变量的相对水平变化模式基本一致。其中 2004 年左右是一个明显的时间节点，在这一时间节点前后，社会经济地位与这三个变量的相对水平变化模式均发生了变动。我们也可以看到，在年龄与社会经济地位的相关关系上，城市人口在 2006 年也发生了较大的转变。

　　基于以上分析，我们可以得到以下几个结论：

　　第一，不论是城市还是农村，男性还是女性，在最高学历、职业声望与个人收入的绝对水平上均呈现出上升的基本趋势，但是在相对水平上，不同群体有较大差异，因此导致了社会经济地位的变动。

　　第二，最高学历、职业声望、个人收入对城市男性、女性的社会经济地位均存在明显的影响,城市人口社会经济地位的先上升、再下降与这三个变量的变化模式都具有一致性。

第三,对于农村尤其是男性人口来说,最高学历与个人收入对社会经济地位的影响更加明显;农村女性人口的社会经济地位没有很明显的变化模式,这一点与其在三个变量上的表现一致,不过具有规律性的是,农村女性人口在社会经济地位上的置信区间逐渐扩大,这意味着农村女性人口可能产生了更为明显的分化。

第八章 典型年份社会经济地位
年龄别分布状况

通过前三章的数据分析,我们能了解到四类群体社会经济地位的变化模式,这种对变化模式的了解有助于我们掌握不同年龄段的社会经济地位。从前面的分析我们可以看到,2004年前后是一个关键节点,因此在对比了历年分年龄的社会经济地位分布情况之后,在结论不发生较大的变化且能够较好地突出变化的情况下,我们选择1989年、2000年、2011年三个时间节点的分年龄段社会经济地位分布,来观察不同年龄差别下社会经济地位的分布情况,讨论的群体仍然分为农村男性、农村女性、城市男性、城市女性四类。

第一节 1989年社会经济地位年龄别分布

首先,图8-1、8-2、8-3、8-4为1989年农村男性、农村女性、城市男性、城市女性四类群体不同年龄组社会经济地位均值及95%置信区间。与横向分析部分得出的结论一致,无论是哪类群体,社会经济地位的下降时段都远早于进入老年期的年龄;另外可以明显看到,农村男性与农村女性社会经济地位的下降从30岁以后开始,农村女性的社会经济地位下降迅速,城市男性的社会经济地位则能在较长的年龄段基本保持稳定,在55岁后迅速下降,城市女性的社会经济地位虽然在30岁后也处于下降态势,但是下降缓慢,速度要小于农村男性与农村女性。还有一个需要注意的问题是,随着年龄增长,四类群体的社会经济地位的置信区间均有扩展的趋势,这意味着老年人社会经济地位的分化可能随着年龄增长而扩大。

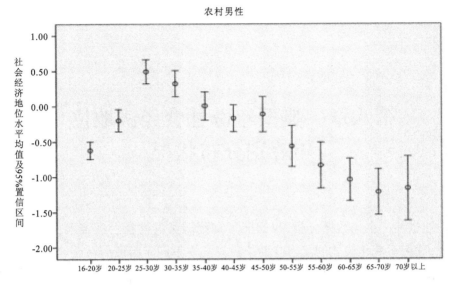

图 8 - 1　1989 年农村男性分年龄组社会经济地位均值及 95% 置信区间

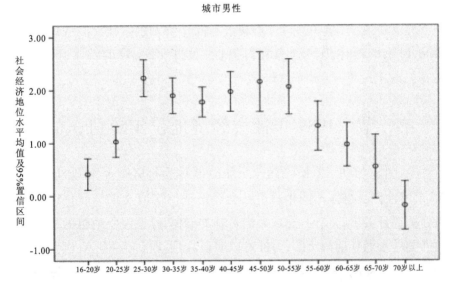

图 8 - 2　1989 年农村女性分年龄组社会经济地位均值及 95% 置信区间

城市女性

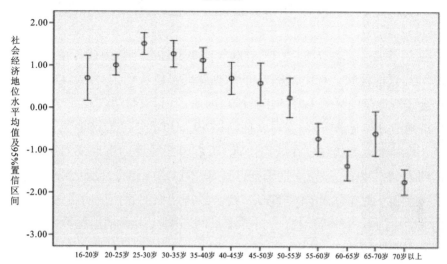

图 8 - 3 1989 年城市男性分年龄组社会经济地位均值及 95% 置信区间

农村男性

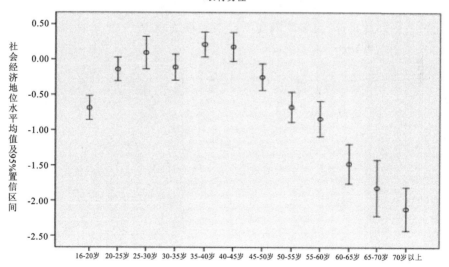

图 8 - 4 1989 年城市女性分年龄组社会经济地位均值及 95% 置信区间

第二节　2000 年社会经济地位年龄别分布

图 8 - 5、8 - 6、8 - 7、8 - 8 是 2000 年四类群体分年龄组社会经济地位均值及 95% 置信区间。对比 1989 年的数据我们可以看到,农村男性与农村女性社会经济地位的显著下降的年龄段均向后推迟,农村男性在 45 岁以后社会经济地位开始显著下降,农村女性则在 40 岁以后社会经济地位开始显著下降。这种推迟的状况也在城市出现:城市男性社会经济地位的显著下降推迟到了 60 岁以后,城市女性则推迟到 50 岁以后。同时,更明显的变化是,城市男性和女性在进入老龄阶段后,社会经济地位的置信区间迅速扩大,这种扩大的原因有两种可能性,一是样本量的影响,CHNS 的追踪数据并不重点关注老年群体,因此随着年份推移,老年人口,特别是城市老年人口的样本数量迅速减少,导致了置信区间的扩大;一是城市老年人口社会经济地位出现了分化。对比农村置信区间的变化,我们可以认为,老年人口随着年龄增长,社会经济地位确实会出现差距进一步扩大的情况,但城市数据中置信区间扩大得如此迅速,更多原因在于样本数量的减少。

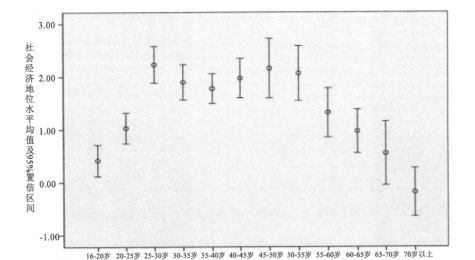

图 8 - 5　2000 年农村男性分年龄组社会经济地位均值及 95% 置信区间

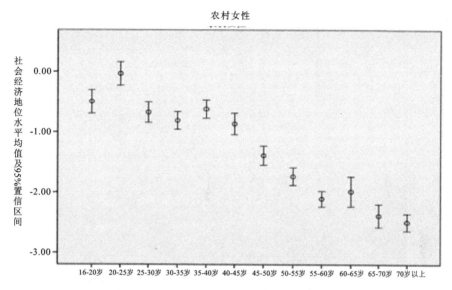

图 8 - 6　2000 年农村女性分年龄组社会经济地位均值及 95% 置信区间

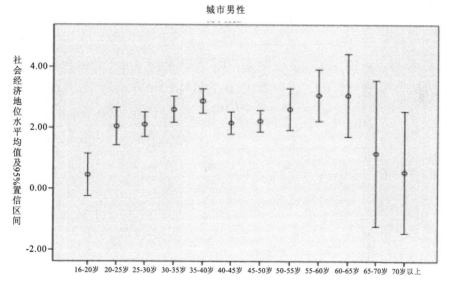

图 8 - 7　2000 年城市男性分年龄组社会经济地位均值及 95% 置信区间

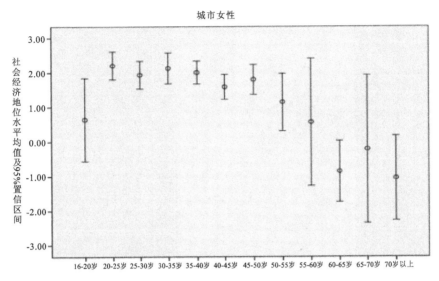

图 8 – 8　2000 年城市女性分年龄组社会经济地位均值及 95% 置信区间

第三节　2011 年社会经济地位年龄别分布

图 8 – 9、8 – 10、8 – 11、8 – 12 是 2011 年四类群体分年龄组社会经济地位均值及 95% 置信区间。我们对比 2011 年与 2000 年的数据,发现农村男

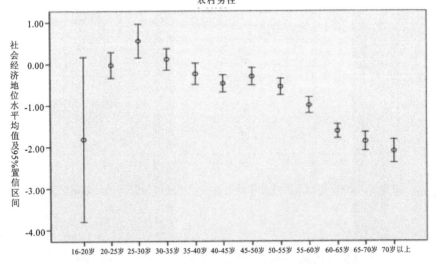

图 8 – 9　2011 年农村男性分年龄组社会经济地位均值及 95% 置信区间

性和农村女性呈现出年龄越大,社会经济地位越低的基本趋势。同时,农村女性基本从20岁起,社会经济地位就一直呈下降趋势,这一点比2000年更加明显。城市男性与女性社会经济地位在不同年龄组之间的差异更趋减小,随着年龄增长,城市男性与城市女性社会经济地位仍然会有所下降,但城市男性下降幅度极小,城市女性的下降幅度则略大于城市男性。置信区间迅速扩大的主要原因则是样本数量较小。

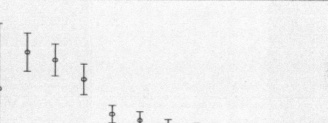
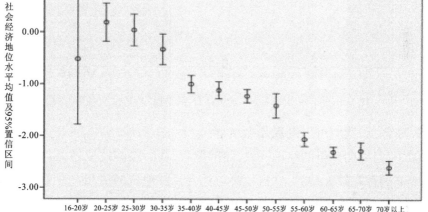

图8-10 2011年农村女性分年龄组社会经济地位均值及95%置信区间

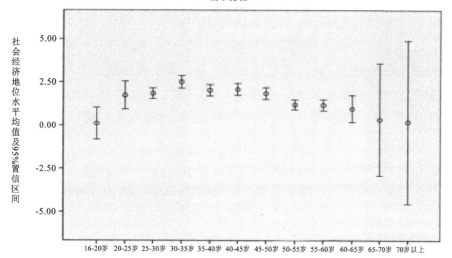

图8-11 2011年城市男性分年龄组社会经济地位均值及95%置信区间

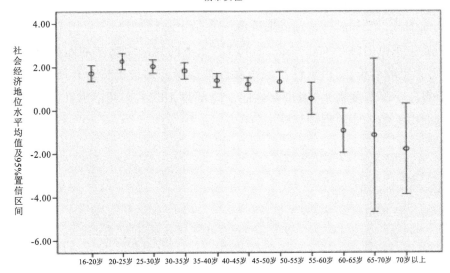

图 8-12　2011 年城市女性分年龄组社会经济地位均值及 95% 置信区间

基于以上,我们可以发现几个结论:

第一,与横向分析的结论一致,年龄越大,社会经济地位越低,这种趋势在城乡之间存在较大差异,农村年龄与社会经济地位的负相关性更大,而且这种相关性仍然处于加强趋势;城市年龄与社会经济地位的负相关关系则不太明显,并且趋于减弱。

第二,与横向分析的结论一致,社会经济地位的下降要早于进入老年期,这一点在农村更为明显,即使是在较早的年份,如 2000 年,农村 40 岁以上人口的社会经济地位也随着年龄增加迅速下降,而在 1998 和 2011 年两年,30 岁左右社会经济地位就已经迅速下降。城市则可能由于劳动性质不同、经济发展水平较高等原因,社会经济地位的下降年龄段出现得较晚,随着时间推移,这一年龄段也逐渐向后推移,甚至在进入老年期后,社会经济地位也能基本保持平稳或者缓慢下降。

第三,年龄越大,社会经济地位分化的趋势可能越明显。随着年龄增长,社会经济地位置信区间基本处于扩大趋势,这有可能是因为样本量的减少,但也有可能是由于确实存在老年人群体分化的现实情况。原因则可能在于随着年龄增长,个体对社会保障的依赖越来越大,而社会保障上的差距将有可能导致老年阶段社会经济地位的差异扩大。

第四,与横向分析一致,年龄与社会经济地位的相关性存在性别差异,但在纵向分析中我们能更为清楚地看到,女性群体中,年龄与社会经济地位的负相关性程度不但远高于男性,而且这种相关关系的差距并没有缩小,反而有扩大的趋势。但是女性与男性社会经济地位之间的差异并没有扩大,反而有缩小的趋势。这可能意味着,年轻女性的社会经济地位越来越高,甚至高于男性,而年纪较大的女性,社会经济地位则远低于男性。

第五,从已发生的情况来看,农村女性是社会经济地位普遍较低的群体,其次是农村男性,再次是城市女性,城市男性则一直处于社会经济地位的最高位。然而从发展趋势来看,农村男性在逐渐成为社会经济地位最低的人群,这一群体在最高学历、职业声望和个人收入三个方面均有比农村女性更为明晰的下降趋势;这种趋势也在城市存在,虽然城市男性在个人收入和职业声望上仍然处于优势位置,但在最高学历上,城市女性已经超过了城市男性,且在个人收入和职业声望上的差距在逐渐缩小。从图8-13、图8-14、图8-15上,我们能看得更加清楚。

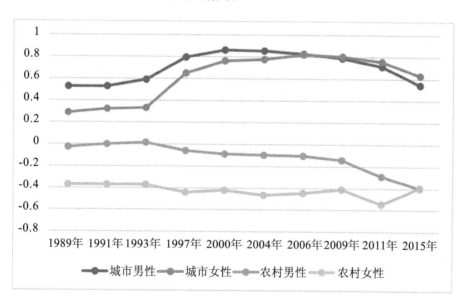

图8-13 四类群体最高学历均值历年变化趋势

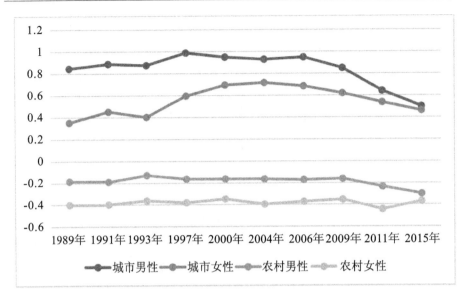

图 8 - 14　四类群体职业声望均值历年趋势

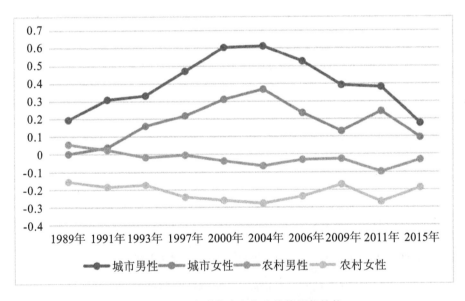

图 8 - 15　四类群体个人收入均值历年趋势

第九章 成年期社会经济地位影响老年期健康的作用分析

　　关于童年时期生长经历及家庭社会地位变迁对于老年期健康状况影响的研究成果已经比较丰富了,但关于成年期社会经济地位影响老年期健康的研究成果就稍显不足。本章基于 CLHLS 数据,研究人们在其成年期发生的社会经济地位事件对其早期家庭社会经济地位的影响及继而对其老年期自评健康方面的调节作用,探索老年人的早期家庭社会经济地位对其老年期自评健康是否存在显著的正向效应。成年期家庭社会地位事件对其老年期自评健康的影响存在明显的类型上的差异:人在成年期经历家庭社会地位的提升,会显著提高其老年期的自评健康水平;经历家庭社会地位的降低,并不会显著影响其老年期的自评健康水平。并且,这种差异也表现在调节效应中:成年期经历家庭社会经济地位的提升,会显著缩小人们因早期家庭社会经济地位造成的健康水平差异,而对于经历家庭社会经济地位降低事件的老年人来说,其并没有发挥显著的调节效应。这表明,早期较高的家庭社会经济地位会在人们的成年期甚至老年期持续发挥保护效应,可以部分或完全抵消其成长过程中因家庭社会地位降低带来的不健康风险。

第一节 文献回顾与研究假设

　　健康水平差异一直以来都是社会学与人口学关注和研究的重要议题,即从社会分层的角度入手,探讨个体或群体因其所处社会位置的差异而导致的在健康水平或状况上的异质性分布。这一健康水平差异现象普遍存在于对成年阶段个体的研究之中①。但是,其是否仍在个体老年阶段发挥着作用,关于这一点学界仍有争论。在对老年人健康水平差异的研究中,主要存在两种观点:一是健康水平差异的"发散效应",即认为社会经济地位对于个体健康水平或状况的影响会随着年龄的增长而扩大,也就是说,老年时期的个体承受着的健康状况与成年时期间的差异更严重,其社会经济地位对个体健康的影响具有长期的累积效应。二是健康水平差异的"收敛效应",即认为社会经济地位对于个体健康水平或状况的影响会随着年龄的增长而加深,但在老年期这种健康上的不平等效应会逐渐变小,在高龄期,这种效应甚至会消失。

国内学者的相关研究都在不同程度上证实了两种观点的合理性。杜本峰和王旋通过研究发现,1998—2008年,老年人的健康状况有了一定的改善,但2002—2008年,老年人中健康水平差异大的现象越发严重,其中,女性、高龄和来自农村老年人的健康水平差异大的现象更为严重。而薛新东则发现,1993—2006年中国老年人健康不平等指数在0.117和0.178之间,健康水平差异呈现先上升后下降的趋势,健康水平差异同样体现为显著的城乡差异、性别差异、教育程度差异和收入水平差异。不管是健康水平差异的"发散效应"还是"收敛效应",都从不同角度证明,老年人的社会经济地位与其健康水平或状况之间存在着密切的关系,因此对老年人健康水平差异上的研究具有重要的理论价值和现实意义。

与关于老年期健康水平差异存在两种观点的情况相似,关于社会经济地位与健康水平或状况之间的因果关系也存在两种不同理论:一是社会因果论,二是健康选择论。社会因果论认为,个体健康水平或状况上的异质性是由于个体所处社会位置的差异性导致的,即个体社会经济地位的不同造成了个体在健康水平上的异质性;健康选择理论认为,健康状况是个人社会流动的一项筛选机制,因而身体状况更好的人有更多向上流动的机会并能获得较好的社会经济地位。我们关注的研究对象是老年人群体,老年人由于在其退休之前就基本实现了大部分的社会流动可能性,其在社会结构中

---

① 齐良书,王诚炜. 健康状况与社会经济地位:基于多种指标的研究[J].中国卫生经济,2010(8):47—50.

所处的位置基本固定,社会经济地位也趋于稳定,所以这相对于老年人的健康而言,在时间上具有先在性。因此,本章主要从社会因果论的视角具体探讨社会经济地位对老年人健康水平或状况的因果效应和机制。

已有的文献研究在关于社会经济地位对老年人健康水平或状况所起的因果效应方面有了基本一致的观点,即认为社会经济地位对老年人健康水平具有显著的预测能力。徐雷和余龙(2016)、刘昌平和汪连杰(2017)都利用中国综合社会调查(CGSS)2013 年的截面数据研究发现,较高的社会经济地位对老年人健康有明显的提升作用。程令国(2015)利用 CLHLS2008 年的截面数据研究发现,教育对老年人的健康存在显著的正向影响效应,和未受过教育的老年人相比,受过教育的老年人的认知功能水平和生活自理能力会更好一些。杜本峰和王旋(2013)利用 CLHLS1998—2008 年纵观数据研究发现,收入是影响老年人健康最重要的因素,收入够用的老年人健康状况显著好于收入不够用的老年人,收入的不平等会带来相应的健康状况的显著不平等。骆琪和阎国光(2012)利用 CLHLS2008 年截面数据研究发现,高收入老人拥有更好的客观健康、自评健康及主观幸福度,老年人教育程度与客观健康正相关,与自评健康负相关。贺寨平(2002)利用山西师范大学组织的"老年社会支持网调查"的数据研究发现,农村老年人的家庭收入和职业地位对其健康状况有显著的正面影响,但是教育程度对老年人的健康状况并没有显著影响。薛新东和葛凯啸(2017)利用 CLHLS2011 年数据研究发现,经济状况和教育程度对我国老年人的自评健康和心理健康均有显著的正向影响,经济状况越富裕、教育程度越高的老年人自评健康和心理健康越好,但职业并不对老年人的健康状况产生显著影响。

另一方面,部分研究在对老年人健康水平差异直接效应关注的基础上,转向了社会经济地位对老年人健康水平的影响机制研究。主要包括三种机制:一是物质环境机制,即认为社会经济地位带来的收入与生活环境差距是影响健康的重要因素。马宗纳(Franco Mazzonna,2014)利用欧洲健康、老龄化和退休调查(SHARE)2004—2008 年的追踪数据研究发现,教育会通过工作环境和收入对老年人的健康产生显著影响。万莎(2015)利用 CLHLS2005—2012 年的数据研究发现,收入不平等引发医疗保险不公平继而对健康产生影响的路径是存在的,并且存在明显的城乡差异。二是生活方式机制,即认为社会经济地位带来的不同生活方式是影响健康水平的重要因素。肯克尔(William F. Kenkel,1991)通过研究发现,随着教育水平的提升,个人的吸烟、酗酒等行为逐渐减少,身体锻炼行为增加,进而健康自评水平提升。黄洁萍和尹秋菊(2013)利用 CHNS2006 年的数据研究发现,社会经济地位直接影响我国人口自评健康状况与健康身体体态的获得,同时也通过生活方式路径影响自评健康状况与健康身体体态的获得。王甫勤(2012)利用 CGSS2015 年的数据研究发现,社会经济地位主要通过健康生活方式影响人们的健康水平,其影响机制可以描述为,社会经济地位越高的人越倾向于拥有和维护健康的生活方式,而健康的生活方式又直接影响了人们的健康水平。三是社会参与机制,即社会经济地位不同的人其社会参与水平上的差异性是影响健康的重要因素。艾斌等人(2014)利用沈阳市对城市老年人持续九年的追踪调查数据研究发现,社会经济地位直接影响城市老年人的文化性闲暇活动,并以此间接影响城市老年人的健康状况。

从已有文献中我们还发现,对于老年人健康水平差异的关注,在社会经济地位的测量上指的主要是老年人在成年期主要从事的职业、完成的最高教育程度及在老年期的收入水平,但缺乏对老年人健康水平差异在时间上的进一步追溯。也就是说,对老年人健康水平差异的起点不应仅停留于老年期或成年期,我们应进一步向个体生命早期即老年人的儿童期或青少年期回溯。越来越多的学者认识到,早年经历是个体整个生命周期发展的基础,或者说童年是很多疾病的起点,成年期许多健康变化的种子可能已经在几十年前种下了。因此,老年人早期家庭社会经济地位对其老年期健康水平的影响研究显得格外重要。但是,这并不是说老年人成年期或老年期的社会经济地位研究不重要。对于老年人早期家庭社会经济地位的研究,只是个体生命历程的开端。当个体离开家庭,步入社会之后,必然会发生社会经济地位的相应改变——与其原有的家庭社会经济地位相比,既有可能在其基础上实现社会经济地位的提升,也有可能与原有的家庭社会经济地位保持持平(即状态相当),或者降低。已有文献在对个体健康水平差异所受影响机制的研究中,缺乏对个体社会经济地位的关注,导致关于老年人的早期家庭社会经济地位对其成年期或老年期社会经济地位影响的机制尚不明朗。

因此,本章基于 CLHLS 数据,以自评健康作为老年人健康的测量指标,运用逻辑回归模型,具体研究以下几个问题:

1. 老年人早期家庭社会经济地位是否对其老年期自评健康产生显著影响?

2. 老年人成年期经历的社会经济地位事件(包括家庭社会经济地位的提升、降低或持平)是否对其老年期自评健康产生显著影响?

3. 老年人成年期的社会经济地位事件是否在其早期家庭社会经济地位对自评健康的影响中发挥调节效应?

第二节　数据来源、变量测量及研究方法

一、数据来源

本章采用的数据均来自 CLHLS。为了保证模型估计的稳健性,本章使用的数据是该项目 1998 年的基线调查数据及其分别在 2000 年、2002 年、2005 年、2008 年、2011 年以及 2014 年因样本流失而新增的样本信息。由于本章界定老年人的年龄标准为 65 周岁及以上,并且 105 周岁以上的年龄申报质量可能较差,因此剔除了 65 周岁以下、105 周岁以上的样本。同时,将研究变量存在缺失值或明显不合理取值的案例予以剔除,最终纳入分析的样本量为 42286 个,历年的样本量分布情况见表 9 – 1。

表 9 – 1　样本数据年份分布表

调查年份	频数	百分比(%)	累积百分比(%)
1998	8724	20.63	20.63
2000	6232	14.74	35.37
2002	9428	22.30	57.66
2005	7344	17.37	75.03
2008	8941	21.14	96.18
2011	781	1.850	98.02
2014	836	1.980	100
Total	42286	100	

注:1998 年为 CLHLS 基线样本,2000—2014 年为新增样本。

二、变量测量

本章提到的因变量是老年人的健康状况。关于健康的概念,世界卫生组织(WHO)指出,健康是身体、精神和社会适应上的完好状态,而不仅仅是没有疾病或身体不虚弱。因此,本章选用自评健康指标来对老年人的健康状态予以测量。自评健康指老年人依据其自身综合健康情况而做出的主观判断,相比于其他单一维度上的健康测量指标,自评健康更能全面地反映老年人在身体、精神及社会适应方面的健康水平。以问卷中"您如何评价此时自己的健康状态?"为依据,将选择"非常好""好"的赋值为"1",表示自评健康,否则为"0",表示自评不健康。

核心自变量包括两个,即早期家庭社会经济地位变量(早期家庭 SES)及成年期社会经济地位事件变量(成年期 SES 事件)。本章根据社会经济地位的定义及问卷的可获得性考虑,基于老年人早期家庭 SES,分别从其出生地、父亲的职业及童年时是否挨饿几个问题出发进行测量。具体而言,老年人出生地在城镇的赋值为1,农村赋值为0;父亲的职业①属于高社会声望的职业赋值为1,低社会声望的职业赋值为0;童年时没有挨饿过的赋值为1,经常性挨饿的赋值为0。然后将上述三个指标进行加总,构成测量老年人早期家庭 SES 的综合指标,取值为0—3,值越大代表老年人早期家庭 SES 越高。而对成年期 SES 事件变量的构建,首先需要对老年人在成年期的 SES 指标进行测量,参考早期家庭 SES 指标构成的方式,尽量选取一致的指标,方便后续的比较。本章通过选取老年人的现居地、60 岁退休前的职业及受教育程度作为测量其成年期 SES 的指标。具体而言,老年人的现居地在城镇的赋值为1,在农村的赋值为0;60 岁退休前的职业属于高社会声望的职业赋值为1,低社会声望的职业赋值为0;受过教育上过学的赋值为1,没有受过教育的赋值为0。然后将其加总,构成测量其成年期 SES 的综合指标,

① 问卷中包括九种职业类型,分别是专业技术人员、政府机构或管理人员、职工服务人员或工人、自雇用者、农林牧渔业人员、家庭主妇、军人、未雇用者以及其他,参考李春玲(2005)社会声望分值,职业类型分别赋值为 90、82、70、64、48、50、70、30 和 50。在此基础上将大于等于 70 的作为高社会声望职业,将小于 70 的作为低社会声望职业,对老年人成年期的职业赋值方式与此一致。

取值为 0—3,值越大代表老年人成年期 SES 越高。最终将老年人成年期
SES 综合指标减去其早期家庭 SES 综合指标,构建老年人成年期 SES 事件
变量,进一步将正数重新赋值为 1,代表老年人成年期的 SES 相对于其早期
家庭 SES 而言,发生了提升事件;将负数重新赋值为 2,代表老年人成年期的
SES 相对于其早期家庭 SES 而言,发生了降低事件;而取值为"0"的表明老
年人成年期的 SES 与其早期家庭 SES 一致,并没有发生提升或降低事件,定
义为持平事件,作为参照组。

　　另外,为了获取早期家庭 SES 和成年期 SES 事件对老年人健康水平的
稳健性估计,我们进一步纳入了一系列的控制变量。包括社会人口特征变
量、家庭支持变量、健康行为变量及其他健康变量。社会人口特征变量主要
有年龄、性别(男性 =1;女性 =0)、婚姻状况(在婚且与配偶同住 =1;未婚①
=0)及队列变量。其中队列变量根据样本的出生年份信息,比较均衡地划
分为五个出生队列,即 1892—1902 年、1903—1913 年、1914—1924 年、
1925—1935 年以及 1936—1949 年。家庭支持变量主要从老年人的居住方
式予以测量(与家人同居 =1;独居或养老机构 =0)。健康行为变量,包括吸
烟(现在不吸烟 =1;现在吸烟 =0)、喝酒(现在不喝酒 =1;现在喝酒 =0)及
锻炼(现在锻炼 =1;现在不锻炼 =0)。其他健康变量主要为老年人的日常
生活自理能力(ADL,1 = 自理;0 = 不自理),ADL 包括 6 项能力的测试,即洗
澡、穿衣、上厕所、上下床、控制大小便及吃饭。问卷中对上述每一个题项都
提供了 3 种选择,即完全不需要帮助、需要部分帮助及完全需要帮助,本研
究将上述指标统一赋值成二分类变量,将在六个题干上都选择"完全不需要
帮助"的认定为自理或无障碍,赋值为"1",但凡有一个题干选择"需要部分
帮助"或者"完全需要帮助"的认定为不自理或有障碍,赋值为"0"。

三、研究方法

　　首先对老年人自评健康变量在自变量上的差异性进行独立性检验,考
虑到因变量老年人自评健康为一个二分类变量(1 = 健康;0 = 不健康),自变
量中除了年龄外,均为分类变量,采用相应的卡方检验统计量进行独立性检

---

① 本文中未婚主要包括分居、离婚、丧偶以及未婚等四类形式。

验,而年龄为定距变量,则采用 t 检验统计量进行独立性检验。然后,在独立性检验的基础上,进行多因素回归分析,采用二元逻辑模型。具体的模型设定如下:

$$Log(\frac{P}{1-P}) = \beta_+ \beta_1 Fses + \beta_2 Ases + \beta_2 Fses * Ases + \sum_{i=4}^{12} \beta_i x_i$$

其中,P 表示老年人自评为健康的概率,$1-P$ 为老年人自评为不健康的概率,两个概率相除为发生比(odds),等式左边为对数发生比(log odds)。β_0 为常数项。Fses 为老年人早期家庭 SES 变量,为使模型简明,本章在后续分析中将其作为连续变量看待,与作为定序变量的模型结果一致。Ases 为老年人成年期 SES 事件变量,β_1 为早期家庭 SES 的主效应,β_2 为成年期 SES 事件的主效应。本章在此基础上进一步探讨了两者的交互效应,以研究老年人早期家庭 SES 对其老年期的自评健康的影响是否会受到成年期 SES 事件的调节作用,其影响效应为 β_2。x_i 为其他一系列的控制变量,β_i 为控制变量对老年人自评健康的作用效应。

依据本文的研究思路,在模型设定上具体的步骤为:首先在模型中纳入早期家庭 SES 变量(定序形式和连续形式)及社会人口特征变量,建立模型一和二,以探讨早期家庭 SES 对老年人自评健康的作用效应。在模型二的基础上纳入老年人成年期 SES 事件变量,建立模型三,以研究在早期家庭 SES 一致的前提条件下,成年期 SES 事件的发生对老年人自评健康的作用效应。在模型三的基础上纳入早期家庭 SES 和成年期 SES 事件的交互项,建立模型四,以研究成年期 SES 事件是否会在早期家庭 SES 对老年人自评健康的影响中发挥调节效应。在模型四的基础上纳入其他控制变量,建立模型五,以对上述分析结果进行稳健性分析,并进一步探讨老年人自评健康水平在其他群体特征上的异质性。

第三节　结果分析与总结

一、描述性统计及相关性检验

从表 9-2 可以看出,所有研究变量都与老年人自评健康变量在 0.01 的统计水平下存在显著的相关性。也就是说,将上述研究变量纳入 logit 回归模型之中具有一定的合理性。从行百分比来看,早期家庭 SES 低的人处于不健康的比重大于处于健康的比重,而处于比较低、比较高或高的比重要小于健康的比重。这一定程度上表明,早期家庭 SES 地位越高,老年人健康的可能性越高,即早期家庭 SES 对老年人健康具有保护效应。老年人在成年期如果经历了持平事件,即成年期 SES 与早期家庭 SES 相当的情况下,其在老年期的自评健康更可能属于不健康状态,而提升或降低事件的发生,在健康状态上的占比基本一致,没有显著的差异性。

从控制变量来看,不健康的老年人年龄均值比健康的老年人要高,体现了正常的老化效应。最晚出生的队列,即 1936—1949 年出生的老年人队列,其处于健康状态的比重要远大于处于不健康状态的比重,而较早出生的队列,即 1892—1902 年、1903—1913 年,其处于不健康状态的比重要远大于处于健康状态的比重。我们由于没有将年龄效应从队列变量中予以剔除,所以很难确定这究竟是年龄造成的队列差异还是队列本身具有的差异,因此,在后续多因素分析中,需要同时纳入年龄与队列变量。从性别上看,男性处于健康状态者的比重要大于处于不健康状态者的比重,而女性则相反——其处于不健康状态者的比重要大于处于健康状态者的比重。这在一定程度上表明,男性在老年期往往拥有更高的健康水平。从配偶关系状态上看,在婚且与配偶同住的老年人,处于健康状态者的比重要大于处于不健康状态者的比重,而没有配偶的老年人则相反,其处于不健康状态者的比重要远大于处于健康状态者的比重。这表明,婚姻对老年人的健康具有一定程度上的保护效应,有利于其健康状态的保持与发展。从居住方式上看,与家人同居、独居或住在养老机构的老年人,其处于不健康状态者的比重都大于处于健康状态者的比重。从健康生活方式上看,吸烟、喝酒并经常性锻炼的老年人中处于健康状态者的比重都要大于处于不健康状态者的比重,这说明适量的吸烟、喝酒并不会造成老年人健康水平的下降,而锻炼会极大程度上提高老年人的健康水平。最后,老年人日常生活自理能力与老年人自评健康具有很强的相关性——能够自理的老年人,其处于健康状态者的占比要远大于处于不健康状态者的占比,而不能自理的老年人则相反,处于不健康状态者的占比要远大于处于健康状态者的占比。

表9-2　老年人自评健康影响因素的描述性及相关性检验汇总表

		老年人自评健康(因变量)				
		不健康=0		健康=1		Chi2-test
		频数	行百分比(%)	频数	行百分比(%)	
核心自变量	早期家庭SES 低	10386	56.0	8150	44.0	279.2***
	比较低	7457	49.2	7700	50.8	
	比较高	3423	46.7	3906	53.3	
	高	558	44.1	706	55.9	
	成年期SES事件 持平	10320	53.5	8961	46.5	52.0***
	提升	8047	50.1	8030	49.9	
	降低	3457	49.9	3471	50.1	
控制变量	年龄(岁) 定距变量	89	11	87	11	17.9***
	队列(年) 1892—1902	4141	55.8	3282	44.2	154.4***
	1903—1913	7566	53.3	6623	46.7	
	1914—1924	5777	48.9	6041	51.1	
	1925—1935	3038	50.9	2929	49.1	
	1936—1949	1302	45.1	1587	54.9	
	性别 男性	8285	47.4	9188	52.6	209.8***
	女性	13539	54.6	11274	45.4	
	婚姻 在婚且与配偶同住	5230	47.3	5823	52.7	110.4***
	未婚	16594	53.1	14639	46.9	
	居住方式 与家人同居	18085	51.3	17177	48.7	8.9***
	独居或养老机构	3739	53.2	3285	46.8	
	吸烟 现在不吸烟	18140	53.2	15986	46.8	169.1***
	现在吸烟	3684	45.1	4476	54.9	
	喝酒 现在不喝酒	18158	54.3	15290	45.7	459.1***
	现在喝酒	3666	41.5	5172	58.5	

续表

		老年人自评健康（因变量）				Chi2 – test
		不健康 = 0		健康 = 1		
		频数	行百分比（%）	频数	行百分比（%）	
锻炼	现在锻炼	6969	43.0	9235	57.0	778.5***
	现在不锻炼	14855	57.0	11227	43.0	
ADL	自理	13582	45.2	16437	54.8	1679.1***
	不能自理	8242	67.2	4025	32.8	

注：年龄变量的描述统计量分别为均值和标准差，相应的单因素检验统计量为 t；
*** $p < 0.01$，** $p < 0.05$，* $p < 0.1$。

二、健康水平差异的作用机制分析

表 9 – 3 中的模型 1 和模型 2 都是在控制了老年人的社会人口特征的条件下，研究早期家庭 SES 对老年人自评健康影响的效应。模型 1 是将早期家庭 SES 作为定类变量的形式，模型 2 是作为连续变量的形式。从模型 1 可以看出，在控制了老年人社会人口特征条件下，早期家庭 SES 比较低、比较高或高的老年人相比于早期家庭 SES 低的老年人，其老年期自评健康为健康的发生比均显著提高，而且提高的程度随着早期家庭 SES 的提升而扩大，分别提高了 27%［$e^{(0.238)} - 1 = 0.27$］、38%［$e^{(0.322)} = 0.38$］及 47%［$e^{(0.386)} - 1 = 0.47$］。从模型 2 的连续形式来看，结论基本一致——在控制了老年人社会人口特征的条件下，早期家庭 SES 每提升一个单位，其老年期自评健康为健康的发生比就提高 17%［$e^{(0.157)} - 1 = 0.17$］。这表明，老年人早期家庭 SES 对其老年期的自评健康具有显著的正向影响，即早期家庭 SES 越高，老年人对其老年期健康的保护效应越显著。由于模型 1 与模型 2 的分析结果基本一致，为了后续分析的简明性考虑，本文以模型 2 为基准模型，开展后续的分析。

模型 3 是在模型 2 的基础上纳入了老年人成年期 SES 事件变量。我们可以看出，早期家庭 SES 在进一步控制了老年人成年期 SES 事件变量后，仍然对其老年期自评健康具有显著的正向效应，而且相比于模型 2，其老年期自评健康为健康的发生比进一步扩大,为19%[e^(0.17) − 1 = 0.19]。成年期 SES 事件对老年期自评健康的影响在事件类型上存在比较明显的差异性,具体而言,对于在成年期经历 SES 提升事件的老年人,相比于持平事件的老年人,其老年期自评健康为健康的发生比显著提高了7%[e^(0.071) − 1 = 0.07]。而对于在成年期经历 SES 降低事件的老年人,相比于持平事件的老年人,其老年期自评健康为健康的发生比降低了0.6%[e^(−0.006) − 1 = −0.006],但是在0.1的统计水平不具有显著性。这表明,在早期家庭 SES 相同的前提条件下,老年人在成年期如果经历了 SES 提升事件,将显著提高老年人在老年期的自评健康水平,但是如果在成年期经历了 SES 降低事件,并不会造成老年期自评健康的显著降低。这在一定程度上可以理解为,之所以成年期 SES 降低事件并不构成老年人老年期自评健康的显著负向因素,是因为发生成年期 SES 降低的老年人,其在早期家庭 SES 上显然是占有一定的优势的群体,没有显著负向效应,恰恰表明,早期家庭 SES 在对其老年期自评健康具有长久持续的保护效应。这在一定程度上抵消了成年期 SES 降低事件的负向影响。

为进一步验证上述分析结论,本章在模型3的基础上纳入了早期家庭 SES 与成年期 SES 事件变量的交互项。从早期家庭 SES 的主效应值来看,为0.195(p < 0.01),它表明对于那些在成年期经历了 SES 持平事件的老年人,早期家庭 SES 每提升一个单位,其老年期自评健康为健康的发生比显著提高21%[e^(0.195) − 1 = 0.21]。对于成年期 SES 事件变量的主效应项,同样存在事件上的明显差异性,具体而言,在早期家庭 SES 为低的情况下,如果老年人在成年期经历 SES 提升事件,那么相比于持平事件,其在老年期自评健康为健康的发生比就显著提高12%[e^(0.115) − 1 = 0.12]。如果老年人在成年期经历 SES 降低事件的话,那么相比于持平事件,其在老年期自评健康为健康的发生比就降低2%[e^(−0.02) − 1 = −0.02],但在0.1的统计水平仍然不具有显著性。与模型3的结果基本一致,在从其交互项的作用效应来看,同样存在事件类型上的显著差异性。早期家庭 SES 与成年期 SES 提升事件的交互效应值为负的0.075(p < 0.05)。这表明,早期家庭 SES 对老年人老年期的自评健康的影响,显著受到成年期 SES 提升事件的调节干预。具体而言,相对于成年期 SES 持平事件,如果老年人在成年期经

历了 SES 提升事件,早期家庭 SES 造成的老年人在老年期的健康水平差异就会被部分削弱或抵消。从数值上来看,老年人在成年期经历了 SES 提升事件后,早期家庭 SES 每提升一个单位,老年人老年期自评健康为健康的发生比就从持平事件的 21% 降到了 14%[e^(0.195) − 1 + e^(−0.075) − 1 = 0.14]。早期家庭 SES 与成年期 SES 降低事件的交互效应,在 0.1 的统计水平下并不存在显著性。也就是说,如果老年人在成年期经历了 SES 的降低事件,这并不会使早期家庭 SES 对老年人老年期自评健康发挥调节作用。这进一步证实了模型 3 的基本结论。

模型 5 在模型 4 的基础上进一步纳入了一系列的控制变量,以对上述结论的稳健性予以检验。结果显示,早期家庭 SES 和成年期 SES 事件变量及两者交互项的系数略有变小,但是系数的方向及显著性上并没有发生变化,也就是说,上述的结论基本上得到了证实。在控制变量中,我们发现老年人自评健康在个体特征、家庭支持、健康生活方式及其他健康指标上同样存在比较明显的群体差异性。具体而言,在控制了其他变量的前提条件下(下同),对于同一出生队列的老年人来说,年龄每增加一岁,老年人老年期自评健康为健康的发生比就会降低 0.9%[e^(−0.009) − 1 = −0.009];在同一年龄条件下,越晚出生的老年人队列健康自评为健康的发生比越低,这表明老年人健康发展具有疾病扩张的趋势。在婚且与配偶同住的老年人其自评健康为健康的发生比,相比于无配偶的老年人,显著提高了 7%[e^(−0.077) − 1 = −0.07]。与独居或住在养老机构的老年人相比,跟家人同住的老年人其自评健康为健康的发生比显著提高 23%[e^(0.21) − 1 = 0.23]。这表明,家庭支持对于老年人保持健康状态具有显著的正向促进作用。从健康的生活方式可以看出,老年人适量吸烟、饮酒或经常性锻炼都会显著提高老年人自评健康为健康的发生比,分别提高 7%[1 − e^(−0.076) = 0.07]、30%[1 − e^(−0.352) = 0.3]和 48%[e^(0.391) − 1 = 0.48]。另外,老年人日常生活自理能力显著影响老年人自评健康水平。从具体数值来看,ADL 为自理的老年人,相比于不自理的老年人,其自评健康为健康的发生比显著提高 142%[e^(0.884) − 1 = 1.42]。

表 9-3　老年人自评健康影响因素分析模型

变量	老年人自评健康(1 = 健康;0 = 不健康)				
	模型 1	模型 2	模型 3	模型 4	模型 5
早期家庭 SES		0.157***	0.170***	0.195***	0.167***
（定距变量）		(0.0126)	(0.0144)	(0.0189)	(0.0196)
早期家庭 SES					
(低 = 0,定类变量)					
比较低	0.238***				
	(0.0231)				
比较高	0.322***				
	(0.0294)				
高	0.386***				
	(0.0593)				
成年期 SES 事件					
（持平 = 0）					
提升			0.071***	0.115***	0.106***
			(0.0227)	(0.0290)	(0.0298)
降低			-0.006	-0.020	-0.006
			(0.0314)	(0.0709)	(0.0725)
交互项					
早期家庭 SES					
提升				-0.075**	-0.066**
				(0.0301)	(0.0309)
降低				-0.005	0.001
				(0.0423)	(0.0434)
年龄	-0.029***	-0.028***	-0.029***	-0.028***	-0.009***
	(0.0023)	(0.0023)	(0.0023)	(0.0023)	(0.0024)

续表

变量	老年人自评健康(1 = 健康;0 = 不健康)				
	模型 1	模型 2	模型 3	模型 4	模型 5
队列	-0.157***	-0.143***	-0.154***	-0.153***	-0.094***
	(0.0216)	(0.0219)	(0.0217)	(0.0217)	(0.0227)
性别(女性 =0)	0.214***	0.213***	0.195***	0.194***	0.027
	(0.0212)	(0.0212)	(0.0222)	(0.0222)	(0.0240)
婚姻(未婚 =0)	-0.022	-0.021	-0.024	-0.024	-0.077***
	(0.0269)	(0.0269)	(0.0269)	(0.0270)	(0.0289)
居住方式(独居或养老机构 =0)					0.210***
					(0.0285)
吸烟(是 =0)					-0.076***
					(0.0273)
喝酒(是 =0)					-0.352***
					(0.0260)
锻炼(否 =0)					0.391***
					(0.0219)
ADL(不自理 =0)					0.884***
					(0.0251)
常数项	2.543***	2.393***	2.457***	2.421***	0.102
	(0.234)	(0.237)	(0.236)	(0.237)	(0.251)
Log likelihood	-28908	-28917	-28912	-28909	-27888
Chi2	761	743	753	760	2801
样本数	42,286	42,286	42,286	42,286	42,286

注:括号内的为标准误。*** $p < 0.01$,** $p < 0.05$,* $p < 0.1$。

三、总结

　　健康水平差异不仅发生在成年人身上,在老年人群体之中也同样存在,即健康水平差异具有发散效应。导致老年人群体健康水平有差异的原因也是如此,即其不仅在成年期社会经济地位上存在显著差异,其儿童期或青少年期的家庭 SES 对老年人的自评健康水平也持续发挥显著的影响。成年期的 SES 事件对老年人老年期自评健康水平的影响在事件类型上存在明显的差异性,具体而言,如果老年人在成年期经历了 SES 提升事件,那么这会显著提高其老年期的自评健康水平;如果老年人在成年期经历了 SES 降低事件,却并不会对其老年期的自评健康水平造成显著的影响。这证明,老年人早期家庭 SES 对其老年期自评健康状况具有保护效应。对于成年期 SES 事件的调节效应分析同样也是如此,如果老年人在成年期经历了 SES 提升事件,那么这会显著降低早期家庭 SES 对其老年期自评健康的影响效应,缩小因早期家庭 SES 造成的健康水平差异。而老年人在成年期经历了 SES 降低事件,却并不会发生显著的调节效应。这进一步印证:对那些在成年期 SES 下降的老年人而言,早期家庭 SES 对其老年期的自评健康状况具有比较明显的保护效应,可以部分抵消成年期 SES 下降带来的负向效应。

第十章　社会经济地位影响老年期健康的路径分析

　　如前所述,第一章至第九章的三阶段实证研究结果都是截面化、片段化的,无法全面解释健康的发育起源等现象,也无法解释压力如何影响当前和未来的健康及个人与环境之间的动态之间的相互作用及其后果。

　　本章基于 CLHLS 于 2014 年调查结果得出的截面数据,利用结构方程模型,避免研究指标的单一化测量问题,具体探讨我国老年人社会经济地位影响其健康水平的路径与直接效应。将理论影响因子纳入模型后,分析结果显示,相关因子对老年期健康均存在直接或间接的作用,在控制了其他相关变量的前提下,老年人社会经济地位对其健康水平产生的直接效应值为0.518,具有统计显著性,即老年人社会经济地位越高,其健康状况越好,则根据个体的社会经济地位可对其老年期健康状况作出正向预测。老年人群体健康水平确实存在着差异,证实了健康水平的"发散效应"。并且,这种健康水平差异还具体体现在不同年龄阶段、性别、城乡及职业的老年人群体之中。为此,家庭、社区及相关政府要完善相应的社会保障制度,兴办老年大学,以提高老年人的收入水平及教育水平,注重社会资源向高龄、女性及农村老年人倾斜,缩小老年人社会经济地位差距,实现公平、平等的"健康老龄化"。

　　结合第九章的文献回顾,我们已知学界目前对老年人健康水平差异的相关研究比较充实,但是仍然存在两点不足之处:一是对社会经济地位及健康概念测量上的单一化缺少综合性指标的研究。正如前文所述,社会经济地位概念和健康概念本身就都是多维度、多水平的,因此仅从其单一指标如教育、收入或职业出发所做的考量难免不够科学。因此,我们利用结构方程模型(SEM)将其设置成潜在变量,再具体探讨两者的因果效应,避免指标测量的片面性。二是由于上个问题的存在,往往造成不同研究在结果上存在争论点,而从整体上对社会经济地位与老年人健康水平关系的探讨尤为匮乏。这就为本章所做的后续研究提供了重要的参考与支撑。

第一节　数据、变量与方法

本章采用的数据均来自 CLHLS。我们由于研究关注的因变量以及一系列自变量都具有多维的特征,不能直接对其进行测量,只能通过一组或多组观察变量(Observed variable)去间接测量,从而构建相应的潜在变量(Latent variable),因此利用结构方程模型对老年人社会经济地位与其健康水平的因果机制开展研究。完整的结构方程模型包括测量模型(Measurement model)和结构模型(Structural model)。测量模型用于定义某种特征或抽象概念,是一组观察变量的线性函数,反映了潜在变量与一组观察变量的共变效果,用矩阵方程式可以表示为:

$$X = {}^x\xi + \delta$$
$$Y = {}^y\eta + \varepsilon$$

其中 X 和 Y 分别表示外生潜在变量(exogenous latent variable,ξ)的观察变量和内生潜在变量(endogenous variable,η)的观察变量,x 和 y 为其相应的回归系数矩阵(在标准化结构方程模型中为因素负荷量矩阵),δ、ε 分别是 X、Y 测量上的误差,即无法被共同潜在变量解释的部分。

结构模型表示潜在变量之间或一组观察变量与潜在变量之间的连接关系,用矩阵方程式可以表示为:

$$\eta = B\eta + \Gamma\xi + \zeta$$

其中 η 为内生潜在变量,ξ 为外生潜在变量,B 表示内生潜在变量之间的结构系数矩阵,Γ 为外生潜在变量与内生潜在变量的结构系数矩阵,ζ 为模型未能解释的部分,即残差项。由于本章中的模型并未考虑中介效应,因此并不存在对内生潜在变量之间影响关系的考察,同时在最终模型中纳入了一系列的观察变量作为控制变量,所以结构模型的矩阵方程式界定为:

$$\eta = \Gamma\xi + \lambda C + \zeta$$

其中 C 表示一系列控制变量的矩阵,其他符号的解释同上。

在本研究中,唯一的潜在内生变量或结局变量为老年人健康水平,其主要通过五个观察变量予以间接测量,分别是自评健康、日常生活自理能力(ADL)、体质指数(BMI)、心理健康,以及疾病得分。外生潜在变量包括四个,分别是社会经济地位指标、社会支持指标、健康行为指标,以及环境指标。其中社会经济地位指标是本章关注的核心自变量,它主要从老年人受教育年限、家庭月收入及自评经济状况等方面进行间接测量。社会支持指标的观察变量包括与老人同居的人数、生病时医疗服务的利用程度、社区社会服务的种类数以及社会保障、商业保险的拥有数。健康行为指标的观察变量包括健康饮食水平、是否有规律进行锻炼及健康损害行为数量(包括吸烟和喝酒行为)。环境指标的观察变量包括居住环境以及工作环境。另外,结构模型中还包括一系列人口特征变量作为控制变量,包括年龄、性别、城乡以及老年人退休前职业得分。具体的变量赋值方式见表 10 – 1。

表 10 – 1 研究变量赋值方式简介

指标		变量	赋值方式
内生潜在变量	健康水平	自评健康	1 非常差,2 差,3 一般,4 好,5 非常好。无法回答为 3
		ADL	依据 ADL 量表,完全不需要他人帮助完成一项记 1 分,累积 6 分
		BMI	BMI = 体重(kg)/身高(m)^2
		心理健康	12 个月以来心情沮丧表现:2 两项都无,1 有其中一项,0 两项都有,无法回答为 0.5
		疾病得分	25 种常见慢性病种类,疾病得分 = 25 – 慢性病填报数,不清楚或缺失默认没有该项慢性病
外生潜在变量	社会经济地位	受教育程度	定距变量
		家庭月收入	家庭月收入(元) = 家庭年总收入/12
		自评经济	1 非常贫穷,2 贫穷,3 一般,4 富裕,5 非常富裕,无法回答为 3
	社会支持	家庭支持	与老人同居人数
		医疗服务	生病时能够得到足够的医疗服务,1 能,0 不能
		社会服务	社区中能够获得的社会服务种类数,有一项记 1 分,累积 9 分
		保障政策	社会保障或商业保险拥有数,有一项记 1 分,累积 9 分

续表

指标	变量	赋值方式
外生潜在变量	健康行为	
	健康饮食	计量落实到每天,每天为2.1,每周为0.3,每月为0.07,有时为0.03,从不为0,最终得分为13种食物摄入情况的加总
	规律锻炼	现在是否有规律的锻炼,1是,0否
	健康损害行为	现在是否吸烟或喝酒,2两项都有,1有其中一项,0两项都没
	环境	
	居住环境	住房是否漏雨或发霉,2两项都没,1有其中一项,0两项都有,无法回答为0.5
	工作环境	依据李春玲(2005)社会声望分值对问卷中的九种职业类型进行赋值
控制变量	人口特征	
	年龄	定距变量,年龄大于等于60
	性别	1男,0女
	城乡	现居地:1城市,2乡镇,3农村
	退休前职业得分	同工作环境赋值逻辑

老年人社会经济地位与其健康水平的结构方程模型如图 10-1 所示,其中椭圆形用以表示潜在变量,长方形表示观察变量,圆形表示观测模型或结构模型的误差项或残差项。双向箭头表示潜在变量之间的相关关系,即社会经济地位、社会支持、健康行为及环境指标两两之间均用双向箭头连接

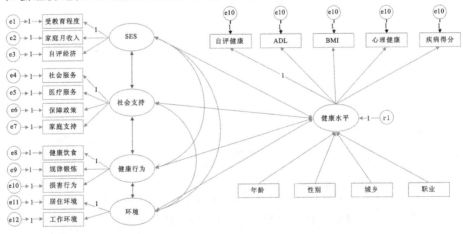

图 10-1　社会经济地位与老年人健康水平 SEM 预设图

表示它们之间的相关关系,而非因果关系。单项箭头表示因果关系,箭头所指的方向为果,箭头的始端为因。本章的 SEM 预设图一共包含五个测量模型和一个结构模型。

第二节　实证分析结果、总结与讨论

一、研究变量的分布情况

结构方程模型的最终解释变量是老年人的健康水平,从表 10－2 描述性统计结果来看,我国老年人各健康指标所反映出的健康状况都普遍较好。具体而言,我国老年人自评健康指标的均值为 3,即老年人的日常生活自理能力平均而言能够在完全不需要他人帮助的条件下独自完成至少五项。BMI 指数的平均值为 22.04,处于正常区间,但是波动较大,标准差为 4.44,表明虽然老年人体质指数的平均数正常,但具体分析,不同人群又存在巨大的差异:BMI 最小的有 8.86,属于体重过轻;最大的有 87.70,属于严重肥胖。心理健康指标的平均得分为 1.66,说明大部分老年人的心理健康状况处于良好状态。从慢性疾病指标的得分来看,老年人平均得分为 23,表明慢性疾病状况近年来在老年群体中得到了部分改善。

模型的核心自变量是社会经济地位指标,本章对其具体从老年人受教育程度、家庭月收入(元)及老年人自评健康状况来衡量。从表 10－2 的结果可以看出,我国老年人的社会经济地位整体而言处于一般水平者较多,而且老年群体内部的社会经济地位差异较大。具体而言,我国老年人受教育程度普遍较低,平均受教育年限仅有三年,有高达 53.1% 的老年人从未接受过教育,并且受教育年限的标准差为 4,群体内部的差异性明显。家庭月收入水平上,平均家庭月收入水平为 2878.12 元,标准差为 2519.93 元,说明老年人的平均家庭月收入尚可,但是群体内部的异质性更为明显,仍有 31.3% 的老年人家庭月收入低于 1000 元。但从老年人自评经济状况来看,大部分老年人认为自身目前的经济状况处于一般水平。

除了社会经济地位这一核心自变量外,本章还纳入了一系列与老年人健康水平相关的潜在变量,包括社会支持、健康行为及环境指标。从表 10－

2 来看,老年人整体的社会支持情况堪忧,支持的资源可获得性较低。具体而言,与老年人同居的平均人数为两人;社区社会服务种类的提供很少,平均只有两个;老年人拥有的社会保障或商业保险的数量较少,平均仅有一个。但是从医疗服务角度来看,我国绝大部分老年人都能够获得足够的医疗服务,这一比例高达96.9%。这说明,我国老年人的社会支持来源单一,主要是以医疗资源的获取为主,其他社会支持方式短缺。老年人的健康饮食与生活方式方面问题是比较突出,从健康饮食来看,平均得分仅为5.08,说明我国老年人在饮食上存在单一化的倾向,饮食结构不够合理均衡。另

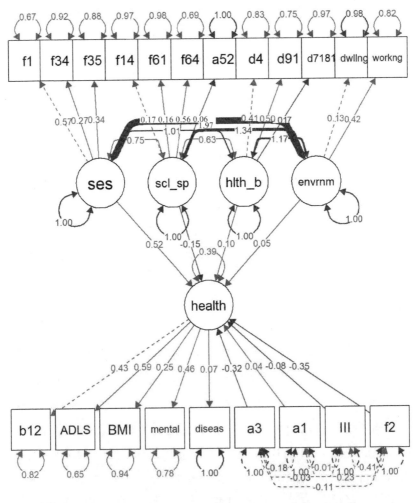

图 10 - 2　结构方程模型结果图

一方面,从老年人的生活方式来看,老年人有规律锻炼者所占比例较高,为68.5%,但是仍有31.5%的老年人没有进行过规律性的锻炼。另外,老年人普遍存在吸烟、喝酒等健康损害行为,有72.2%的老年人既吸烟又喝酒,有20.4%的老年人吸烟或喝酒,仅有7.4%的老年人拥有健康的生活方式,既不吸烟又不喝酒。从居住环境来看,老年人的居住环境普遍较好,很少存在房屋漏雨、发霉的情况,平均得分为1.64。但老年人的工作环境均值仅为55,表明老年人退休前的工作场所环境欠佳,这大概与来自农村的样本数量较多有关。

最后,本章在结构模型中进一步纳入了一系列的控制协变量,包括老年人的年龄、性别、城乡居住地及退休前的职业得分。样本老年人的平均年龄为85岁,高龄老年人的比例较高。其中女性老年人(52.2%)多于男性老年人(47.8%),农村老年人(48.2%)多于乡镇老年人(35.4%),乡镇老年人多于城市老年人(16.4%)。老年人退休前的职业均分为54,其职业声望水平较低,这与来自农村的样本数量较多有关,标准差为12,说明内部的异质性较为明显,主要表现为城乡的差异性。

图10-3展示了本章最终的标准化SEM结果,模型整体拟合情况分析。

该图主要分为两个部分:一是五个测量模型,二是一个结构模型。从测量模型来看(与均在0.05的水平下显著),健康水平与其五个观察变量的标准化回归系数,即因素负荷量,分别为0.429、0.593、0.250、0.465及0.071,表示老年人健康水平这一潜在构念分别对自评健康、ADL、BMI、心理健康及疾病得分的直接效应值介于0.071—0.592之间。社会经济地位指标与三个观察变量的标准化路径系数分别为0.571、0.343及0.274,表示老年人社会经济地位分别对其受教育程度、家庭月收入及自评经济的直接效应值介于0.274—0.571之间。社会支持指标与四个观察变量的标准化路径系数分别为0.171、0.156、0.559及0.062,表示社会支持分别对社会服务、医疗服务、保障政策和家庭支持的直接效应值介于0.062—0.559之间。健康行为与三个观察变量的标准化路径系数分别为0.412、0.499及0.171,表示老年人健康行为分别对健康饮食、规律锻炼、健康损害行为的直接效应值介于0.171—0.499之间。环境与两个观察变量的标准化路径系数分别为0.129和0.422,表示环境这一潜在构念分别对工作环境和居住环境的直接效应值介于 0.129—0.422 之间。

从结构模型来看,核心自变量即社会经济地位指标在控制了其他相关变量的前提下,对老年人健康水平的直接效应值为 0.518,表明老年人社会经济地位越高,其健康状况越好,而且在 0.01 的水平下具有显著性,即社会经济地位对老年人的健康水平具有显著的正向影响,同时老年人群体中的健康水平差异确实存在。其他外生潜在变量,即社会支持指标、健康行为指标及健康指标,在控制了其他相关变量的前提下,对老年人健康水平的直接效应值分别为 -0.145、0.103 和 0.052,但在 0.1 的水平下均不具有统计显著性,这表明老年人健康水平的变异绝大部分可以由社会经济地位指标解释。

另外,本章在结构模型之中纳入了一系列的人口特征变量,作为模型控制协变量。从图 10-3 可以看出,年龄与老年人健康水平的路径系数为 -0.325,而且在 0.01 的水平下具有显著性,表明老年人健康水平随年龄的递增呈现单调递减。性别与老年人健康水平的路径系数为 0.037,而且在 0.1 的水平下具有显著性,这表明老年人健康水平存在显著的性别差异性,具体表现为男性的健康水平显著高于女性的健康水平。城乡与老年人健康水平的路径系数为 -0.084,而且在 0.01 的水平下具有显著性,表明老年人健康水平存在显著的城乡差异,具体表现为城市老年人的健康水平高于乡

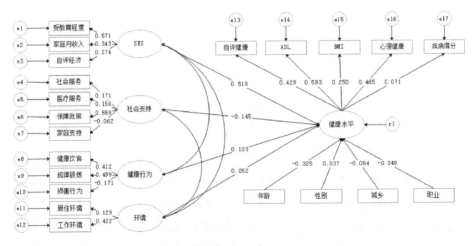

图 10-3　社会经济地位与老年人健康水平标准化 SEM 结果图

镇老年人,乡镇老年人的健康水平高于农村老年人,农村老年人处于健康水平金字塔的底端。老年人退休前的职业得分与其健康水平的路径系数为 −0.349,而且在 0.01 的水平下就有显著性,表明职业声望得分越高的老年人,其健康水平反而越差,这大概与其工作内容及性质有关。

二、小结与讨论

本章在对老年人健康水平差异的研究过程中,考虑到老年人社会经济地位及健康水平指标上多维度多变量的特征,如果仅就单变量纳入模型,是无法完整测量老年人的社会经济地位状况与健康水平的,因此本章通过构建结构方程模型,利用潜在变量对老年人社会经济地位与健康水平进行间接测量,有效弥补了单变量测量的片面性。通过最终的结构模型可以看出,在控制了其他相关协变量的前提下,老年人的社会经济地位对其健康水平存在显著的正向影响,证明了在老年人群体中健康水平差异现象的存在,老年人健康水平在年龄、性别、城乡以及职业上也存在明显的差异性。家庭、社区和政府应更加关注那些受教育程度较低、家庭月收入较低以及自评经济状况较差的老年人,同时将更多的养老资源投向高龄老年人、女性老年人以及农村和乡镇老年人,平衡城乡养老资源的差异性,实现均衡化。

本章仅对老年人的健康水平差异展开了初步的探讨与研究,存在以下几点不足与展望:一是测量模型的聚合效度普遍较低,因素负荷量均低于 0.71 的标准水平,测量模型整体拟合欠佳;二是并未对老年人健康水平差异的作用机制开展研究,属于对健康不平的初步探索。因此对测量模型观察指标的进一步界定与挑选以及对健康水平差异的各种作用机制研究成为接下来应该着力的方向。

总结与探讨

社会经济地位影响着人的整体功能,特别是我们的身心健康。较低的社会经济地位会引发一连串的相关结果,如较低的教育成就、贫困状况的加深以及健康状况恶化,这些负面结果交互作用,最终会影响我们的社会发展。在我国,健康水平分布、资源分配和生活质量上的不平等正在加剧,差距正在拉大。这就要求我们更加关注社会经济地位不平等的原因,并应努力减少社会经济地位的深刻差距。

一

本书的出发点是基于群体发展角度来重塑对健康的理解,从理论假设来说:生命转变始终是社会轨迹的一部分,并且会赋予其独特的意义和形式。本书将生命历程理论融入健康模型,展示个体的健康发展轨迹不仅仅是其遗传禀赋和生活方式选择的结果,生命早期存在的社会、心理和环境因素都可能对其短期和长期健康状态产生重大影响。

基于此,我们提出全生命周期健康理念:健康发展是建立并保持最佳身体功能和疾病抵抗能力的终身适应性过程,是以生命被孕育为起点,跨越整个生命跨度的动态过程。我们可以通过制定贯穿一生的健康干预策略来影响个体老年期的健康状况,通过不断累积的健康优势使得个体或群体的健康发展轨迹实现最优化。

除了基于不同样本数据所做的分析,我们对社会经济地位相关研究也做了回顾,通过对已有研究的广泛搜集和深入阅读,笔者认为目前我国学界已有的针对社会经济地位所做的定义比较注重普遍性、适用性,在以后的研究中应充分重视社会经济地位概念的特殊性;其次,在本书中采取了比较成熟的社会经济地位概念化和操作化路径,笔者已经充分认识到社会经济地位概念的操作存在本土化问题,但是本书所涉及的研究中仍旧没能实现社会经济地位测量上的突破,即需要结合单一指标、多元指标和复合型指标的综合应用;本书深入发掘了社会经济地位在健康研究中的应用,提出家庭SES理念的应用比个体社会经济地位的度量更具操作性。

当对群体健康的研究从生物医学或自然条件转向社会科学研究时,社会学家已经证明,疾病的传播在很大程度上受到个人的社会经济地位、民族传统或信仰及其他文化因素的影响。健康水平不仅体现个人或群体能够实现愿望和满足需求的程度,更应是个人或群体改变和应付环境的能力。因此,健康状态应该被视为日常生活的资源,而不是生活的目标。

家庭SES概念与传统意义上的社会经济地位概念有一定区别,通过对健康,对生命发展历程,对生命周期等理论的剥离,笔者发现,家庭其实是个体健康变化的生产者、承载者与实践者。较之于个体的社会经济地位,个体赖以生存的家庭的社会经济地位对健康发展的影响意义更为显著。

健康是我们一生中所遇到的风险行为、保护因素和环境因素的产物,这些因素对特定的结果具有累积的、附加的、甚至倍增的影响。将健康问题置于整个生命历程中来看的话,老年人健康实质上是健康问题的一个特殊阶段。除了在理论上试图回答社会经济地位对健康发展的作用路径之外,我们也通过调研数据来分析作为健康发展的一个特殊阶段,老年人的健康状态是如何改变的。

因此我们通过数量分析和模型分析来描述、还原并试图解释如下问题:(1)不同历史时期我国老年群体健康的变化趋势如何?(2)其间我国老年群体社会经济地位发展评价?(3)个体早期家庭生活质量对其老年期健康状况存在哪些影响?(4)不同个体老年期健康水平之间的差异是通过怎样的路径实现的?(5)我国老年人社会经济地位影响其健康水平的直接效用和潜在效用的路径是什么?等等。

首先我们利用CLHLS数据(1998—2014)共6期的数据,回答了1998—2014年间我国老年人健康水平状况在不同群组之间的差异分布状况,回答了群组类别之间在健康水平状况上不平等的问题;二是老年人健康水平状况在不同群组类别上随时间推移的差异分布,讨论不同年份健康水平发展上的问题;三是老年人健康水平状况在群组之间的差异随时间推移的差异分布,探讨健康不平等的发展趋势问题。

基于 CLHLS,通过对老年人健康水平随时间发展变化趋势的研究,我们已经提出需要解决的三个问题:一是每一年老年人健康水平状况在不同群组之间的差异分布,这属于横截面的研究范畴,即探讨同一年份条件下,群组类别之间在健康水平状况上孰优孰劣的问题(健康不平等的问题);二是不同群组类别的老年人健康水平状况随时间推移的差异分布变化,这属于纵贯性的研究范畴,即探讨同一群组类别条件下,不同年份之间在健康水平状况上孰升孰降的问题;三是老年人健康水平状况在群组之间的差异随时间推移的差异分布变化,这属于对上述横截面、纵贯性研究相结合的范畴,即探讨同一群组不同类别条件下,不同年份之间在健康水平状况上孰大孰小的问题(健康不平等的发展趋势问题)。

针对上述问题,本书通过构建列联表、变量的描述性统计分析、单因素方差分析以及均值差分析等方法展开了探讨。得出以下结论:

一是历年来,老年人的各项健康指标在性别、城乡、年龄组以及职业类别上均存在显著性的差异。具体而言,主要表现为男性老年人在各项健康指标上都显著优于女性老年人;城镇老年人除了在躯体健康指标上显著差于农村老年人外,在其他各项健康指标上都显著优于农村老年人;年龄组与各项健康指标呈现出明显的单调递减关系,即随着老年人年龄的上升,各项健康水平出现显著下降;从事职业的社会地位越高,老年人各项健康水平越高。

二是群组内不同类别的各项健康指标在年份分布上部分存在显著的差异。具体而言,男、女性老年人的社会适应健康水平均未显著提高,但男性老年人的下降幅度远高于女性老年人;男、女性老年人的心理健康、主观健康及综合健康水平均有不同程度的提高,但对女性老年人来说提高幅度远高于男性老年人;女性老年人的躯体健康水平显著提高,但男性老年人的躯体健康水平基本保持稳定。城乡老年人的社会适应健康指水平均未显著提高,但对农村老年人来说下降幅度远高于城市老年人;城乡老年人的其他健康水平均呈现出随时间推移而提高的趋势,但对农村老年人来说提高幅度远高于城镇老年人。在年龄组上,对于躯体健康指标而言,大部分年龄组老年人的躯体健康指标在 2002 年至 2018 年间基本呈现稳定状态,只有 70—74 岁组老年人的躯体健康水平呈现出显著的下降趋势。对于心理健康指标而言,不同年龄组老年人的心理健康指标在 2002 年至 2018 年间基本都呈现出显著的上升趋势。对于社会适应健康而言,不同年龄组老年人的社会适应健康指标在 2002 年至 2018 年间波动变化,并且整体上呈现出下降趋势。对于主观健康指标而言,大部分年龄组老年人的主观健康指标在 2002 年至 2018 年间呈现出上升趋势,而 75—79 岁组、80—84 岁组、90—94 岁组老年人的主观健康指标基本保持稳定状态。对于综合健康而言,大部分年龄组老年人的综合健康指标在 2002 年至 2018 年间呈现出上升趋势,而 70—74 岁组、75—79 岁组、80—84 岁组老年人的综合健康指标基本保持稳定状态。在职业类别上,除主观健康指标以外,以政府机构或管理人员为代表的从事高社会地位职业的老年人,各项健康指标在 2002 年至 2018 年间总体上呈现出下降趋势。以自雇用者、军人为代表的从事中社会地位职业的老年人,各项健康水平在 2002 年至 2018 年间基本维持在稳定状态。以农林牧渔业人员、家务劳动者为代表的从事低社会地位职业的老年人,各项健康水平在 2002 年至 2018 年间总体上呈现出上升趋势。

三是历年来,不同群组类别老年人健康指标的均值差都存在显著性的差异,并且这一差异随时间推移呈现逐渐缩小的趋势。具体而言,男、女性老年人在各项健康指标上的水平差距自 2002 年至 2018 年间呈现逐渐缩小的趋势,也就是说,历年男性老年人的各项健康指标优势均存在,但性别导致的老年人健康水平差距随时间推移逐渐得到了一定程度的缓解。城乡老年人在各项健康指标上的水平差距自 2002 年至 2018 年间呈现逐渐缩小的趋势,也就是说,除了躯体健康指标,历年城镇老年人的其他健康指标优势均存在,但城乡导致的老年人健康水平差距随时间推移逐渐得到了一定程度的缓解。总体上,不同年龄群组老年人的各项健康指标上的水平差距自 2002 年至 2018 年间呈现逐渐缩小的趋势;低龄群组老年人与高龄群组老年人、超高龄群组老年人之间的健康指标均值差随时间推移逐渐缩小,高龄群组老年人与超高龄群组老年人之间的躯体健康指标均值差基本保持稳定,社会适应健康与主观健康指标均值差呈现逐渐缩小的趋势,心理健康与综合健康指标均值差呈现出小幅度扩大的趋势,也就是说,历年来年龄越小的老年人,各项健康指标优势越高,但年龄导致的老年人健康水平差距随时间推移逐渐得到了一定程度的缓解。总体上,不同社会地位职业群组老年人的各项健康指标上的水平差距自 2002 年至 2018 年间呈现逐渐缩小的趋势;从事高社会地位职业的老年人与从事中社会地位职业的老年人、从事低社会地位职业的老年人之间的健康指标均值差,随时间推移逐渐缩小;从事中社会地位职业的老年人与从事低社会地位职业的老年人的主观健康均值差,呈现小幅度扩大,其余健康指标均值差随时间推移逐渐缩小。也就是说,历年来所从事职业的社会地位越高的老年人,其各项健康指标的优势越明显,但职业带来的社会地位所导致的老年人健康水平的差距,随时间推移逐渐缩小。

基于对不同群组老年人各项健康指标水平随时间变化的发展趋势分析,我们另外提出以下几点疑问,以供探讨:

一是在城乡老年人健康状况的分析中,农村老年人的躯体健康水平优于城市老年人,但其他维度的健康水平却劣于城市老年人。为什么会出现这样的状况?

二是在同类健康指标中,女性、农村、高龄(超高龄)、从事低社会地位职业的老年人,其健康水平随年份推移有明显提高的趋势,而男性、城镇、低龄、从事高社会地位职业的老年人,其健康水平随年份推移基本保持稳定趋势,并未出现提高,甚至出现了部分下降的趋势。这是否说明,在各类健康指标的水平上占据优势的老年人群组已经达到了健康水平提升的临界值,而整体状况下健康不平等状况的缓解和改善,是由于健康水平占优势的群体稳定的健康状况为前提的?

三是在职业群组的均值差异中,从事高社会地位职业的老年人与从事中社会地位职业的老年人、从事中社会地位职业的老年人与从事低社会地位职业的老年人,其主观健康指标均值差分别在 2014 年达到了峰值和谷值,同时这一状况在其他健康指标中并未出现。从三组职业群组的健康指标均值差可以看出,从事高社会地位职业的老年人与从事低社会地位职业的老年人,其主观健康水平在 2014 年都呈现出提高的趋势,但同年,从事中社会地位职业的老年人,其主观健康水平呈现出降低的趋势。因此,从事中社会地位职业的老年人对其自身健康状况的评价不仅扩大了与从事高社会地位职业的老年人之间的差距,而且显著缩小了与从事低社会地位职业的老年人之间的差距,甚至比后者相比还呈现出劣势。

二

随后我们将 CHNS 在 1989—2015 年共 10 期的数据追踪分别作为截面数据使用,通过对截面数据的分析大体了解不同城乡、不同性别群体年龄与社会经济地位水平的相关关系及这种相关关系的变化情况。通过对 CHNS10 期数据的分析,我们得到了有关于社会经济地位的一些基本结论,总结如下:

第一,从社会经济地位及其变化情况来看,城乡是基本区隔,然后才是性别。首先,就城乡来看,城市人口社会经济地位远高于农村人口,且这一趋势并没有明显缩小的迹象。其次,就变化趋势来看,社会经济地位的变化趋势在城乡水平上保持较高一致性,城市男性与城市女性有类似的变化趋势,农村男性与农村女性有类似的变化趋势。而在城乡基础上分四类群体来看,现阶段城市男性社会经济地位最高,农村女性社会经济地位最低,但从趋势来看,城市男性的社会经济地位优势在被城市女性逐渐超越,农村男性的社会经济地位优势在被农村女性逐渐超越,这与社会整体性别平等趋势的发展有关。

第二,从年龄与社会经济地位的相关关系来看,一个基本的结论是——年龄越大,社会经济地位越低。但是这一基本结论在不同城乡、不同性别中均存在差异。首先,城市中年龄与社会经济地位的负相关性低于农村。从我们对纵向数据的分析来看,城市中年龄与社会经济地位的相关性越来越小,甚至在较宽的年龄段上,社会经济地位不会明显下降;而农村年龄与社会经济地位的负相关性越来越大,基本在 30—40 岁后,年龄越大,社会经济地位越低。其次,女性的年龄与社会经济地位的负相关性更强,且这种差异并没有缩小,反而有扩大的趋势。需要说明的是,这不意味着个体年龄越大,其社会经济地位越低,而是不同年龄组的女性在社会经济地位上的差距拉大了,主要可能是低年龄组女性社会经济地位的提高所致。

第三,从可能影响社会经济地位的因素来看,城市人口在最高学历、职业声望、个人收入这三个变量上均经历了一个水平上升再下降的过程,这一变化过程与其社会经济地位的变化基本一致,因此我们很难说哪一个变量对其社会经济地位影响更大。农村男性最为明显,最高学历与个人收入的相对水平与其社会经济地位的变化基本一致,而在农村女性群组,我们并没有发现非常明显的规律性特征。

更为详细的结论参见横向部分分析与纵向部分分析,此处不再赘述。需要强调的是,本书所做的研究分析存在的一个较大的问题,即将最高学历、职业声望、个人收入对个体社会经济地位所起作用等同视之。因为本书中社会经济地位这一变量的构成,即对这三个变量进行标准化后的加总。这样的处理可能带来一系列问题,比如形成的社会经济地位这一变量将在很大程度上受该三个变量中变差最大一项影响,从而无法真实地反映这三个变量对社会经济地位影响的程度。

另外,需要特别注意城市人口在社会经济地位、最高学历、职业声望上的相对水平和绝对水平,及其个人收入的相对水平这数个变量上,均在2004年前后发生了转折,但我们目前不清楚这一时期发生了什么情况。基本可以确定的是,这一转折所带来影响的程度,在城市远大于农村。

在数据方面,我们发现CHNS的数据在2011年后质量不佳,因此关于数据在2015年所发生的较大变化,我们很难确定是数据本身出现的问题所致,还是由于现实情况发生了改变所致,只能有待之后的追踪数据来加以检验。

三

从社会经济地位水平及其变化情况来看,城乡是基本区隔,其次才是性别;从年龄与社会经济地位水平的相关关系来看,年龄越大,社会经济地位水平越低;从影响社会经济地位水平的可能原因来看,城市人口在最高学历、职业声望、个人收入三个变量的相对水平均经历了一个上升再下降的过程,这一变化过程与其社会经济地位水平的变化基本一致。

我们无法避免回答老年人健康状况分布不均衡、不平等的问题,研究需要从儿童期、青少年期及成年期不同的经济社会地位变化来考察个体早期家庭社会经济地位对其老年期自评健康影响上的调节作用。研究发现,老年人早期家庭 SES 对其老年期自评健康具有保护效应,而成年期 SES 事件对老年期健康水平则具有调节效应。当个体在成年期经历了社会经济地位提升,就会显著降低早期家庭社会经济地位对其老年期自评健康的影响效应,缩小因早期家庭社会经济地位造成的健康水平差异。

将老年期健康水平纳入生命历程角度来考察就不可避免地要回答早期生活经历对老年期健康影响的机制是什么。根据生命历程理论,个体早年的禀赋、经历会对生命历程后期结果产生巨大而持久的影响,因此要深入考察个体童年时代的生活经历对晚年健康的影响的程度。从整个生命历程来看,个体的晚年健康状况与其童年时期的不幸经历密切相关;个体在童年时期遭遇了不幸经历之后,其晚年的健康水平会显著降低。进一步的研究发现,童年时期有过不幸经历的个体即使在生命历程后期得以更换经济条件,步入高收入阶层,他们的健康状况也远比不上同龄从更加优越的生活环境里成长起来的个体。这说明童年时期不幸经历的影响是持久深远的,个体日后经济条件的改善并不会有效抵消童年时期不幸经历对晚年健康的负向抑制作用。

为了弥补目前为止出现的结果截面化、片段化、无法提供全面的解释健康的发育起源等缺失,我们选在将社会经济地位影响老年期健康进行路径分析,利用结构方程模型为研究工具,弥补了本研究之前所存在的测量、验证单一化问题,具体探讨了我国老年人社会经济地位影响其健康水平的路径与直接效应。将理论影响因子纳入模型后,分析结果显示,相关因子对老年期健康均存在直接或间接的作用,在控制了其他相关变量的前提下,老年人社会经济地位对其健康水平的直接效应具有统计显著性,即老年人社会经济地位越高,其健康状况越好,具有显著的正向预测能力。